西医诊断叙事
与疗愈仪式

[美]詹姆斯·P.梅扎(James P. Meza) 著

王 仲 王大亮 译

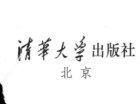

清华大学出版社
北 京

北京市版权局著作权合同登记号　图字01-2022-5172

图书在版编目（CIP）数据

西医诊断叙事与疗愈仪式 /（美）詹姆斯·P. 梅扎（James P. Meza）著；王仲，王大亮译 . — 北京：清华大学出版社，2022.11
书名原文：Diagnosis Narratives and the Healing Ritual in Western Medicine
ISBN 978-7-302-62137-9

Ⅰ . ①西… Ⅱ . ①詹… ②王… ③王… Ⅲ . ①叙事医学 Ⅳ . ① R

中国版本图书馆 CIP 数据核字（2022）第 204640 号

责任编辑：孙　宇
封面设计：吴　晋
责任校对：李建庄
责任印制：朱雨萌

出版发行：清华大学出版社
　　　　　网　　　址：http://www.tup.com.cn, http://www.wqbook.com
　　　　　地　　　址：北京清华大学学研大厦A座　　　邮　　编：10008
　　　　　社 总 机：010-83470000　　　　　　　　　邮　　购：010-
　　　　　投稿与读者服务：010-62776969, c-service@tup.tsinghua.edu.cn
　　　　　质量反馈：010-62772015, zhiliang@tup.tsinghua.edu.cn
印 装 者：三河市科茂嘉荣印务有限公司
经　　销：全国新华书店
开　　本：185mm×260mm　　　印　张：17.5　　　字　数：
版　　次：2022 年12月第1版　　　　　　　　　　印　次：
定　　价：138.00元

产品编号：098604-01

译者团队

主　译　王　仲　王大亮

副主译　严雪敏　李乃适　孙延川

译　者　（按姓氏笔画顺序）

王　玉　中国医学科学院北京协和医院

王　仲　清华大学附属北京清华长庚医院

王　健　郑州大学第二附属医院

王大亮　清华大学医学院

王镜一　中国医学科学院北京协和医院

孔凡一　中国医学科学院北京协和医院

艾三喜　中国医学科学院北京协和医院

宁晓红　中国医学科学院北京协和医院

刘　莉　清华大学附属北京清华长庚医院

孙延川　白求恩精神研究会叙事医学分会

严　楠　清华大学附属北京清华长庚医院

严雪敏　中国医学科学院北京协和医院

严文婧　上海交通大学

杜丽雪　清华大学附属北京清华长庚医院

李　飞　中国医学科学院北京协和医学院

李　敏　清华大学附属北京清华长庚医院

李乃适　中国医学科学院北京协和医院

李超伦　复旦大学附属中山医院

杨洁莹　复旦大学上海医学院

邹晓昭　清华大学附属北京清华长庚医院

张　宁　中国医学科学院北京协和医院

张　硕　中国医学科学院北京协和医院

张梦原　中国医学科学院北京协和医学院

罗金梅　中国医学科学院北京协和医院

周　健　首都医科大学附属北京同仁医院

姜　丹　清华大学附属北京清华长庚医院

徐协群　中国医学科学院北京协和医院

高　虹　复旦大学附属中山医院

黄程锦　中国医学科学院北京协和医院

龚亚红　中国医学科学院北京协和医院

傅辰生　复旦大学附属华东医院

BARBARA HELEN PORTER　清华大学附属北京清华长庚医院

序一

是一本难得的关于叙事医学的译著，可谓寥若晨星。对于在我国还处在发展中的叙事医学，可以说是雪中送炭，当然也可以说是锦上添花，总之会让我们欣喜！

恰值 20 年前，美国医生 Charon 提出了"叙事医学"的概念，是指具有叙事能力的医学实践，或者有叙事能力所实践的医学。所谓叙事能力是指能够吸收、解释、回应，并被病痛的故事所感动的能力。叙事医学更人道、更人性、更人文；更有理、更有情、更有效。它使医学实践或者医学训练，避免了乏情化、碎片化、冷漠化以及技术化、机械化和沙漠化。叙事医学消除医患之分歧，弥平医患之沟壑，架起了循证医学和人文关怀的桥梁。实际是医患身心相遇，共同决策。

我国开展叙事医学工作相对较晚，在一些医学院校里，有些热忱的医学人文学家和医生对此投入了不少有益的工作，但是在临床医学和临床医生中间还没有起到应有的作用。因此，推行与发展叙事医学应该是当前的一个重要的医学或者医疗任务。

在这本译著里，详细的描述了叙事医学的内容和形式，它与医疗、医患、群体与社会的各种关系，以及叙事医学在其中的地位和作用。这对我们都有非常好的参考价值。

我们可以从中学习和体悟几个重要的观念：

一、叙事医学是医学本源的开发和体现

医学不是纯自然科学，即不是一个纯的技术，当然也不是纯社会科学，而是自然科学和社会科学的结合。人文关怀是医学的本源，医学本源当然含蕴于、体现在整个医疗过程和医疗活动中。叙事医学正是把人文关怀，即把医生和病人的情感与思想紧密地联系在一起。实际上是把医生与病人、医疗与社会统一起来、整合起来、调动起来。叙事医学在相当的程度上是讲故事，比如"平行病历"，医生则应该会讲故事，讲好故事，好好讲故事。叙事医学也是最好的科普形式，他又把医疗人文与科学普及密切的、有机的、自然的结合起来。因此，叙事医学的开展必然突显人文关怀，使医学更有人情味，更加有温度。

二、叙事医学是总体的、整合的健康意识和观念

可以说，叙事医学为医学带来了新的认识论。天地神圣，生命至上，这一切

把医学从单纯的医疗技术，甚至医疗服务中升华出来。正像本书所强调的，医事活动本身是一个很神圣的仪式，我以为不仅是"疗愈仪式"，而是"生命仪式"！因此，我们不仅要关心病人的疾病历史、体格检查、实验报告，而且要特别重视病人的思想、感情、意愿、要求，以及家庭与社会背景。及此，医事活动是个体的、群体的、社会的观念结合，是技术的、思想的、感情的责任担当。这种仪式感的建立，不论对于医生还是病人，都是必要的、重要的。

三、叙事医学在现今的特别重要意义

当今社会发展，科学进步，各种技术，从遗传学到工艺学，对医学是推动，也是冲击。它可能助长医疗中的技术至上、见病不见人的非人性化倾向。医疗技术设备和实验检测可能成为医生与病人的障碍，单纯地或仅仅靠检查报告做诊治，可能会把交谈的艺术变成了沉默的技术，把人与人的故事变成了人与机器的故事。这正是叙事医学要给予拨正和矫直的。此外，社会市场、消费观念及非医疗因素对医疗的干扰，过度诊断、过度治疗的倾向已很明显。这在本书中亦有两节专论。因此，当今推行叙事医学，无论对医学发展、医疗改革的进行都是一个很好的坐标，散发正能量。

本书帮助我们深入理解、认识叙事医学的一些重要的问题，必将对我们开展和推动叙事医学起到很大的作用。我也期望，在叙事医学的推行中，能建树起具有中国特色的叙事医学理论和实践。我看到翻译者中有很多医学人学家、临床医生都对医学人文和叙事医学有很深入的研究，编撰立说并非枉谈。

感谢原著者。感谢以王仲、王大亮教授为主译的团队的出色翻译工作。

权作为序。

郎景和

2022 年 11 月

序二

实现以疾病为中心转变为以健康为中心，临床医学必须构建循证医学与叙事医学并重的新架构。叙事医学是以治病为目标转向以健康为目标的医疗路径，是收集和解释患者病历的有效工具，在日常医疗实践中不仅可以增加医生对患者行为、身心状况、社会文化和政治环境的了解，也能为制定诊疗计划提供依据。

2021年，《国务院办公厅关于推动公立医院高质量发展的意见》(简称《意见》)正式印发，同年国家卫生健康委和国家中医药管理局联合印发《公立医院高质量发展促进行动（2021—2025年）》。2022年8月1日，国家卫生健康委、国家中医药管理局联合印发《公立医院高质量发展评价指标（试行）》《公立中医医院高质量发展评价指标（试行）》，围绕党建引领、能力提升、结构优化、创新增效、文化聚力等五大方面，各细化为18个和24个具体定性、定量项目，供各地对辖区内公立医院高质量发展情况进行评价。叙事医学能够增强医生的同理心、反思能力和专业能力，建立医患互信、提高患者医从、改善医患关系。以叙事医学为抓手，推进医院人文建设，具体而实际地推动医院高质量建设，提升聚力患者满意度和医务人员满意度，是医院高质量发展的应有之义。

整合型的、以人为本的医疗服务体系的建设是当前医疗卫生体系改革和发展的重点，未来的好医院一定是人文的，对老百姓来说，医院是充满爱的地方，医院不仅仅是医生主导的，医院提供的不仅仅是药物和手术。老百姓有任何的健康诉求，愿意到医院来，愿意见到我们的医务人员，就需要医务人员除了具备必需的诊断治疗等技术能力外，还必须具备良好的叙事能力，增强沟通交流、人文的关爱，这样才能建立医患互信关系，提高患者医从水平，改善患者就医体验，提升诊疗和医患决策效率。此外，医院的人文体现在对员工的关爱，医院的最核心竞争力是人力资源，要打破过去用一套一套的冷冰冰的考核指标体系来管理医务工作人员。医院最高级的管理不是制度管理，不是经营管理，也不是信息化管理，而是文化管理，医院管理的最高境界是靠文化、靠精神的力量来激发最广大员工的创造力、凝聚力。叙事医学有助于建立同事互信，提高会诊等协同效率，增强职业认同感。

梁万年

2022年11月

序 三

医学是科学与艺术的结合。医学是科学，要从循证中拿到科学依据；医学是艺术，是医患在舞台上的表演。医疗行为可以视为医患在体现各自的角色，有各种仪式表现，开场的仪式、落幕的仪式。叙事医学是"讲故事"的医学，在这个故事中，医生、患者都成为故事中的角色，共同演绎着故事，推动着剧情的发展。

医学是"人学"，是以保障人的健康，治愈人的疾病，提高人的生活质量为出发点的一门学问。正因为是"人学"，这门学问与其他任何自然科学都有所不同，那就是人（患者和家属）的心理反应对医疗决策、诊疗过程和诊疗结果的影响。自上个世纪开始的医学过度科学化，使医学与人学渐行渐远，使医学失温，使医患关系趋于恶化。叙事医学是作为过度科学化的"对冲"产生的医学观念，重新强调医学的"人学"特性，强调"医生需要倾听疾病的故事"，通过有针对性的训练，实现与患者共情，体会患者的负向情感需求，并帮助病人做出最符合自身利益的医疗决策。

医学需要仪式感。无论西医、中医，行医过程中都有某些象征性的行为，从红十字、白大衣，到临床查房的座次，都体现着一种科学以外的要素——仪式。通过临床数据，得出科学诊断，依靠药物或手术刀，我们可以去除病灶。但是，去除病灶并不意味着患者的治愈，有许多患者留下了挥之不去的心理阴影。"疗愈"不仅包含着从肉体上去除疾病，还需要在心理上解除焦虑、痛苦。詹姆斯．P· 梅扎通过深入医疗服务一线，开展对医患诊疗行为和医患感受的研究，对西医的诊断和疗愈仪式提出来深入的见解，撰写了西医诊断叙事与疗愈仪式一书，把以个体治疗为中心的"疾病叙事"，转向以"文化疗愈"和"对疾病对于个人与社会关系破坏的处理"。这大大扩展了医疗行为的影响范畴，也从深层次解析和理顺了"当一个人罹患疾病时，其内心感受并非仅仅在于病痛，更在于心痛"的"身体 - 心理 - 社会"关系。

本书是一部将叙事医学用于临床实践的指导性著作。阅读本书，可以让我们从更深层次地理解叙事医学在临床诊疗中的作用，理解疗愈对于患者的重要性。叙事医学在中国已经发展了十余年，得到了医学理论研究者、临床医生和医疗管理者的高度重视，并被视为提高医学人文素养，改善医患关系的重要抓手。但是，作为一个医学观念，如何在临床落地，目前仍在探讨之中。中国医学人文杂志，叙事医学工作委员会专家广泛研究国际、国内叙事医学发展，从阅读的文献和著作中，挖掘对我国临床叙事医学有益的专著，推荐给广大医务人员学习借鉴。本书就是众多的叙事医学临床实践与理论结合的著作之一。该书从临床实现中凝练出临床叙事的方法，提出"疗愈仪式"的重要性、医患共同决策的要素以及疗愈仪式在患者诊疗中的价值，对医务工作者提升医学人文素养，改善医患关系，特别是理性地认识医学和患者，认识医疗服务和临床决策有重要的实用价值。

2022 年 12 月

在叙事疗愈研究中，"疾病叙事"的主导地位往往常趋向聚焦于以个体治疗为中心。但梅扎（Meza）提出强调这点是错误的，文化疗愈（cultural healing）的真正重点应该是疾病和死亡（文化或生物）对于个人与社会关系破坏的处理。通过从认知人类学的角度阐释叙事理论，梅扎重构了叙事和疗愈的认识论，将其从相对主义转移到了实用主义实在论的哲学视角。此外，他还通过使用叙事理论和认知人类学的新组合表示民族志数据，该民族志在一个与医疗临床遭遇相关的民族志记录稀缺的领域是一个有价值的贡献。期待本书能够引起医学人类学学者以及那些关注叙事史和叙事医学者的兴趣。

詹姆斯·P.梅扎（James P. Meza）是美国韦恩（Wayne）州立大学医学院家庭医学与公共卫生学系助理教授，拥有文化人类学博士学位，同时也是一名执业医师。

疗愈是一种仪式过程，在这个过程中，一个因生存威胁而要灭亡的"自我"将"穿越"与文化团体疏离的极限社会空间阈，通过与社会授权的疗愈者（医生）形成疗愈关系，融入一个新的文化角色。

谨以此书至谢指引我走上"理解之旅"的K.A.C.，及鼓励我写作的K.C.S.。

前　言

我非常享受阅读民族志。它们通常易于阅读，并能够帮助我了解在不同的时间或地点发生了什么，了解人们如何过着与我以往所知的一切不同的生活。此外，好的民族志也可以揭示某些重要的真理。

我非常关注我的读者，这本书也是能够经受住任何人类学家批评的民族志。随着对健康社会决定因素认识的不断提高，我相信更多的医生需要阅读民族志。一位看了早期手稿的医学生告诉我，他虽然在理论上感觉很吃力，但他很享受书的其余部分。对于医学读者来说，不要太过纠结于理论部分，只要享受本书就好。

民族志曾经帮助我了解了自己临床实践的社会背景，这种帮助没有其他任何东西可以替代。我也知道有很多医生对叙事医学很感兴趣（Brody，1994；Charon，2006；Elwyn 和 Gwyn，1999；Engel，et al，2008；Launer，2002）。这本书以独特的视角呈现了叙事医学的内容。我希望对叙事医学感兴趣的医生可以从中发现以前对其日常临床实践未知的描述。

我承认，对于对叙事疗愈感兴趣的医学人类学家来说，这本民族志呈现了一种反传统的视角。因为人类学家比医生对理论更感兴趣，我希望这本书开辟一个新的理论视角。我希望能推动叙事疗愈领域的发展——哪怕只是向前走一点。我在本书末的综合理论讨论中提供了一个回顾并表明态度的机会，同时也发出邀请以便未来开展进一步的研究。

通过接触国外的读者，我希望对医学教育和健康政策产生影响——除非我们了解医生在社会的核心职能，否则我们将继续重复我们的错误。美国医学正处于动荡之中，我认为回归初心才会有清晰的效果。这将是给人类学献上的一份厚礼。最重要的是，我希望医学和人类学可以通过打破学科壁垒实现相互促进。

参考文献

Brody, Howard. 1994. "My Story Is Broken; Can You Help Me Fix It?" Medical Ethics and the Joint Construction of Narrative. *Literature and Medicine* 33(1):79–92.

Charon, Rita. 2006. *Narrative Medicine Honoring the Stories of Illness.* Oxford: Oxford University Press.

Elwyn, Glyn, and Richard Gwyn. 1999. Narrative Based Medicine: Stories We Hear and Stories We Tell: Analysing Talk in Clinical Practice. *BMJ* 318(7177):186–188.

Engel, John D., et al. 2008. *Narrative in Health Care: Healing Patients, Practitioners, Profession, and Community.* Oxford: Radcliffe.

Launer, John. 2002. *Narrative-Based Primary Care.* Abingdon: Radcliffe Medical Press.

致　谢

感谢美国家庭医生学会基金会-联合资助奖励计划在数据采集期间提供的经费支持（G0907）；感谢阿诺德·P. 戈尔德（Arnold P. Gold）基金会为数据分析提供的经费支持（RS-15-005）。

目　录

图 目 录

第一部分

方　法

现场调查方法

科学提出重要的问题，而研究则是对这些问题进行回答。人类学家是探索、发现、理解和描述文化的科学家。在本章中，我记述了在这个研究项目中为了完成该任务而付出的智力和实用性努力。

认识论问题

叙事理论无处不在，影响着许多学科；它对不同的人也有着不同的意义。"自我"是一个极具争议性的概念。生活在后现代世界，深入阅读《叙事与治愈》一书，就会发现有各种不同的观点。为了批判性地评价这些资料，有人建议我学习哲学，因为"它会帮助你思考"。我采纳了这个建议（Cahoone，2010；Goldman，2006；Kasser，2006；Robinson，2004）。

定性研究者通常不表明他们的认识论，这常使得读者没有一个参照系来看待研究者的主张（Cohen 和 Crabtree，2008）。我相信，虽然我们可能永远无法完全理解现实，但通过科学努力，我们可以更接近现实。我坚持实用主义实在论[1]的认识论哲学。布鲁诺·拉图尔（Bruno Latour）在他的书籍开篇就提出了来自他人的挑战："你相信现实吗？"然后他回答说："当然了！"（Latour，1999）。他的写作是为了将我们从后现代主义的"科学战争"中解脱出来。拉图尔和我有着共同的认识论观点。西医疗愈的人类学写作主要依赖叙事理论，通常从相对主义角度撰写。虽然我可以接受从相对论角度写的贡献的价值，但我相信他们只有一个共同的观点，这使我承担起将他们的工作与其他人的工作相结合的责任。

将叙事理论应用于叙事疗愈的开创性文章是阿瑟·克兰曼（Arthur Kleinman）的《疾病叙事：痛苦、治愈和人类状况》（*The Illness Narratives*：*Suffering, Healing and the Human Condition*）。这篇文章发表于1988年，标志着人类学思想"叙事转向"的开端。因为有了这本书，哈佛"周五清晨"叙事小组开展了大量与疗愈相关的叙事研究。大多数著作的共同之处是相对主义的认识论框架。克兰曼认为，人们有关他们疾病的言论，既是医疗实践的现实反映，也是文化框架的折射。对疾病叙事的评论指出，患者将自己表现为社会行为主体，说服自己和医生相信一种可能有偏见的叙事,这是一种相对主义。叙事和疗愈研究蓬勃发展,谢里尔·马丁利(Cheryl Mattingly)和琳达·加罗(Linda Garro)很好地总结了叙事疗愈的规范形式(Mattingly 和 Garro,2000)。

作为一个务实的现实主义者,我不愿意接受一切从相对主义角度写出来的作品。虽然从这个角度写的作品包含了部分真相,但它仍然不完整,并且具有描述理想化概念的风险。现象学的描述可能禁不住研究结果可重复的科学要求的考验,而我的实用现实主义与民族志的理论基础却可以产生共鸣。

理论问题

民族志需要一个理论基础。在开始实地考察之前,我的第一个任务是阐明我的理论框架。理论决定了可以问什么问题、指导数据收集并整理数据以便进行分析。由于先前的训练,最初我对精神分析比较感兴趣,并将其作为一种可能的理论框架(Ewing,1990;Murphy 和 Murphy,2004)。然而,做民族志研究的主要原因之一是为了提出理论,而这在精神分析中是不可能的——精神分析只是提供了一个民族志资料的整理原则。接下来,我探究了叙事理论,因为在人类学典籍中,"叙事疗愈"是一个占主导地位的隐喻性短语。我对它的相对主义感到失望,这也是它与精神分析的共同点(Rudnytsky 和 Charon,2008)。在坦白了我对相对主义叙事理论的不满之后,我求助于精心选定的基础理论家,为这项工作构成了一个完整的理论框架——这是一个结合了叙事理论和认知人类学的综合理论框架。我提出了一个相当简明的理论观点,将大量关于疗愈的人类学工作与目前的研究联系起来,同时保留了我的科学实用主义。我希望读者能理解我的民族志研究资料和我所阐述的理论框架是如何相互支持的。对我来说,用理论进行工作使我对叙事理论有了新的看法,我曾以为叙事理论相当陈旧。我并不尝试对叙事理论进行全面回顾。这本书实际上是关于疗愈的,而不是叙事理论。

我最喜欢谢里尔·马丁利对叙事理论的总结(Mattingly,1998)。如果读者想了解简明扼要的叙事理论总结,我推荐马丁利的这篇文章。我讨论理论是为了完成这个研究项目,因为理论是探索人类学研究方法的一部分。

研究问题

对"什么是疗愈"这个问题的研究占据了我过去二十年的职业生涯。医生在反思行医之道时,常常会用到"疗愈"这个词,但从科学的角度来看,"那块儿骨头上没什么肉"。相反，当医生谈到"疗愈"时，他们通常会求助于人文学科。

疗愈是一种概念；它不是在显微镜下可以被观察到的东西。我坚持认为，我们在文化实践中可观察到它。指导这个项目的研究问题是明确"疗愈"的领域分析，以便反驳关于疗愈是一种具体化概念的批评。多年来，我一直在探索心理学，其声称可以描述疗愈。我只能说，我穷尽了对疗愈的心理学解释，还是认为不足以或不适合定义这个概念，即使我已经在接受了多年的训练、教学和练习后，进入了该学科专业领域（Dossey，2001；Frattaroli，2001；Herman，1992；Jung，2006［1957］；Maslow，1999；Whitfield，1987）。作为一名人类学家，我观察到了塑造疗愈关系的社会实践和互动，这些关系将个体与所处的文化世界联系在一起。社会实践可以被观察到，因此，会有更伟大的科学论点来定义一个现实世界中的概念。

作为资料收集工具的民族志学者

"如果方法得当，参与观察的人员可能将现场工作者变成为收集数据和分析数据的工具"（Bernard，2002：324）。这句话意味着参与观察法的工作人员一旦做得不对，就会导致数据错误。这项研究的有效性取决于参与观察者的能力。雷蒙德·马登（Raymond Madden）说出了一个常见的方法论问题：反身性，即防止在不知情的情况下将自己写入资料的能力（Madden，2013［2010］：2）。在接受任何正式的人类学培训之前，我就已经具备了"反身性"，这是民族志学者的一项必要技能。我花了六年的时间成为一名合格的巴林特（Balint）领导人（巴林特是基于精神分析原则的团体行为过程）；其中两年是在个别督导下度过的（美国巴林特协会）。在那段时间里，我练习了同时实时监控两件、三件或四件事情的认知技能。巴林特领导人必须观察语言、语言的象征属性、身体语言或空间关系、情绪、共享情感和团体动态，这一切都是为了在小组参与者重演案件时能够洞察案例中的"故事"。精神分析框架还有一个额外的好处，那就是毫无疑问地将自己与他人区分开来，这也是移情和反移情的定义。做人类学工作需要区分自我和他人。民族志学者还必须同时监控多个社会空间和分析层次。图1.1是对其所需的反身性的一个比喻。

图1.1显示了从我的视网膜到手之间的距离，在相机记录的时刻，从相机到镜子之间的距离，从视网膜到相机屏幕上图像之间的距离，以及从我的视网膜到镜子之间的距离——所有这些观察都是同时发生的。需要注意的是，民族志要求以多个视角同时进行。

在我接受人类学培训的早期，一位导师曾给我一篇他与阿瑟·克兰曼共同撰

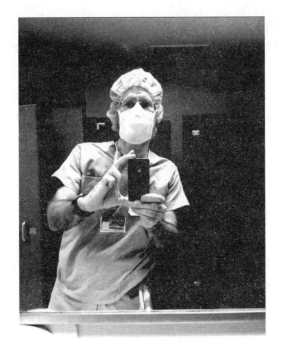

图 1.1 民族志学者的自画像

写的期刊文章（Smilkstein，等，1981）。言下之意是说我的生物医学训练使我无法成为一个合法的人类学家或社会科学家。虽然我当时什么也没说，但我在那篇文章发表时就已经读过了，毕竟生物—心理—社会模式是我年轻时训练的一部分（Engel，1977；Engel，1996）。三十年来，我一直在倾听、思考其中的含义，努力理解患者和他们的故事。然而，受人尊敬的人类学家告诉我，我永远无法看到有关文化的信息，因为"你在像医生一样思考问题"。事实上，从我第一次见到人类学家的那天起，我就对既是人类学家又是临床专家的双重身份十分迷恋和好奇，这种迷恋也一直持续到今天。但我总是属于被标记的那一类学生。教授们说到一半就会停下来，说："哦，你是那个学生"。其他人类学家认为我的医学背景是我有效开展人类学工作的挑战，因为我被认为有维护生物医学的倾向。南希·陈（Nancy Chen）描述了作为一个华裔美国人在中国从事民族志研究时遇到的类似复杂性情况（Chen，2003：5）。很久以前，我就认定这更多地反映了学术界的文化，而不是与我的工作或我本人有关。实际上，我的实用现实主义使我能够同时接受关于现实世界的生物医学和社会文化的观点。我明白科学类似于一种文化产品（Canguilhem，1991〔1978〕；Latour，1999；Lewontin，1992〔1991〕）。

也许我可以举一个比这项研究更早的例子进行说明。"大查房"是医学教育的一个传统（可以说是惯例）。大查房时实习医生，也就是资历最浅的医生，要向整个科室人员介绍本周在医院病房看到的疑难病例。随后对各种可能的诊断进行详细讨论，接着，听众向汇报人提出各种问题。为什么要做或不做某些检查、体格检查的发现，以及关于罕见病的书本知识都是讨论的一部分。实习生通常要付出大量的时间和精力准备这次查房工作，因为系主任和大多数可能没有参与"患者诊疗"的资深带教老师都会出席。当然，无论准备得多么充分，这个过程都是通过指出错误达到"教学"目的（Brancati，1989），而最终目标是"证明"诊断正确。

我参加过许多这样的查房。作为一名医生，我通常能在 5 ~ 10 分钟内作出真正的诊断，把诊断的支持点和不支持点作为一种认知结构来处理（Edwards，1979）。剩下的 50 分钟依赖于医学界称为"穷举法"的诊断方法；通常我在整个过程中都很无聊——这也是我倾向实用主义的一个表现。作为一个人类学家，我观察着谁被允许发言、什么时候发言、丰富的医学知识的文化资本，以及这种"知识"如何决定事实的"真实性"，在社会情境中展示能力而又害怕受辱的微妙平衡，行政和文化权力结构以及它们在病例讨论中如何相互作用。我亲眼目睹了皮埃尔·布迪厄（Pierre Bourdieu）和让 - 克洛德·帕松（Jean-Claude Passeron）所说的《教育、社会和文化中的再生产》（*Reproduction in Education*，*Societyand Culture*）（Bourdieu 和 Passeron，1990［1970］）。有一次，我的诊断与一位比较权威的内科医生不同，他最初接受的是外科医生的培训。因此，他的解剖学知识是毋庸置疑的。他运用这些知识通过 X 线片进一步支持他的诊断。虽然整个科室都同意他的诊断，但查房结束后，我离开大厅来到放射科，他们确认了我的说法才是正确的；这意味着另外 25 个人对基于文化习俗的"现实"诊断有着错误的印象。在这种情况下，我既是一名临床医生，又是一名人类学家。

这个例子在方法论上的要点是，当我从医生"认知代码"切换到人类学家时，我意识到了这一点。通常情况下，我纯粹是以人类学家的身份来进行这项研究的。我很少从医生的角度来评论某件事情，但当我这样做时，我会发出声明。这就是民族志。

就像人类学家因为我受过医学训练而质疑我结论的真实性一样，如果我试图在临床场景中解释行为的社会文化，医生也会质疑其真实性。玛丽·道格拉斯（Mary Douglas）甚至会说我无用，"哦，好吧"。我不拘一格的终身学习计划使我接触到了医学和人类学以外的许多学科。我喜欢统计学。别人说我很奇怪，但我能看到"社会情境"中的统计分布；我可以在头脑中估算事件的概率，并认识到社会行为的发生不是随机分布的。我也研究过卫生法、会计学、人力资源管理、心理学、经济学、心理测量学、艺术史、循证医学以及其他智力活动。这些学科都没有关于现实世界的独特窗口。虽然行话各不相同，但许多概念都有一个共同的核心，支撑着人们理解世界的方式。

作为社会行为主体的民族志学者

在整个现场调查过程中，我对自己作为一名社会行为主体的地位保持警惕。我知道我需要防止信息提供者认为我具备医学知识。人类学家必须假定自己一无所知，以此开始，让身处所研究文化中的人教导他们。在"自己的文化"中，作为一名人类学家更难发挥作用。在学习一种不熟悉的文化时，将对方与起源文化进行比较更加容易。

在收集资料时，我总是采取"权力下放"的态度，从而相当成功地被认为是"不知情"的。我的信息提供者把我当作一个医学生、一个学习泌尿外科的家庭医生、一个博士生、一个入侵者或偷窥狂、一个宠物、一个外行的观察者，或者是被取笑的对象。我通常被忽视、被纠正、被取笑、被教导，或被赋予了洞察力。出乎意料的是，我偶尔会遇到对收集"评估性"资料产生畏惧的人，因为医院管理者可能会滥用这些数据。我努力强调人类学作为一门社会科学的非评价性。这一领域的人很少将我排除在外，我记得仅有两次是一名 VIP 患者相关事件和一起诉讼事件。我帮助完成与我的"新手水平"经验相匹配的日常工作。有一次，我开车在镇上到处转，为一名内科医生取回一部手机，这样诊所就可以按期运行了。

我感谢参与者允许我访问并建立了足够融洽的关系以便获取资料。我很容易就到达了我所在的民族志"最佳状态点"，但作为周围环境的一部分，我则被忽视了，就像一件家具一样。其中一位内科医生看到我在不同的地方游历了一年多。有一次，我们在走廊里聊天。我感谢了他的参与，他指着并摸了摸我的工牌，上面有单位标志，清楚地标明我是医学博士。他问我是不是开玩笑。我说："不，我是家庭医生。"

他吃了一惊，然后说："我很抱歉。"然后一直道歉，我不知道是什么原因，但我想象到他在患者面前未把我当作一名医生来对待。很明显，在过去一年里，他对我是一名医生的事实视而不见。他很抱歉，但我很高兴，因为在现场调查过程中，我的社会角色或预想的学识没有影响资料收集。然后他继续跟我开玩笑，戏弄我说："在我和护士之间，我们有一个社会学学位和一个心理学学位，所以你骗不了我们——我们是一群难对付的人。"

在与诊疗患者无关的场合，医疗助理们都非常友好，我们也经常闲聊。每隔一段时间，我就会提供午餐，纯粹是为了社交。这使我们能够以一种非常不正式的方式收集资料，因为我们基本上是在一起吃饭。当我和住院医生在一起时，他们对待我的态度和对待医学生的态度差不多。很多时候，住院医生并不直接由上级医生主管，在这些时候，我从他们那里感受到非常强烈的亲和力和归属感。这也延伸到了泌尿外科的门诊办公室。当我缺席超过两个星期时，我就会想念那里，并会特意过去打个招呼。这些情况通常会发生在我到其他地方进行现场调查的时候。在主治医生面前，我受到了他们对待住院医生相同的待遇，作为学习者一样得到了宽容和指导。在整个资料收集过程中，我始终和最初的科室保持着联系。

有效性

在我的人类学培训中，我参加了多次会议，每次都由三位不同的人类学家同时将解析过的文本分类到不同的"主题"。定性研究者用三角测量法作为定性研究中效度的代表。虽然我接受方法论过程有一定的用处，但我总是质疑这种方法的有效性。当我在下一章讨论心智理论时，就会清楚地看到，这种"三角测量数据"的方法也可以被视为群体思维的一种文化实践[2]，将研究结果降格为只关注主位的视角。

外部有效性

我认为，对民族志资料进行三角测量的一个更好的方法是在个体、文化和政治之间进行三角定位（Scheper-Hughes 和 Lock，1987）。据我所知，完成这一任务的最好的两部民族志是南希·谢珀-休斯（Nancy Scheper-Hughes，1992）和费伊·金斯伯格（Fay Ginsburg，1989）的作品。更典型的是，民族志完全涵盖了三者中的两个，并暗示了第三个。强调个体和文化的例子有卡罗尔·斯塔克（Carol Stack，1974）和霍华德·贝克尔（Howard Becker，1961）等人的作品。马修·科尔曼（Matthew Kohrman，2005 年）和阿德里亚娜·佩特里纳（Adriana Petryna，2002）的民族志研究强调了政治和文化。我提到这些民族志只是为了说明问题。理想的情况是全面描述这三个方面，但在实践中，大多数民族志只完成了三个方面中的两个。我的研究问题与发生在临床检查室的文化实践有关，所以我的描述强调了个体和文化两个方面。正如我所说，这些资料是基于探索、发现、理解和描述范式的纯人类学。我认为将这些资料与政治的组成部分进行"三角测量"对于保证有效性非常重要。我那些关于政治的原始民族学资料是在研究期间收集的，我用其提供社会政治背景。这个项目的价值在于认识到这些社会层面的关切确实存在于日常和平凡的医学实践中，通过三角测量民族志研究资料并确定效度。在附录 A 中，我记录了个人叙述，展示了个人如何将文化信息融入他们的个人故事中。

附录 B 是在现场调查 6 ~ 9 个月后收集的，医生们在讨论他们的工作时很好地证实了我的参与者观察资料，这让我感到震惊。

内部有效性

我已经在调查现场工作了一年，开始与资助机构、现场调查的伙伴、同事和朋友分享初步的发现，并详细描述了米歇尔·福柯（Michel Foucault）的"临床凝视"是如何从 CT[3] 和 MRI[4] 的二维扫描图像重建三维认知的。我解释了全部内容，就好像这是一个深刻的发现。对我来说，作为一名人类学家，这是一个极其令人兴奋的发现。直到我现场调查接近尾声，在我有足够的资料开始和其他人分享这一概念至少六 ~ 九个月后，我才有了一个顿悟的时刻。我意识到我在现场调查中"发现"的东西是我自己在临床实践中已经做过数百次的事情。这两个"发现"的先后顺序很重要。如果我对自己说："当我行医时，我会这样做；让我看看能否在其他临床环境中找到它"，那么关于"因为我是一名医生兼民族志学者，所以我发现的资料就会存在偏倚"的批评就会成真。我在现场调查时仔细观察了数百次，然后"发现"了这种习惯，而在我自己的临床工作中并没有意识到同样的认知过程习惯，这一事实只是反映了我们实际上并不了解我们自己的文化（Peacock，1986：4）。

可靠性

内部可靠性

民族志并非以可靠性闻名——可靠性是指将某样东西测量两次后能够得到相同答案的能力。而经验使我相信我的研究发现是具有可靠性的。在实地考察过程中，我记录了很多笔记。我曾完成过很多实地考察，并进行了数据分析和写作，而现在正是时候整理他们了。我忽略了较早时期完成的实地考察笔记，所以在我的分析报告中没有包括这一部分。当我再次阅读这些早期的笔记时，我发现曾经详细描述的实践内容，后来都成为了分析报告中的一部分。与此同时，当我在写笔记时，还没意识到社会实践的重要性。心理测量学家称其为"支撑样本"，并将其作为可靠性的标志。

外部可靠性

在 2016 年的里约热内卢奥运会期间，我在电视上看到了很多关于运动药物的广告。同时，我也观察到 CT 和 MRI 图像同样是按照我的民族志数据描述的方式展示的。我看到医生们快速地浏览二维图像，后面我会详细描述这种做法。这足以说明，我用自己的数据所表述的文化实践，与广告机构为售卖医疗服务所重复的文化实践相同。在不同地方、不同时代看到相同的文化习俗也是可靠性的标志。

普遍性

众所周知民族志数据是细节精密的；数据本身通常不具有可推广性。其产生的理论见解是民族志可推广的部分。将新的理论见解与现有的人类学经典结合起来形成一种更为强大的概括形式。

因为我的实地工作现场是外科学的亚专科，有些人曾经质疑其与医学亚专科的相关性。我引用了米歇尔·福柯（Michel Foucault）的《临床医学的诞生》（*Birth of the Clinic*，Foucault，1973，1994）。

他描述了西医起源于尸体解剖，并由此出现的人体解剖学，以及临床中"实验室"一词的产生。我相信两者都存在于内科和外科亚专科。这是一个值得强调的问题。解剖学和"实验室"均出现在我的数据中，正如我所描述的泌尿外科（外科亚专科）和肿瘤科（内科亚专科）。我选择用解剖学组建文本，但很明显"实验室"在这两个学科中都可以找到。根据福柯的描述和我的数据，我将解剖学和生理学称为"医学的王和王后"。我的行医执照是一件"文化艺术品"，它表明了我是一名"内科兼外科医生"。

实地作业

实地考察地点选址

根据研究设计，我选择了实地作业的地点。所选机构的属性应该有助于数据的观察。泌尿外科学这门学科有着巨大的冲突性，不同的观点导致了激烈的辩论，并涉及治疗标准。目前泌尿外科学实践尚不是一个稳定的社会体系，其分歧领域明确，并且这些领域以一种显然易获取的方式反映出关键的文化事实。我指的是关于前列腺抗原（PSA）[5]的争议，以及根治性机器人前列腺切除术等。因此，我希望能够看到更加全面的研究，包括一个基于我研究问题的较好的样本框架。

实地考察地点的另外一个特点是，它涉及一个医学研究生培训项目，因此是一个快速复制文化的例子。第一年的住院医师（研究生二年级）作为新手，应该通过该项目的课程，成为一名独立的医生。从参与者角度看，"培训"是一个社会化的过程，是融入泌尿学科实践的文化规范。在一个有互相冲突的实践标准的机构中，文化的快速复制放大了人们在这个场景中对文化实事观察的能力。

知情同意

机构审查委员会批准了这一项目。每个患者都会收到一张信息表，社会机构的参与者也获得此表格。有一次，一位手术室的护士在读信息表时问道："你是谁，这是什么？"我正在与一群住院医师在一起，他们立即站出来为我解围，此时她说，"如果你和他们在一起，那对我来说再好不过了。"我获得了进行民族志访谈录音的书面同意。

数据收集

我的大部分数据来自现场观察。在现场观察时，我不会干扰医生的实际工作或从患者的角度进行干预。为了做笔记，我用的是魔力斯奇（Moleskine）笔记本，大小为 3.5 英寸 × 5.5 英寸，每本 64 页。该笔记本的尺寸让我在观察时可以舒服地把它攥在手里，也可以把它放进任何一个口袋里。这明显比数据收集工具（如 iPad）更加理想、方便，因为后者在现场观察中会被发现，从而影响被观察者。

每次观察过程中，我都会在结束后立刻记录笔记，通常是在距离最近的停车场里。停车场提供了隐私性和不受干扰的自由性，使我能够及时捕捉到实时发生的体验。在观察后立即记录，也是使短期记忆在观察背景化进行强化的措施。我使用奥林巴斯（Olympus）数字记录机（DM-420）进行口述。我详细口述实地查考的所见所闻，这些笔记源于现实中的观察，我尽可能地进行了详细记录。我用语音识别软件（Dragon Naturally Speaking 11）来抄写这些笔记。

有时候，作为一名民族志学者，我对一个事件的意义有着自己独特的看法。我努力地在笔记中将我的观点与"观察者的反思"的标题分开，这样实际的观察结果就不会与观察期间我内心的想法相混淆。在观察过程中，有时我会存在一定的情绪反应，我会把这些反应记录在笔记中，并专门用分离符号进行标注。

参与观察的同时，我对患者进行了民族志访谈，在附录 A 中我详细介绍了其中的一些内容。在实际考察工作期间，我采访了知识渊博且熟悉社会问题的医生。在参与观察结束后，我对杰弗里斯（Jeffries）医生、斯坦（Stein）医生和斯潘格勒（Spangler）医生（参与观察期间的三位主要关键信息提供者）进行了 3 次民族志的访谈。我有意地选择了这个设计来验证参与观察的正确性，而且证实了我没有遗失重要的观察数据。

记录会话数据

因为我需要确认不同人在临床沟通中的表达方式，为此我在笔记中记录了说话者的顺序，用速记的方式记录他们的遣词、话语内容，用开放的拐角标记，或者换行来开始一个新发言者，或者用其姓名简称来标记。同时，我选择用速记法简化句子的结构和内容。如前所述，我几乎全部是在工作现场中记录下对话内容，我对这些对话还有着短暂的完整记忆，这使我能够记住几乎所有的对话细节。偶尔我也会错过谈话中的一些内容，但数据结果中不包括不完整的注释。通过这种方式，我能够在不被干扰的情况下，利用录音设备重建当时对话场景。因为这些观察数据是参与者最自然的表达，里面存在较多的医学术语。我在手稿中提供了尾注，将"医学术语"翻译成专业需要的英语词语。对于可能是医生的读者，我也在尾注对人类学的术语进行了分类。语言反映了文化的不同，所以当我寻找数据来回答我的研究问题时，我需要在脑海里进行代码转换。

创造大脑备忘录

作为收集现场记录的一部分，需要有一个对所观察到的事物以及所观察到事物含义的反思和思考过程。我常常会步行两英里路，大约需要 90 分钟，在此过程中让我的思维对实地工作的情况快速回顾一遍。啊哈！这就是我所描述的反思时刻。这种专门用来反思的时间与我在现场实际所花费的时间是相等的。正是在这些时间里，我设定了后续的民族志假设，然后通过进一步的观察验证或否定假设。

工作现场和"村庄"一词的隐喻

我使用"村庄"一词来隐喻关键参与者的社交空间。我注意到，一些关键的"在家里"或其他地方的人，都会通过不同的"村庄"。这意味着我要去几家不同的医院和诊所，拜访每一个和他们有过交流的人。我很幸运的是，我找到的索引站点枫木（Maplewood）诊所，（一个泌尿外科门诊）是一个协作地点，包含了"主任"及"医生"，或者说，泌尿外科主任和住院医师培训项目主任均利用这个索引站点作为他们临床实践的一部分。

从方法学上说，在索引站点花费更多时间的目的是形成假设，以便之后到达其他"村庄"的时候，我可以专注于之前已经确定的观察结果。这些基于不同站点、不同人群所形成的民族志数据，确定了本研究的有效性。我可以从每一个"村庄"确定观察内容。前面谈到的现场记录过程包括足够的细节，我不仅能够及时确认观察结果，而且还可以回顾早期的现场记录，并回顾性地确认在数据收集时未得到重视的观察结果。同样，理解文化信息的过程是一种积累过程，我以正向方式和反向方式确认了观察结果，这是有效性的标志。

随着索引站点工作的开展，在保持与其联系、完成在索引站点本身的最终观察并得出结论后，我相继增加了一些新的站点。这是一次完整的、从多个不同的角度针对泌尿外科学的体验。在每个站点，我都必须经过许可后才能访问。提到"探索村庄"方面，每个地方我都去过多次，达到了一种饱和状态。

对实地工作地点的访问时间可能是每周两次、每周一次，或隔周一次。我与实地工作地点始终保持着紧密的联系，从未有长时间的间隔未到访或不联系。如果我要离开很长一段时间，我会停下来打个招呼，是为了让那些和我一起工作的人知道我一直在关注他们。同样地，如果我改变了地点，我将通知参与者，并告诉他们我在哪里以及何时返回。在一个地点花费的时间通常是 4 个小时或者半个工作日，这也是一个门诊的典型看诊时长。其他的观察时间一般为 12 ~ 14 小时，特别是当实地工作地点在医院的情况下。

获许进入现场

因为方法论的原因，我选择了一个泌尿学培训项目。我去了一家三级医院，询问怎样能够找到办公室，结果被告知那里没有办公室。原来泌尿外科的住院医师培训项目只是把那家医院当作培训地点。然后我又去了大学诊所，护士长为了确保空间和患者的操作把我赶了出来。最后，我找到了一间行政办公室，预约了杰弗里斯医生。他帮我给他的同事写了一封介绍信。斯坦医生大约在一年半后提到这封信，他说："这是我允许你观察我诊所的唯一原因"。在我所谓的"进入这个领域"之前，求得许可花了大约 6 个月的时间。杰弗里斯医生邀请我去他的诊所接触患者，这是我迈出的第一步，我很快地就见到了现场的每一个人。最终，我收集到了所有地点的观察结果，包括护士长最初拒绝我进入的地方。我被要求必须填写官方表格，并获得多个机构的允许。我有三张"员工照片胸卡"，一年内做四次肺结核检查（通常，每个医生一年只需要做三次）。我没有将这些经历作为数据，因为我的研究只是聚焦于医患关系。

数据分析

现场记录和访谈产生了大量的文本数据。每一次的现场体验都形成一个原始文本文件，这个文件包含一个注释标识，并储存到阿特拉斯 .ti v6.2 的单元里。这些代码本身来自理论框架，是我在进入这个领域之前编写的。我使用了之前在教学医院进行的民族志调查时做的一些代码（Meza 和 Rohn，2007）。我没有使用任何"紧急代码"进行分析，因为我想要理论框架驱动分析（附录 C）。

在对数据进行编码之前，我已经编写了用于质性分析的代码定义。对于数据的初步审查，从单个代码的报告开始，以了解数据集的内容范围。然后，我生成了成对代码的交叉查询表。我解析了交叉查询表并试用序列来生成初始主题。我开始研究主题之间的相互作用，并从分析的角度寻找"更大的图景"。在处理这些主题时，我意识到我以前没有关注到"仪式"模式。然后，我重读了很多关于叙事疗愈的著作，包括克兰曼的《疾病叙事》（*Iillness Narratives*）和马丁利的《治愈戏剧和关键情节：经验叙事结构》（*Healing Dramas and Clinical Plots：The Namative Strucfure of Experience*）。我发现这两篇文章最具有说服力。在分析过程中，我会一遍又一遍地读，有时候会读十几遍。有时候我可能着重于某一句话。在那之前我并未意识到，他们都认为临床相遇是一种仪式。然而，两位人类学家都没有将叙事作为仪式来展开。这促使我重新审视关于疗愈仪式的基础文献（Fortes，1987；Pritchard，1976；里弗斯，2001［1924］；Turner，1969）。

我重新审视了这个研究项目最初的理论基础。我想用马丁利所描述的方式来解释临床相遇："行动和经验的叙事结构"（1998：2）。大多数关于疗愈仪式的人类学文献都有一个占主导地位的象征性解释。我融合了叙事、心理理论和仪式的理论概念作为马丁利作品的改编，我认为临床相遇是仪式经验的叙事结构。这有点言简意赅，即共同关注（对仪式经验）是一种叙事文化产物，我相信马丁利和托马塞洛（Tomasello）都能够认同这一观点。我在其他人的作品中找到了对疗愈仪式基本描述的支持（Dow，1986；Frank，1991；Milne 和 Howard，2000；Moerman，1979）。

在第二章，我讲述了我最初的理论框架。从第三章开始，我将展示民族志数据。为了模拟分析的过程，我提出了一个仪式的理论（因为它与我最初的理论框架有关）作为民族志数据中间的理论讨论（第九章），并使用这种启发方式来展示更多的民族志数据。本书的结构体现了项目的分析过程。

人类学和家庭医学都自定义为"全才"，这意味着他们的部分任务是整合不同的大数据集。在这个民族志中，我开始将叙事理论与认知人类学的概念相结合，以实现一个简洁的理论框架来进行研究。在分析过程中，我再次将人类学对仪式的理解融合到我原来的理论框架当中。我在马丁利和克兰曼的著作中找到了证据，但是我将这一理论探索进一步推进。我希望我已经用民族志数据充分地支持了这些理论主张。我发现这些概念很好地结合在一起，帮助我从自己的认识论角度理解医生和患者之间的社会实践。我很满意自己回答了困扰我多年的研究问题。

注释

[1] 实用主义实在论：实用主义实在论认为知识是通过行动而来的；去认识就是通过假设而行动且成功地适应环境或解决实际困难。根据实用现实主义观点，心灵并没有脱离自然的领域；在经验中，机体和世界是一体的；所谓客观世界和主观世界的二元论是错误的。思想和知识是活的工具，而不是一个尤塞德王国的旁观者。[Dagobert D. Runes，Dictionary of Philosophy，1942. www. ditext.com/runes/p.html（accessed January 20，2017）]

[2] 群体思维："问题或事情的处理，最好由集体协商一致而不是由个人独立行动、确定。"

[3] CT：计算机断层扫描（computecl tomography）的缩写。断层扫描是一种切片，在这种情况下，计算机利用 X 线数据重建的身体切片。

[4] MRI：磁共振成像（magnetic resonahle imaging）的缩写。这种方法利用人体中的电子，并用一种极其强大的磁铁干扰他们。当磁体脱离时，电子会弹回原位，产生少量的"共振"辐射，因此可以进一步测量。这也会生成层析图像，通常比 CT 的质量更高。

[5] PSA：前列腺特异性抗原（prostatic specific antigen）的缩写，一种号称用于筛查前列腺癌的血液测试。

参考文献

The American-Balint-Society. http://americanbalintsociety.org/, accessed April 9, 2018.

Becker, Howard S., et al. 1961. *Boys in White: Student Culture in Medical School.* New Brunswick, NJ: Transaction.

Bernard, H. Russel. 2002. *Research Methods in Anthropology, Qualitative and Quantitative Approaches.* Walnut Creek, CA: AltaMira Press.

Bourdieu, Pierre, and Jean-Claude Passeron. 1990 [1970]. *Reproduction in Education, Society and Culture.* R. Nice, transl. London: Sage.

Brancati, Frederick L. 1989. The Art of Pimping. *JAMA* 262(1):89–90.

Cahoone, Lawrence. 2010. *The Modern Intellectual Tradition: From Descartes to Derrida.* Chantilly, VA: Great Courses.

Canguilhem, Georges. 1991 [1978]. *The Normal and the Pathological.* New York:

Zone Books.

Chen, Nancy N. 2003. *Breathing Spaces: Qigong, Psychiatry, and Healing in China.* New York: Columbia University Press.

Cohen, Deborah J., and Benjamin F. Crabtree. 2008. Evaluative Criteria for Qualitative Research in Health Care: Controversies and Recommendations. *Annals of Family Medicine* 6: 331–339.

Dossey, Larry. 2001. *Healing Beyond the Body: Medicine and the Infinite Reach of the Mind.* Boston: Shambhala.

Dow, James. 1986. Universal Aspects of Symbolic Healing: A Theoretical Synthesis. American Anthropologist. *New Series* 88(1):56–69.

Edwards, Betty. 1979. *Drawing on the Right Side of the Brain: A Course in Enhancing Creativity and Artistic Confidence.* Los Angeles: J.P. Tarcher.

Engel, George. 1977. The Need for a New Medical Model: A Challenge for Biomedicine. *Science* 196:129–136.

———. 1996. From Biomedical to Biopsychosocial: Being Scientific in the Human Domain. Families. *Systems & Health* 14(4):425–433.

Ewing, Katherine P. 1990. The Illusion of Wholeness: Culture, Self, and the Experience of Inconsistency. *Ethos* 18(3):251–278.

Fortes, Meyer. 1987. *Religion, Morality, and the Person: Essays on Tallensi Religion.* Cambridge: Cambridge University Press.

Foucault, Michel. 1973［1994］. *The Birth of the Clinic: An Archeology of Medical Perception.* New York: Vintage Books.

Frank, Jerome D., and Julia B. Frank. 1991. *Persuasion & Healing: A Comparative Study of Psychotherapy.* Baltimore: Johns Hopkins University Press.

Frattaroli, Elio. 2001. *Healing the Soul in the Age of the Brain.* New York: Viking. Ginsburg, Faye D. 1989. *Contested Lives: The Abortion Debate in an American Community.* Berkeley: University of California Press.

Goldman, Steven L. 2006. *Science Wars: What Scientists Know and How They Know It.* Chantilly, VA: Great Courses.

Herman, Judith Lewis. 1992. *Trauma and Recovery.* New York: Basic Books.

Jung, Carl G. 2006［1957］. *The Undiscovered Self.* New York: New American Library.

Kasser, Jeffrey L. 2006. *The Philosophy of Science.* Chantilly, VA: Great Courses.

Kohrman, Matthew. 2005. *Bodies of Difference: Experiences of Disability and*

Institutional Advocacy in the Making of Modern China. Berkeley: University of California Press.

Latour, Bruno. 1999. *Pandora's Hope.* Cambridge: Harvard University Press.

Lewontin, Richard C. 1992 [1991] . *Biology as Ideology: The Doctrine of DNA.* New York: HarperCollins.

Madden, Raymond. 2013 [2010] . *Being Ethnographic: A Guide to the Theory and Practice of Ethnography.* London: SAGE.

Maslow, Abraham H. 1999. *Toward a Psychology of Being.* New York: John Wiley & Sons.

Mattingly, Cheryl. 1998. *Healing Dramas and Clinical Plots: The Narrative Structure of Experience.* Cambridge: Cambridge University Press.

Mattingly, Cheryl, and Linda C. Garro, eds. 2000. *Narrative and the Cultural Construction of Illness and Healing.* Berkeley: University of California Press.

Meza, James, and Edward Rohn. 2007. Power and Professionalism in Medical Education. *In Rethinking Health, Culture, and Society. Physician-Scholars in the Social Sciences and Medical Humanities.* Chicago.

Milne, Derek, and Wilson Howard. 2000. Rethinking the Role of Diagnosis in Navajo Religious Healing. *Medical Anthropology Quarterly* 14(4):543–570.

Moerman, Daniel. 1979. Anthropology of Symbolic Healing. *Current Anthropology* 20(1).

Murphy, Yolanda, and Robert F. Murphy. 2004. *Women of the Forest.* New York: Columbia University Press.

Peacock, James. 1986. *The Anthropological Lens: Harsh Light, Soft Focus.* Cambridge: Cambridge University Press.

Petryna, Adriana. 2002. *Life Exposed: Biological Citizens After Chernobyl.* Princeton, NJ: Princeton University Press.

Pritchard, E., and E. Evans. 1976. *Witchcraft, Oracles, and Magic Among the Azande.* Oxford: Clarendon Press.

Rivers, W.H.R. 2001 [1924] . *Medicine, Magic, and Religion.* London: Routledge Classics.

Robinson, Daniel N. 2004. *The Great Ideas of Philosophy.* Chantilly, VA: Great Courses.

Rudnytsky, Peter, and Rita Charon, eds. 2008. *Psychoanalysis and Narrative Medicine.* Albany: State University of New York Press.

Scheper-Hughes, Nancy. 1992. *Death Without Weeping: The Violence of Everyday Life in Brazil.* Berkeley: University of California Press.

Scheper-Hughes, Nancy, and M. M. Lock. 1987. The Mindful Body: A Prolegomenon to Future Work in Medical Anthropology. *Medical Anthropology Quarterly* 1:6–41.

Smilkstein, Gabriel, et al. 1981. The Clinical Social Science Conference in Biopsychosocial Teaching. *Journal of Family Practice* 12(2):347–353.

Stack, Carol. 1974. *All Our Kin.* New York: Basic Books.

Turner, Victor. 1969. *The Ritual Process.* Chicago: Aldine.

Whitfield, Charles L. 1987. *Healing the Child Within: Discovery and Recovery for Adult Children of Dysfunctional Families.* Deerfield Beach, FL: Health Communications.

2　理论框架

　　理论有助于组织民族志数据的分析；我选择支持实用主义实在论的认知论的叙事理论家。我的认识论观点对这项研究具有基础意义。谁是叙事者？这个故事真实吗？这个故事是现实的一种形式吗？人类学是科学还是关于他人的相对论的故事？大多数叙事文本通过使用诸如"身体自我""自我故事"或"身体自我故事"之类的词语承认歧义。确实，很难找到一本不包含"自我"一词的关于治愈的人类学文本。这些连字号结构提出了以下问题：治愈了什么或谁？什么是治愈？并声称医生是社会指定的"治疗者"具有表面效力（Frank 和 Frank，1991）。然而，当代民族志叙事治疗研究很少包括医生和医生参与的社会实践。希望本书开始填补这一空白。我在人类学框架内提供了民族志数据。我打算尊重这门学科的传统，尽管我提出了一个非常不同的叙事疗愈视角。在改变了对疗愈叙事研究的视角之后，我将追溯以前的作品并尝试证明如何将这项工作和之前的贡献者视为一个综合整体，事实上，解释力是我所信奉的实用主义的一部分。完整地解释"自我"可以费不少笔墨，这里我根据叙事理论中公认的一些奠基思想家的理论提供了一个狭义的自我的定义，包括意识和自由意志。其他一些民族志学家探索这些问题的边界（Murphy 和 Throop，2010）。而我的理论化概念以及认识论也是对这些分析、解释和结论的批判。

　　重要的是要理解，我的论点仅限于文化背景西方（世界性）医学。人类学家尊重信仰体系对于其他文化，我并不主张将这些论点推广到跨文化 - 疗愈的文化研究。我的实用主义需要人类学的答案，而这答案使我成为一名更好的医生。

关于精神的理论——区别个体与自我

　　在《人类认知的文明起源》（*The Cultural Origins of Human Cognition*）一书中，迈克尔·托马塞洛（Michael Tomasello，1999）总结了基于他研究的观点。他认为他描述的认知现象形成了今后所有人类文明发展的基础。特别是托马塞洛回顾了3 种学习的类型：模仿学习、指导学习和协作学习。接着他谈道：

某一特定形式的社会认知使这 3 种类型的文化学习成为可能，即某一个
体理解同类的能力，这种能力就是作为与之相同的群体中的一员同样具有与
之相似的意向性和精神生活。

（Tomasello，1999:5）

他的观点推断出自然选择无法解释智人文明的快速发展，因为根本没有足够
时间发生无数的进化演变。基于这一简单的认知观点，他描述了棘轮效应：

累积的文化演变过程不仅要有创造发明，还要有同等重要的社会传动系
统能够像棘轮一样防止文明后退——这样，创新产品或实践可以保持其新颖
和改进的形式，至少保持到有进一步的修饰或改善出现。

（Tomasello，1999:5）

他进一步指出：

多个个体共同创造出某些事物，而这些创造无法被单一个体完成。这一
特殊能力直接来自以下事实，即一个人是"通过"他人学习的，她认同这个人，
认同其意图，甚至有时认同其精神状态。

（Tomasello，1999:6）

托马塞洛认为文明的发展和这一文明的开创是基于"关于精神的理论"的前提，
这一前提被其他学科广泛认可。托马塞洛对个体在精神认知领域的成长发展的描
述如下：

孩子将自己作为一个"意图行动者"来体验自我——也就是说人们的行
为和注意力策略是目标导向决定的——因此她在相同情况下会自动去观察她
认同的人。在个体发育的后期，孩子开始以一个"精神行动者"来体检自我——
一个思想和信仰可能与其他人不同，甚至与现实不同——因此从那时起，她
将在新的条件下寻找同类。

（Tomasello，1999:14-15）

托马塞洛将积累的人类历史描述为"文化学习和内化的过程，在这个过程中，
发展中的个体学会使用并内化由同类创造的协作产品"（Tomasello，1999:15）。

托马塞洛将人类学的"自我"描述为具有思想和信念的精神行动者，源自同类但又各不相同。个体精神行动者通过理解其他个体来区分自我和其他，这一事实证明了上述观点。当我使用"自我"这个词时，我指的就是这个定义。我做出这个定义是为了进一步说明关于治愈的观点，同时我也很清楚其他人可能有不同意见。包含在定义中的是自我与社会之间的关系，这是定义治愈的关键。

托马塞洛后来概括为：

> 这是与所有其他事物的不同点，就像它可以使婴儿利用关于其他人的各种信息源：与自我的类比。在大约9个月时，自我与他人的类比使婴儿将他们自己刚刚开始参与的同类意向性活动归因于其他人（虽然有点不恰当，他们也可能在因果推理中类比自我，即那些无生命的物体为什么有自身的行为方式）。

> （Tomasello，1999:213）

目标导向和因果推理促使了共同叙事的发展——在本研究中，指的是共同的诊断叙事。它还允许共享叙事传达意图，这是变革力量的必要先导。

> 第2个由托马塞洛提出的概念是共同关注。通过仔细和详细的阐述，托马塞洛描述了正常的人类发育，从9—12个月开始。在此年龄之际，一套新的行为出现，它们不是二元的，……而是三元的，因为它们涉及与物体和人互动的协调，这会导致儿童、成人和他们共同关注的物体或事件形成三角关系。

> （Tomasello，1999:62）

托马塞洛将这种共同关注描述为人类独有的沟通行为。既然共同关注需要文化学习，我将研究文化学习的一个非常小的点，也就是通过共同关注特定对象来传达诊断叙事，而这一特定对象就是患病器官的三维计算机图像。叙事就是讲故事，故事是从一个人到他人的文化交流。因此，医生分享诊断叙事——主要是分享给患者，但也要分享给参与内科、外科治疗的整个团队。就目前而言，重要的是要了解他所描述的基本人类认知对于临床工作至关重要。为进一步展开论证，托马塞洛详细阐述道：

> 叙事增加了更多的复杂性，因为它将各种简单的事件以因果和意向性分析串联起来，实际上将明确的因果和意向性印记关联起来。与成人更宽泛的

交流和其他类型的社会交往可使儿童能够进入更深层的认知空间，这使他们能够理解事物的相互冲突必须以某种方式加以解决。

（Tomasello，1999:214）

本研究依赖于医生构建一个诊断叙事并将其传达给患者，说服患者接受这一诊断叙事，即使有潜在的矛盾解释也接受它，随后针对这一诊断采取相应治疗方法。这一分享活动展示了"通过他人学习"，并在医患间创造分享叙事。

从理论上说，我发现人类学关于叙事的理论是基于认知基础的。纵观文献，当自身的竞争角色与文化相关时，其不可能脱离使文化成为可能的人类的属性。从两个人的共同关注点开始拓展到许多人共同理解的概念，这些社会性的叙事才成为现实主义的一种形式——只有当它们具有实用价值时，文化才会广泛地接受叙事的概念。

个人经验与叙事

威廉·拉波夫（William Labov）对用自然讲话方式进行的社会语言学观察为叙事提供了一个基本的定义。他与托马塞洛的研究结果高度一致。他阐述道，"（人类）交流可以通过利用口头叙述个人经验的基本能力，将经验从一个人转移到另一个人。"（Labov，2010：546）。这是托马塞洛提出的棘轮效应的一部分。如前所述，正如拉波夫所定义的，重要的是要注意叙事是将之前的经验"告诉"其他人。他的贡献是阐述叙事的基本结构（与认知属性允许叙事相反）。拉波夫说，"叙事结构是建立在两个独立句子之间存在的时间节点上的"。他指出，叙事的第二个主要功能是在"事件 A"和"事件 B"之间建立评价关联。拉波夫指出，"大多数成人叙事不仅仅是对事情的简单讲述，同时会用各种评价手段阐明对故事的评价观点"（Labov，2010：547）。拉波夫的语言分析与托马塞洛所描述的人类认知能力一样。拉波夫和托马塞洛都强调将经验传达给他人的能力。

拉波夫进一步阐述了叙事的结构，指出第一个句子通常包含了叙事的大方向，确定了人物、时间、地点等。拉波夫扩展叙事的定义时这样说：叙事的评估功能体现了交流中"那又怎样？"的部分，"为叙事者提供更长时间对话的理由"（Labov，2010：547）。换言之，叙事可能符合同类的共同利益，这是文化意义的根基。拉波夫将此描述为事件的"可报告性或可告知性"。"那又怎样？"或者可报告性可将讲述者和听众联系起来。正如我下面将展示的，诊断叙事有讲述者和倾听者（医生和患者）。医生和患者之间能够建立交流的基础的是疾病和死亡的威胁。

在进一步发展了叙事概念后，拉波夫说，"叙事包括主角、对手及第三方见证者"，表明"是我创造了叙事的生动内容"（Labov，2010：548）。同样，这和托马塞洛详述的人类从小开始自然生长发育所产生的行为是一致的。

体现在拉波夫叙事定义结构中的是自我的概念；与托马塞洛相似，它创造了自我存在的证据（自述）。拉波夫收集了关于叙事者和听众这两个个体之间互动的数据。在医疗互动中，重要的是要记住医患关系包括两个"自我"。临床交流是这两个自我轮流讲话的对话过程。

叙事的两个结构功能包括①参照和②评价。叙事的时间顺序作为重要的属性之一是源自它的参照功能，这一功能可以让我们能够对经历进行概括。叙事结构的第二个必备的要求是评价部分。总之，托马塞洛和拉波夫报告了来自两组截然不同的数据集，却显示极其一致的结果。托马塞洛使用灵长类动物的互动和对灵长类动物观察的数据，而拉波夫使用了对语言交流的观察。当我用文化的维度对其进行探索时，它们都共同构成了叙事的基础。

叙事、图式和自我

罗伊·安德拉德（Roy D'Andrade）讲述了认知人类学的发展历史，他与描述图式的理论有密切关系（1995）。他指出，"图式是一个有组织的对象和关系框架，尚未用具体细节填充"（D'Andrade，1995：124）。他还指出，简单的图式嵌入在更复杂的图式中，人类思维的复杂性可以用这个概念来解释（1995：124）。使用托马塞洛的基本认知构建板块和拉波夫的叙事结构，似乎可将人类行为的因果和意图理解为一种自然而然的延伸，而且对具有评价功能的体验描述可以被组合并扩展为叙事图式。认知图式是基于经验的，这与托马塞洛对人类成长和发展的描述相辅相成。安德拉德展示了一小部分关于意识和对自我的讨论：

> 意识，其感知中心和媒介是自我……它由被感知的事物和有意识的感知者组成。威廉·詹姆斯（William James）称感知者为"我（I，主语）"，被感知者为"我（me，宾语）"。有感知力的自我不仅观察世界上的事物，还感知到它正在感知——也就是说，它是有意识的。感知自我的身份在时间上具有持续性；它知道其与此前观察中所意识到的感知自我是同一个——它所观察的就是之前正在观察的同一个观察者。

> （D'Andrade，1995：163）

他继续引用证据表明，虽然非西方的心理模式与西方模式不同，但有许多共同点。他引用韦尔兹比卡（Wierzbicka）的话：

> 跨语言的语义调查结果表明，许多（西方）通俗模式……事实上与世界上任何其他文化中的通俗间模式相对应：尽管文学中描述的不同民俗心理之间存在非常大的差异，具有"思考""想要""感觉"和"知道"（以及"说"和"做"各种事情）等能力的"人"的概念似乎是一致的。所有语言似乎均有上述这些概念的词语（虽然不是"相信"或"渴望"，但与"思考"和"想要"不同），这一事实为该模型的普遍性提供了证据。
>
> （Wierzbicka 1993 quoted in D'Andrade 1995: 166）

将这与叙事理论联系起来，我认为这些人类学家之间的共识是：叙事反映了叙事者的经验，而讲述叙事的能力来自于在文化环境中个体与其他同类的互动。儿童早期的成长和发展提供了参与人类经验的基本认知框架，这表明生物学上人类乐于发展成独特的个体自我。之前已有人描述了在个人、个人对内外部环境的经验、对先前经验的叙事以及同类的沟通之间存在互动的循环。这些描述支持了我的主张，即个人自我和文化是彼此的共同组成部分，这与文化决定论是有区别的。

文化中的自我

克利福德·格尔茨（Clifford Geertz）将自我与文化的关系总结如下：成为人类就是成为个体，并且我们是在文化模式的指导下成为个体，历史性地创造了一套表述系统论述我们生活的形式、秩序、意义和方向[9]（Geertz，1973：52）。

认知心理学家杰尔姆·布鲁纳（Jerome Bruner）认为叙事可形成经验，但后来提供的一个例子显示在发展过程中"感知自我"早于构建叙事的能力。因此，他认为经验形成叙事和叙事形成经验不过是同一枚硬币的两面。采用这个悖论是解决与叙事治疗相关的许多争论的一种巧妙的方式。布鲁纳举了两个有力的例子以便阐述这些鲜明的观点。第一个是"二战"爆发后从纳粹统治的欧洲逃亡，他观察到：

> 船上伤心欲绝的人——为了安全而分开的家庭，抛下生意的商人，逃离纳粹的难民——我不禁觉得将生活视为模仿艺术有些可笑。而我也在用叙事构想那次旅程：肖尼人（Shawnee，译者注：美国土著）的航行是圣经出埃及

记的又一次展示。

（Bruner，2002：7）

在上述例子中，布鲁纳通过预先存在的叙事将他的经历构建、筛选并组织成一个故事来解读他的个人经历。

后来，他又谈到了一个婴儿在睡前独自躺在床上时的录音：

> 她好像被那个没有想到的、让她惊讶或措手不及的事情所吸引。这些小小的惊喜使她开始评论她过去如何应对他们的喜好，以及明天将要如何应对。她专心地讲述她的故事，以至于我们开始相信她在语言方面的进步是由某种叙事要求驱动的。在某些方面，好像埃米（Emmy）在她掌握正确运用语法之前，就知道讲故事都需要什么。就好像一种叙事敏感性在引导她寻找正确的句法形式。

（Bruner，2002：32）

在重述埃米的故事时，虽然布鲁纳没有直接参考托马塞洛的工作，但他的描述与托马塞洛所阐述的心理理论完全一致。埃米"明天将如何应对"是意向和因果自我的一个例子。托马塞洛描述的目标方向是克服意外的"叙事能量"。

布鲁纳接着说：

> 自我打造是一门叙事艺术，虽然它比虚构更受记忆的限制，但它其实是不容易限制的，我们马上就会谈到这一点。自我打造既来自内部也来自外部。我们喜欢以笛卡尔式的方式看到它的内部的一面，即记忆、感觉、想法、信念、主观性。这种内向性的一部分几乎可以肯定是与生俱来的和物种特定的，就像在我们对自己的田园式的感受中不可抗拒的对时间和空间的连续性的感觉。但大部分的自我打造是由外而内的——基于对他人的明显尊重以及我们早期的，甚至是漫不经心地从我们所沉浸的文化中汲取的无数期望。
>
> 此外，自我打造的叙事行为通常受到不言而喻的、隐含的文化模式的指导，即自我应该是什么、可能是什么——当然还有不应该是什么……把自己讲述给别人可不是一件简单的事。这取决于我们自己预期他人认为我们应该是什么样的——或者一般的自我应该是什么样的。

（Bruner，2002：65-66）

在那篇文章中，布鲁纳认为人类叙事能力的特点是一种"与生俱来的和特定物种"的属性。此外，他还概述了文化对同一个自我的影响：

> 这些似乎没有什么让我们消沉。我们继续通过叙事来构建自己。为什么叙事如此重要，为什么我们需要它来定义自我？叙事天赋似乎是我们的一种自然状态，这种状态是我们可以使用语言确定具有不同期望的性质。我们没有人知道这种进化故事是如何产生和生存的。但我们所知道的是，其作为一种理解人类互动的方式是不可抗拒的。
>
> （Bruner，2002: 85）

基于目前我们所回顾的叙事的几个基本方面；我认为托马塞洛所描述的有意向的自我是人类生物和神经形式的一部分。我同意格尔茨的说法，"总而言之，我们是不完整或未完成的动物，我们通过文化达到完整——不是一般的文化，而是高度特殊的文化形式"（Geertz，1973：49）。这样个人与文化体之间就形成了双向的文化交流。虽然我可以部分接受自我构建的观点，但我否认那种认为除此之外别无他法的极端看法。正如托马塞洛所指出的，自我构建需要参与式学习和棘轮效应。每个人都在生活和体验的过程中创造一个独特的自我。

引用由弗朗西丝·拉波特（Frances Rapport）和保罗·温赖特（Paul Wainwright）编辑的《健康和病痛中的自我》（*The Self in Health and Illness*）一书中斯特劳森（Strawson）的话，编辑们回忆道：

> 那么，我所说的"自我体验"是指人们对自己的体验，具体来说，是一种精神存在；一个精神上的人；一个单一的精神上的某物。这种自我体验以某种形式在每个正常人的童年早期产生。意识到自己的思想是别人无法观察到的，体验自我在自己的头脑中独自一人的感觉，思考时对自我的意识：这些都是关于人类生活特征的最深刻的事实。
>
> （Rapport 和 Wainwright，2006: 3）

斯特劳森再次将体验描述为在社会环境关系中的自我体验。自我对叙事的作用是明确的。

谢里尔·马丁利有一整章描述，题为"叙事悬念中的自我：治疗情节和生活故事"（1988：104-128）。她将生命的意义与生命的不确定性进行对比，并指出生命情节和治疗情节如何最终交织在一起的。她回顾了自我在人类学中的历史，引用了莫斯（Mauss）、卡里瑟斯（Carrithers）、索达斯（Csordas）和其他人的文章。她总结了人类学家在自我概念上遇到的困难，即"内在的本体自我和基于文化建构的、社会治理的公共角色"（Mattingly，1998：105）。她承认这超出了她的书籍所讨论的范畴。不幸的是，随后，她将"自我"与"个人"一词混为一谈，讨论了对该主题的困惑，或许这恰恰反映了人类学学科本身的疑惑：

> 在人类学思想中，二元自我的叙事具有混乱，甚至自相矛盾的情况。有时叙事被与公众可知的自我，即文化或社会生活角色联系起来。这与私人的、不可及的内在自我相对应。但学者们最近也将个人叙事转向探索研究对象的自我意识，因为这与公认的文化含义相关或相悖。人类学家对以情感、个人历史、独特经历、私人记忆、隐性知识，甚至未言明的知识为特征的自我研究很感兴趣。在这里，叙事作为探索内在经验自我的工具出现，格尔茨（和许多其他人）已经宣称这超出了人类学家的界限。
>
> （Mattingly，1998: 105）

马丁利的用词包括"自我"和"个人"。同样，基于我本人研究的目的，我坚信它们在理论上是不同的。为了清楚起见，我认为参与公共仪式的是个人，但被治愈的是自我。马丁利写道：

> 一方面，叙事被抬高到一种保证我们拥有自我的能力，至少在某种意义上我们一致这样认为；另一方面，它又像是骗子，是一种修辞手法，我们用它来掩饰自己的真实本性——分裂和不连续。
>
> （Mattingly，1998: 105-106）

她继续写道：

> 因为如果叙事有助于使内在现象学上的自我完整，这也表明在叙事前存在的自我，在其原始状态下是不完整的。这种内在自我经常被描绘成破碎的。完整的自我在概念上表现为一种"幻觉"，一种"虚构"，它也是我们西方意识形态的一部分，但并未在个人经验中得到证实。
>
> （Mattingly，1998: 106）

我在这段文字中发现了一个逻辑缺陷。以前的理论家把自我描绘成浮现出来的，那叙事前的自我则应该是潜伏的，而不是不完整的。马丁利回顾了所有先前的论点并最终诉诸哲学。她总结说，叙事通常被认为是一种策略。在这种策略下，能够改变生命的疾病的意义，以及生命的意义被创造出来。她承认叙事可以解决与文化习俗的冲突的行为（另一个破坏的例子，我称为疾病和死亡对自我的生存威胁）。

叙事与情绪

　　人类学中对情感的讨论是广泛的；我仅着眼于与本研究的理论论证有关的某些方面。亚历山大·欣顿（Alexander Hinton）在其《情绪的生物文化方法》（*Biocultural Approaches to the Emotions*，1999）的前言中给出了将情绪纳入叙事研究的第一个重要的原因。他说，"情绪是在人际社会背景下，基于一套文化上相对的信仰和价值观而做出，并采用的认知评价。"（Hinton，1999：8）这是情绪的评价，或评价组分，而这一部分对拉波夫对叙事的定义至关重要。欣顿将拉波夫对过去两种体验之间关系的评价扩大到了个体与世界的关系评价中。这借鉴了通过与世界上生活经验互动，来自我创造的主题。欣顿阐述道，情绪是完成这种评估的强大社会工具。

　　卡罗尔·沃思曼（Carol Worthman）在《情绪：你能感到的差异》（*Emofions: You Can Feel the Difference*，1999）中提出了与布鲁纳一致的资料。布鲁纳指出，在个人讲述一个叙事与从个人经历和复述经历形成的叙事之间存在一个迭代循环。这个概念框架支持单独的个人自我和文化之间是相互影响的，呼应了格尔茨的说法。沃思曼说：

> 　　情绪对人类学家来说尤其棘手，因为它们需要将个人和文化层面的解释结合起来，但也正因如此，情绪才很有趣。情绪涉及个人与情境的关系的评价立场。此外，它们通过将身体状态与个人经验和行为相结合，在体验自我的具象化中发挥了重要作用。

（Worthma，1999: 53）

　　这一陈述强调了情感的评估性质，同时认识到个人与文化主体之间情感的双向性。她在提出这一论点时借鉴了其他理论学家的理论，并指出：

> 　　当代文化理论越来越多地采用具象化的概念，这一概念最初由梅洛-庞

蒂（Merleau-Ponty，1962）提出，以表明主体与客体在感知中的这种情境 -
投射关系，并由博尔迪厄（Bordieu，1977）提出"社会知情个体"的概念。
具象化的概念解决了社会和认知理论中精神与躯体、个人和社会之间长期存
在的概念上的差距。

（Worthma，1999：51）

沃思曼在描绘了情绪的双向性质后，重申了"情绪是将躯体状态转化为个人
体验和社会行为，以及将个人社会体验转化为躯体状态的交互过程的核心。这种
双向具象化体现了个体与文化的关系。"（Worthman，1999：63）同样，其目的
不是对情感和人类学进行详细解释，而是理解情感与叙事的关系。以下陈述确立
了这一论点："最后，情绪参与意义的产生，这种作用通常是至关重要的和明确的。"
（Worthman，1999：49）

丹尼尔·费斯勒（Daniel Fessler，1999）在他"走向理解第二级情绪的普遍性"
一章中将马来人的情绪"Malu"解释为一种社交情感。"Malu"被描述为：①回
避凝视；②脸朝下，避开他人；③弯下肩膀；④收缩姿势；⑤弯曲膝盖，步态拖沓；
⑥面部和颈部颜色变红；⑦试图不被人看到（1999：84）。"Malu"在西方文化
中近似于害羞。这些观察结果出现在马来人身上。重要的是费斯勒通过将"Malu"
置于以下社会结构中直接地支持了托马塞洛的心理理论：

如果

（1）自我可以回忆起她过去经历的情绪；

（2）自我能够意识到自己行为从而在自己的情绪表现与他人情绪表现之
间建立联系；

（3）自我意识到其他人也有我们相同的心智；

那么

（4）自我很可能不仅是将表露情绪简单地认为是环境中的威胁或奖励刺
激，还将其视为探索他人内部状态的线索。表露情绪提供的线索是在同理心
的基础上解释的，在他人的展示和自我对相应情绪的主观体验的记忆之间形
成了一种关联。

（Fessler，1999：91）

这种论述把对情感的理解从人类个体内在的体验转向到社会参与的认知。
费斯勒详细阐述了对情绪的共同认知，拓宽了我们对心智理论的理解。情绪不仅

有助于叙事的评估功能，而且有助于托马塞洛所描述的"棘轮效应"所必需的社会学习。

情绪与仪式疗愈

在《影响体验：迈向人类情感的生物文化模型》（*Affecting Experience*：*Toward a Biocaltural Model of Human Emotion*）一书中，基思·麦克尼尔（Keith McNeal）继续关于情感的话题并提供以下评论："人类感知装置不断评估有机体在其社会生态位置中的状态，因此情感感觉参与了维持机体在环境中的良好状态的全过程"（McNeal, 1999: 216）。他对神经解剖学和神经生理学进行了详细分析，构建了情绪评估的生物学模型。我在这个理论讨论中采用了他的观点是因为他的一个例子非常接近这项研究的主题。他说：

> 需要进一步考虑解释对仪式治疗和当代心理治疗过程的重要性（Csordas, 1994; Frank 和 Frank, 1991; Kleinmann, 1988）。克兰曼（Kleinman）强调了评估性转变的过程，表明成功的治愈疗法——无论何种类型——通常取决于人们对世界的认识和感知方式的深刻变化。在一定程度上，这个过程是一种解释性重构；引导至治愈过程的问题（焦虑、神经症等）在很大程度上可能是主体如何解释他（她）在世界上的位置，并据此行事产生的结果。为确保治疗有效，需要彻底改造患者有问题的、习惯性的认知方式，包括对过去经验的重新解释（Lock, 1987）。

（McNeal, 1999：41）

我稍后会在叙事重新解释的语境中，而不是严格地在情感的语境中探讨关于克兰曼"再教育"或再解释的讨论，这个讨论承认情感作为评价成分成为叙事结构的一部分。麦克尼尔讨论了情感以及自我与文化互动的方式。他的描绘不是解释叙事，而是和托马塞洛与他人的共同关注和理解相一致。他还强调了治疗仪式的变革特性。叙事也充满了社会规范，这是意义建构的重要组成部分。心智理论的概念在生物科学中有很强的基础，同样的现象被称为神经解剖学和神经生理学中的镜像神经元（Coude 等, 2016）。

医患交流时对生存威胁的叙事需求

克兰曼首先使用了生存威胁（existential threat）一词（Kleinman 1988a：153）。这个词也被 W.H.R. 里弗斯（W.H.R. Rivers，2001［1924］），杰罗姆·弗兰克（Jerome Frank）和茱莉亚·弗兰克（Julia Frank）（Frank 和 Frank，1991：5）提到。我选择使用克兰曼的术语"生存威胁"，不仅指威胁生命的疾病，还包括自我叙事消失的威胁。这样的威胁会引起强烈的情绪，从而产生强烈的如拉波夫所说的"诉说诉求"，或者如谢里尔·马丁利使用的术语中体现的"戏剧性"的含义（Mattingly，2000）。W.H.R. 里弗斯首先描述了仪式治疗中疾病和死亡的威胁。我将里弗斯的术语和克兰曼的术语结合起来总结成"疾病和死亡的生存威胁。"里弗斯声称这是人类普遍存在的；我相信这个概念涉及所有三个概念——个体（individual body）、文化身体（cultural body）和身体政治（body politic）。

我将疗愈视为比绝症更宽泛的内容——或者更确切地说，我看到每个自我不仅受到躯体死亡的折磨，而且有面对死亡时维持本身文化载体的需要。

布鲁纳介绍了通过叙事者讲述意外体验得来的元素（Bruner，2002：32）。这种意外的经历预示了我在医患交流中打上"疾病的生存威胁"标签的一个重要方面。这种生存威胁需要叙事它发生的原因以及如何应对它。像埃米一样，我们是自我定义的生物，但当感知这个自我陷入"自我毁灭"的故事、疾病和死亡的故事中时，它必须以叙事方式进行应对。没有人可以单独应对这些，正如托马塞洛所说，我们通过他人进行学习。我建议人类使用一种"诊断叙事"，我们从他人（医生）处学习到这种叙事，并将其融入自我故事的架构中，以驾驭生活中的意外，恢复自我叙事的能力。"自我"通过共同叙事与文化联系起来为个人创造了意义。因为叙事是共同的，所以这个自我也可得到他人的认同。

与叙事自体的毁灭相关的强烈情绪为个人设置了限制；个人不能再充分参与文化定义的规范行为。医生和患者在这个"反结构"的社会空间中相遇，只有文化疗愈仪式才能修补这种反构。我建议当面对这种情况时，叙事自我要将医生的文化资源融入自己的故事。医生会借鉴复杂的关于疾病的因果解释，这种解释称为"诊断"。我认为具有所有叙事和情感含义的诊疗交流是一个意义创造的过程。这种过程的目的是避免患病个体与文化体的疏离。远离疾病，疗愈将自我与意义的来源——文化身体——重新联系起来。

使用这个理论框架，我相信我的数据显示了自我与文化的协作互动以应对疾病。疾病和死亡的生存威胁实际上是对叙述自我的威胁。

作为叙事结构共享体验的疗愈仪式

这项研究的主要发现之一是"疗愈仪式"与"疗愈关系"的关系。我首先探索了"诊断叙事",但诊断叙事实际上是故事中的故事。在观察了这个过程数百次之后,我意识到用叙事故事"命名疾病"在人类学经典中具有丰富的传统——疗愈仪式。疗愈仪式是一种叙事结构的共同经验。谢里尔·马丁利强调了经验的叙事结构——我将这个概念扩展到共享经验的叙事结构,托马塞洛将其描述为"通过他人学习",这也是我强调的那部分仪式。这是一个与其他人类学家的重要的区别。我专注于社会实践而不是仪式的象征意义。我意识到与其他治疗系统相比,生物医学也只是一组不同的象征性互动,但比较文化不是本研究的重点(Kuriyama,1999;Langford, 2002;Lewontin, 1991)。这里呈现的疗愈仪式故事有一个简单的情节:一个面临疾病生存威胁的人与日常生活隔绝,被推入一个界限被打乱的社交空间。这个人需要一个疗愈者,他是唯一一个被社会授权进入同一空间的个体。疗愈者(医生)通过与另一疗愈者(医生)共同关注诊断叙事的过程创建一个患者可以认可和接受的诊断故事,他们再一起回归完整的社交生活,在这一过程中创造的共享体验将他们联系在一起。我把患者和医生之间的这种文化结构的联系称为疗愈关系。

我意图发展诊断叙事的概念,并在我们的西医环境中展示外科内医患交流的文化实践。我将在对参与者观察的平行过程中报告研究的发现,并在不同的层面和情景框架下进行解读。我的介绍从理论框架开始,但在进入该领域后,出现了一个引人关注的假设:"这真的是一种疗愈仪式吗?"我认为叙事和共享叙事经验的概念与仪式过程相吻合,即另一种形式的共享经验。我认为前者是理解后者的先决条件,因此我在数据中提出了关于仪式的讨论,随后用来引领与诊断叙事相关的早期分析的验证并前瞻性地确认假设。

完成实地考察和分析后,我回顾了巴里·桑德斯(Barry Saunders)的著作《CT组件:无创切割时代的诊断工作》(CT Suite: The Work of Diagnosis in the Age of Noninvasive Cutting)(Saunders, 2008)。在许多方面,使用计算机断层扫描(CT)的重点是要确认。因此,桑德斯的工作和我的工作是一致的,但目的不同。我们都谈论了文化实践,但他侧重描述了放射胶片,我则描述了图片存档和通信系统(PACS)[1]。他谈论了诊断仪式,而我谈论了疗愈仪式。患者几乎没有出现在他的工作中,而我试图把患者描绘成拉波夫描述的叙事结构对话的积极参与者。我们使用了截然不同的理论框架;桑德斯强化了权力结构,我描述了医生通过文化载体分配医疗权力、形成疗愈关系的共同经验。我们都向对方报告了自己的工作。

本人作为自我转化的叙事者

麦克尼尔借鉴了克兰曼的理论和仪式，强调疗愈仪式的变革力量是对认识和体验方式的改造。这样一来，"叙事自我"就称为"转化自我"；简单地说，它是终身成长和发展的一种形式。

内奥米·奎因（Naomi Quinn）强调了叙事自我是一个转变自我的概念，以及新的认识方式改变了我们体验生活的方式。她讨论了文化图式是如何被纳入评价自我和"自我理解"中的。她直接将自我理解与存在关注联系起来。奎因说：

> 如果"自我理解"不仅仅是"普遍目标模式"字面意义，那么一定有其他新的潜在含义。我认为确实如此。我们被引导去提问，到底什么使得"自我理解"这么让人信服，以至于它定义了我们大多数的普遍目标。答案存在于我们了解自己的方式中。将文化图式纳入"自我"，进而纳入对个体生存关注和生活抱负的定义这一过程是终生的且复杂的。我们大多数人都会认可，这种自我定义过程的关键阶段发生在童年和青春期。然而，任何年龄的戏剧性或引人思考的经历都可以激发对自我或先前自我理解的重新定义。
>
> （Quinn，1992：91）

奎因的描述近似于一个心理模型，但也与托马塞洛的工作相一致。它承认自我区别于他人的独特性，同时允许评价自我与他人之间的经历和互动。托马塞洛承认对自我的理解的冲突或不同，它是人类个体与环境（包括社会环境）的相互作用，在这个过程中产生了自我叙事。

奎因的描述也与本研究中提出的仪式治疗和治疗关系模型相一致。她概述了与麦克尼尔完全一致的关于自我的人类学模型，这也是我高度认可的模型。这个段落几乎是对心理治疗的人类学描述。由于对"生存关注"和"自我理解"的转喻使用，我将她的工作与我所描述的克兰曼病痛叙事的适当背景联系起来。我的主要论点是，这种对自我存在的关注是常规临床交流的一部分。在将临床交流作为叙事结构的仪式进行讨论时，我也会提出同样的论点。

关于综合人类学分类法的警告

在前面的讨论中，我选择了与我自己的观念相符的人类学理论家。我还阅读了其他人类学家的文章，他们的文章得到了广泛的认可，但从我的角度来看，他们的作品缺乏有效性。出于展示的目的，我介绍他们的工作来说明为什么我认为他们的工作并不实用，或者甚至是无用的。

罗伯特·哈恩（Robert Hahn）在他的著作《疾病与治疗：人类学视角》（*Sickness and Healing: An Anthnpological Perspecfive*）中声称拓宽了人类学的视角。他说，"一般说来，'疾病'的本质是人或自我——一个人的思想、身体、灵魂或与世界的联系——的一种不受欢迎的状况"。（Hahn, 1995：5）他接着说：

> 在西方，人们并不普遍认为关于"人"和"自我"概念会且应该在不同文化环境之间存在很大差异。事实上，将个体加权的人与宇宙中的其他社会部分分开是一个典型的西方观念（Dumont, 1965；Lutz, 1985）；在许多非西方社会中，人被视为在本质上与其他生物（包括人类和非人类）有着千丝万缕的联系。自主和独立在很大程度上也是西方关于与他人建立理想联系的价值观。
>
> （Hahn, 1995：5）

这句话呼应了格尔茨更为著名的言论：

> 就我所见，相对于岩石、动物、暴雨或神，至少关于人类个体是什么的概念是有共识的。然而与此同时，正如这些信手拈来的例子所表明的那样，所涉及的实际概念因不同群体而异，甚至还相差甚远。西方的概念认为，人是一个有限的、独特的、或多或少整合了动机和认知宇宙，是意识、情感、判断和行动的动态的中心，组织成一个独特的整体，并与其他这样的整体及其社会和自然背景形成鲜明对比。而且，无论在我们看来多么不可救药，这种概念在世界文化的背景下都是一个相当奇特的想法。
>
> （Geertz, 1984：126）

多年来，我为哈恩和格尔茨的观点苦苦挣扎，最终摒弃了他们。我之前对叙事性自我的讨论提供了一个与他们的陈述形成鲜明对比的表述。到目前为止，我使用了个人和自我这两个词，而避免使用人这个词。那么问题来了："人与自我之间的人类学关系是什么？"回顾哈恩对疾病的定义，他将人与自我混为一谈，并将其属性列为思想、身体、灵魂或与世界的联系（1995：5）。我认为这些是导致错误二分法被混淆的术语，对本研究也没有帮助。在本研究的背景下，人是一种文化建构，是一种文化行为者，对社会的外部期望做出反应。自我是个体的认知成分，如托马塞洛所指出的一样，他可以选择将其感知到的东西融入文化环境中，也可以选择放弃它，在这个层面上自我是独一无二的。

我将自我与人区分开来并将自我作为这项研究对象的简单表述，避免了关于治疗对象的哲学和学术辩论。这甚至让我感到惊讶，因为我之前已经将"治愈疾病"与"治愈人"区分开来。现在我相信人作为一种文化建构在不同文化中并不相同；然而，自我是普遍相通的。我认为持久和转化的自我是治愈的对象，而自我是定义身体文化内疗愈关系的人类学实体。我将病痛叙事定义为扮演社会角色的人讲述的故事。我定义疗愈关系为两个自我之间的共享经验。尽管其他人可能会批评我的命名法过于简单化，但我将其用作对人类学中被混为一谈的，且对本研究项目的帮助不大的文献的纠正，因为那些文献将这些术语的范畴过度扩大了。

如果我将这些争议放在上下文中，我会说格尔茨和哈恩已经"低认知"了自我，因为利维（Levy）将某些文化中的某些情绪描述为低认知（Levy，1984：219）。仅因为它们难以观察或可能无法被文化成员表达并不等同于不存在。我在这里提到这一点是为了提醒读者注意这些混淆的术语。当我展示数据、结果和分析时，我将强调个体自我、病痛和疾病这三个词，因为它们有助于进行更简洁的论证。舍佩尔 - 休斯（Scheper-Hughes）和洛克（Lock）使用了"个体自我"这个更接近于本研究的理论基础术语（1987：1）。

阿瑟·克兰曼和谢里尔·马丁利都拥有与叙事和文化直接相关的人类学著作；他们都将人和自我混为一谈，有时还互换使用。然而，他们都承认临床交流是一种疗愈仪式。在本研究中我讨论了疗愈仪式和疗愈关系。我试图显示疗愈仪式可以促进疗愈关系的发展。为了论证得更加清晰，我将把参加仪式的人定义为一个人，并将一个参与疗愈关系的人定义为一个自我，即一个将他人纳入自我叙事的自我。澄清这些模糊的概念对于整理所有关于治疗主题的相互矛盾的文献至关重要。

指导有组织的数据呈现

休斯和洛克在他们具有里程碑意义的论文（Scheper-Hughes 和 Lock， 1987）中描述了自我与社会之间的关系。我认为人类学研究应该使用自我、文化身体和政治身体的"三角测量"证明了研究项目的有效性。出于这个原因，我使用"三体"这种格式呈现人种学数据。除了提供有效性之外，"三体"启发式对于理解自我与社会的关系也是至关重要的。根据托马塞洛的文章，我相信没有自我就没有文化。同样，没有文化，人的自我也无法生存。

注释

[1] PACS：PACS 系统在笔者提供的民族志数据中占有重要地位。本质上，有两个具有不同功能的计算机系统。CT 扫描是由计算机从多个线性数据点生成的二维图像。第二个计算机系统是 PACS 系统，它允许我们在分布在不同时间和空间上的网络查看图像。

参考文献

Bourdieu, Pierre. 1977. *Outline of a Theory of Practice.* Cambridge: Cambridge University Press.

Bruner, Jerome. 2002. *Making Stories: Law, Literature, and Life.* New York: Farrar, Straus and Giroux.

Coude, Gino, et al. 2016. Mirror Neurons of Ventral Premotor Cortex Are Modulated by Social Cues Provided by Others' Gaze. *Journal of Neuroscience* 36(11).

Csordas, Thomas. 1994. *The Sacred Self: A Cultural Phenomenology of Charismatic Healing.* Berkeley: University of California Press.

D'Andrade, Roy. 1995. *The Development of Cognitive Anthropology.* New York: Cambridge University Press.

Dumont, Louis. 1965. The Modern Conception of the Individual: Notes on Its Genesis. *Contributions to Indian Sociology* 8:13–61.

Fessler, Daniel. 1999. Toward an Understanding of the Universality of Second Order Emotions. *In Biocultural Approaches to the Emotions.* A. L. Hinton, ed. Cambridge: Cambridge University Press.

Frank, Jerome D., and Julia B. Frank. 1991. *Persuasion & Healing: A Comparative Study of Psychotherapy.* Baltimore: Johns Hopkins University Press.

Geertz, Clifford. 1973. *The Interpretation of Cultures.* New York: Basic Books.

———. 1984. On the Nature of Anthropological Understanding. *In Culture Theory:*

Essays on Mind, Self, and Emotion. R. Shweder and R. Levine, eds. Cambridge: Cambridge University Press.

Hahn, Robert A. 1995. *Sickness and Healing.* New Haven, CT: Yale University Press.

Hinton, Alexander Laban. 1999. Introduction: Developing a biocultural approach to the emotions. *In Biocultural Approaches to the Emotions.* A. L. Hinton, ed. Cambridge: Cambridge University Press.

Kleinman, Arthur. 1988a. *The Illness Narratives – Suffering, Healing, and the Human Condition.* New York: Basic Books.

———. 1988b. *Rethinking Psychiatry: From Cultural Category to Personal Experience.* New York: Free Press.

Kuriyama, Shigehisa. 1999. *The Expressiveness of the Body: and the Divergence of Greek and Chinese Medicine.* Brooklyn: Zone Books.

Labov, William. 2010. Narratives of Personal Experience. *In Cambridge Encyclopedia of the Language Sciences.* P. Hogan, ed. Cambridge: Cambridge University Press.

Langford, Jean M. 2002. *Fluent Bodies: Ayurvedic Remedies for Postcolonial Imbalance.* Durham, NC: Duke University Press.

Levy, Robert I. 1984. Emotion, Knowing, and Culture. *In Culture Theory: Essays on Mind, Self, and Emotion.* R. A. Shweder and R. A. LeVine, eds. Pp. 88–119. Cambridge: Cambridge University Press.

Lewontin, Richard C. 1991. *Biology as Ideology: The Doctrine of DNA.* New York: HarperCollins.

Lock, Margaret. 1987. DSM-III as a Culture-Bound Construct: Commentary on Culture-Bound Syndromes and International Disease Classification. *Culture, Medicine, and Psychiatry* 11:35–42.

Lutz, Cathereine. 1985. Ethnopsychology Compared to What? Explaining Behavior and Consciousness Among the Ifaluk. *In Person, Self, and Experience.* G. M. White and J. Kirkpatrick, eds. Berkeley: University of California Press.

Mattingly, Cheryl. 1998. *Healing Dramas and Clinical Plots: The Narrative Structure of Experience.* Cambridge: Cambridge University Press.

———. 2000. Emergent Narratives. *In Narrative and the Cultural Construction of Illness and Healing.* C. Mattingly and L. C. Garro, eds. Pp. 181–211. Berkeley: University of California Press.

McNeal, Keith E. 1999. Affecting Experience: Toward a Biocultural Model of Human

Emotion. *In Biocultural Approaches to the Emotions.* A. L. Hinton, ed. Cambridge: Cambridge University Press.

Merleau-Ponty, Maurice. 1962. *Phenomenology of Perception.* London: Routledge and Kegan Paul.

Murphey, Keith M., and Jason Throop, eds. 2010. *Toward an Anthropology of the Will.* Stanford: Stanford University Press.

Quinn, Naomi. 1992. The Motivational Force of Self-Understanding: Evidence From Wives' Inner Conflicts. *In Human Motives and Cultural Models.* R. D. Andrade and C. Strauss, eds. Cambridge: Cambridge University Press.

Rapport, Frances, and Paul Wainwright. 2006. Introduction: The Nature of Self and How It Is Experienced Within and Beyond the Healthcare Setting. *In The Self in Health and Illness: Patients, Professionals and Narrative Identity.* F. Rapport and P. Wainwright, eds. Pp. 1–6. Oxford: Radcliffe.

Rivers, W.H.R. 2001 [1924]. *Medicine, Magic, and Religion.* London: Routledge Classics.

Saunders, Barry F. 2008. *CT Suite: The Work of Diagnosis in the Age of Noninvasive Cutting.* Durham, NC: Duke University Press.

Scheper-Hughes, N., and M. M. Lock. 1987. The Mindful Body: A Prolegomenon to Future Work in Medical Anthropology. *Medical Anthropology Quarterly* 1:6–41.

Tomasello, Michael. 1999. *The Cultural Origins of Human Cognition.* Cambridge, MA: Harvard University Press.

Wierzbicka, Anna. 1993. A Conceptual Basis for Cultural Psychology. *ETHOS* 21(2):205–231.

Worthman, Carol M. 1999. Emotions: You Can Feel the Difference. *In Biocultural Approaches to the Emotions.* A. L. Hinton, ed. Pp. 41–74. Cambridge: Cambridge University Press.

第二部分

诊断叙事

3 进入现场

医生站在那里，盯着工作台水槽旁的计算机屏幕，不停地切换着屏幕进行搜索，偶尔翻一下打印的电子医疗记录，思索着，默默地陷入沉思。患者静静地坐着，注视着医生的背影；谁知道患者在想什么？这是我工作的第一天，在这一天剩余的时间里我始终没有听到疾病叙事……我试图了解那些有关疾病叙事的人类学教科书到底在讲什么，但我觉得自己就像马林诺夫斯基·斯坦尼斯劳（Stanislaw Malinowski），带着我满腹的人类学知识站在海滩上，却对正在发生的事情一无所知。

第一印象

我在一个大学附属的泌尿科诊所开始了我的田野工作。这个诊所有三位泌尿科医生：斯坦（Stein）医生、杰弗里斯（Jeffries）医生和帕特尔（Patel）医生。这三位医生都接诊普通泌尿外科的患者，不过帕特尔医生也有整形重建经验，斯坦医生是癌症治疗专家，而杰弗里斯医生看诊的患者范围很广。斯坦医生是大学泌尿学系的系主任。他工作认真，发表了大量文章，对统计概念有深刻的理解，也被认为是这个地区最好的泌尿外科机器人手术医生。杰弗里斯医生担任泌尿科住院医师项目负责人。他性格开朗，秃顶，头发剪得很短，总是面带微笑。他负责所有正在泌尿外科培训的住院医师的带教工作。玛莎（Marsha）、卡门（Carmen）和芭芭拉（Barbara）三名医疗助理[1]与医生们一起工作。科室主管偶尔会来诊所待半天。系主任与住院医师项目负责人之间的关系就好比是部落首领与巫师之间的关系，而这里就像是部落首领与巫师开的门诊诊所。这个诊所名为枫木（Maplewood）诊所，位于枫木医院街对面。这个科室和教学项目在很多方面就像一个部落。从门诊现场和互动中，我对社会关系与文化进行了探索，仿佛这个诊所就是一个严格定义的实习场所——"村庄"。

我最初的观察是从医疗助理玛莎开始的，她正在把一位患者从候诊室叫出来，带回诊所的检查室。她称这个过程为"给患者安排诊室"。所有检查室的检查设备都是标准化的，在门对面的墙上，上半部是整面墙的窗户，下方是检查台。患者坐的椅子靠着检查台与工作台面之间的那堵墙，工作台面上有水槽和计算机。如有需要，可以拉开悬挂在半圆形天花板轨道上的窗帘遮挡检查台。这间诊所共有 9 个检查室，均分布在一条笔直的走廊两侧。

玛莎会和每位患者打招呼；她用自动袖带血压计帮助患者测量血压。然后转过身，在计算机上输入生命体征和医疗信息，在保持面对计算机、背对患者的同时进一步询问一些常规问题。这意味着她提出问题并在听到她身后患者的回答后，就直接将信息输入到计算机程序中。而在"给患者安排诊室"这部分行为中，极少有眼神交流。玛莎问："药物有什么变化吗？有什么过敏反应吗？今天为什么来这里？感觉还好吗？"她没有坐下来，而是站在检查室的工作台面前，敲打工作台面上的计算机键盘，将每个问题的回答输入电子医疗记录中。有时，在引出主诉的同时，她开始口头进行美国泌尿学协会症状评分（AUASS）[2]。如果是一位新患者，她还是以同样的方式收集既往史、家族史和社会史信息，总是使用三重或四重的问题，有时是两重或三重问题。"父母的兄弟姐妹有糖尿病、高血压或癌症吗？"我看了数百次门诊，他们都是以这种方式开始的。我最初以为我观察到的是一种更严谨的结构化访谈，就像埃利奥特·米斯勒（Elliot Mischler，1986：54-59）描述的那样。这次观察给我留下了非常深刻的第一印象。然而，在这种情况下，这种看诊方式甚至更加明显——唯一允许的回答是那些符合电子医疗记录系统结构的回答。

患者似乎并未觉得这个过程是意外或不正常的。事实上，接下来的例子说明了一种极端的情况。这位患者是第一次来到这间诊所，是个年轻的非裔美国人，看起来二十多岁的样子。如前所述，患者进入房间后走到检查桌旁边的椅子前坐下来。这位特殊的患者左手拿着一部 iPhone，右手拿着另一部智能手机。在玛莎的整个问诊过程中，患者一直在上网、查看短信、用 iPhone 回复短信，而玛莎则在提问并将资料输入计算机。玛莎和患者都盯着数字设备看，但这次两个人的目光都没在对方身上。这个例子与我后来的发现形成鲜明的对比，但当时我满心疑惑，因为这绝对不是疾病叙事。患者实际上是在一心多用，一边回答病史相关的问题，一边用手机上网。患者主诉是尿频，有多年病史，患者说他曾在本尼迪克特（Benedict）医院做过神经刺激器植入（InterStim）[3]手术。他将其描述为在他的后背上扎针。我认为，他想表达的是曾做过评估，但实际上没做过这个手术。玛莎则向他反复确认他做过手术，并输入计算机，好像患者确实做过手术一样。

疾病叙事在哪里？

从这次工作一开始，我就意识到这种互动模式与我预想的不一样。为什么这么多人类学家将治愈与叙事联系在一起？我所期待的疾病叙事在哪里？当时，我对这个医疗团队种族中心主义的判断感到不安，他们在处理患者的故事时只写下一种疾病，而非病痛的故事，这与那些主张系统地对患者去人性化的人类学经典著作相呼应。随着我观察和了解到更多情况，我才意识到我最初的想法是多么不准确。至少，这是我开始民族志研究的一个非常好的出发点——真正感到困惑。这时，我撇开脑海中先入为主的观念，只是简单地观察，试图了解在泌尿科诊所的一次看诊期间发生着什么。

我发现医疗助理"给患者安排诊室"的过程与医生和患者之间的互动过程相似。与玛莎一样，杰弗里斯医生也传递着积极乐观的情绪。然而，这同样并未引发疾病叙事。有一次，在进入检查室后，杰弗里斯医生几乎立即开始提出一系列尖锐的问题，这些问题实际上是口头形式的美国泌尿学协会症状评分。他最后问道："这个问题严重到让你想吃药吗？"患者和患者的妻子都坐在那里，停顿了一下，患者表示他愿意尝试一下药物治疗。杰弗里斯医生说："你的癌症目前状况良好，所以我们现在要关注你的生活质量问题。"接下来的访谈则是标准医疗访谈的一部分，称为系统回顾。杰弗里斯医生转过身，背对着患者和他的妻子，直接问出计算机屏幕上的问题，并在患者回答后将答案输入计算机。因为电子医疗记录是按照基础数据库格式设计的，因此答案要么是单选按钮格式的"是／否"，要么是一系列预先格式化的回答，需要单击计算机鼠标在选项中进行点选。在这次互动过程中，患者和他的妻子都在观察杰弗里斯医生的后脑勺。同样，类似于我之前关于米什勒（Mischler）对医学访谈的分析所评论的，这个过程似乎是计算机在问问题，而不是医生。在这些例子中，结构严密的访谈只是电子医疗记录软件程序的反映，疾病叙事的缺失是显然的。我对这个软件非常熟悉，我知道数据库里没有可以选择情绪的单选按钮，并且因为熟悉数据库，我知道在计算机输出中厘清"因果"关系是不可能的。稍后，我会在杰弗里斯医生对这些不足之处发表意见时举例进一步说明我的观点。

接下来的例子是一个类似的过程，但情况更复杂。这位患者是中国人，在家属的陪同下来到诊所，而这位家属则负责翻译。直到最后，我们也没弄清这位患者与他的翻译之间的确切关系。玛莎带他们进入检查室，然后请患者去卫生间立即进行尿液分析[4]。因为这是位新患者，所以她准备收集完整的病史信息，但患者既不知道自己服用的药物名称，也不知道购药的药店，这时玛莎只好转过身来面对患者，试图获得更多的信息。但这位患者只能说几个英语单词，大部分的交流是由翻译负责传达。

玛莎问："为什么来这儿？"

"我不知道。"

她看了看电子病历，问道："你有头痛或头晕的症状吗？"

"是的，"

玛莎说："这是神经系统的问题，不是泌尿系统的问题。"这时，玛莎有些疑惑，因为她不清楚这位患者的保健医生让他来这里就诊的原因。由于没有得到任何有价值的信息，她离开了检查室，开始查看自己桌上的计算机，自言自语道"肯定是PSA[5]升高或排尿问题。"同时，她拨通了那位保健医生的电话，并浏览了电子医疗记录。

在玛莎回到检查室后，这位患者的陪同家属说："你刚才是问他有没有做过，还是他们说他做过？"这位翻译指的是CT扫描。

玛莎说："他一定是PSA升高了，他们在检查他的前列腺水平。"

陪同家属问："那他是不是感染了？"

玛莎回答说："你们好像做过超声波检查，但我没看到PSA结果。不过根据他前列腺的大小，PSA可能升高了。"玛莎继续输入电子医疗记录，然后问道："他排尿有问题吗？[6]如排尿开始、停止、夜尿或类似这些方面的问题？"

随后是一场持续了几分钟的对话，全部是中文。对话结束后，陪同家属转向玛莎说："没有。"在对话中途，陪同家属问："前列腺是什么？"

玛莎回答说："那是只有男人才有的器官。"玛莎接着了解他的既往史、家族史、吸烟情况等。结束后，她告诉患者和翻译，帕特尔医生很快就会过来。在检查室里，帕特尔医生更加端庄，体现了医疗实践中典型的层级制度。

帕特尔医生走进检查室，问患者："什么问题？"

陪同家属回答说："我们也不清楚。他做了超声波检查，但我们不知道结果。"

帕特尔医生大概花了不到一分钟的时间查看了计算机上的记录，确定他们都不知道这个患者为什么会来这里。他试图找到转诊医生，然后离开了房间，对玛莎说："他不知道自己为什么会来这里。我想知道是不是PSA升高了？肯定是PSA问题。"

玛莎回答说："这个患者在外部有 13 页电子健康记录。"

这时，帕特尔医生回到检查室，再次查看电子医疗记录，他看完了整整 13 页的内容，其中包括 CT 扫描和超声检查。在帕特尔医生盯着计算机屏幕时（背对着患者和翻译），检查室里鸦雀无声。直到他终于打破沉默，说："他是因为镜下血尿和前列腺肥大才来这里的。"

陪同家属重复了一遍"镜下血尿"这个词，说道："我想知道它是什么意思。"

帕特尔医生回答说："我找到问题所在了。他需要检查一下。就像用望远镜检查膀胱一样。要检查是不是存在癌细胞。"然后他转向计算机，没有再进行更多的解释、提问或检查，开始用他的两个食指在计算机上打字。他打字的方式就像是小鸡啄食一样。在这段与计算机对抗的漫长时间中，他用 iPhone 接了一通电话，但即使在接电话的时候，他也仍在继续打字。当他终于打完所有字后，他把患者叫到外面的走廊。帕特尔医生向玛莎解释了患者来这里的原因，并说："玛莎，帮他预约 6 月 1 日上午 11：30 的膀胱镜检查。"

陪同家属问是否可以在周一而不是周三进行手术，她被告知："不行，日程安排不开。"随后，玛莎非常细心地叮嘱他们必须回到保健医生那里，拿到有授权号[7]和操作编码[8]的转诊单，下次来诊所的时候带给她。"如果你们没有转诊编码，整个操作将被取消并需要重新安排。所以你们需要预留足够的时间来完成这些手续。"

在这次门诊后，我问玛莎对这次经历的看法。她说："很辛苦啊，通过翻译获取患者个人信息真的很难。我打电话到那位保健医生所在的诊所，他告诉我那里只有他一个人工作，他没有时间帮我找超声检查或提供有关转诊的信息。也因为这样，我们降低了诊疗的速度。"

卡门（通常与杰弗里斯医生搭档的医疗助理）打断她说："一个患者竟然不知道自己为什么要来医生这里，我简直惊呆了。医疗系统中的转诊流程应该注意提供信息。"卡门在其他场合多次表达过同样的看法。"这很让人沮丧。他（患者）一点英语也不会说，我只能在网上找他的实验室检查和肾脏超声检查结果——天知道在哪里？我们称自己是夏洛克·福尔摩斯（Sherlock Holmes）；我们一直在调查他们来这里的原因。我试过打电话给保健医生，但我只收到一条短信和一段电话录音。没有转诊单，没有操作编码。转诊被取消了，他就冲我大发脾气。杰弗里斯医生已经吼过我了。"

从这次看诊中，我发现在门诊过程中"叙事"本质上是碎片化的和矛盾的。卡门将她们比作夏洛克·福尔摩斯，也最能说明在诊所里遇到的各种莫名其妙的情况。当然，阿瑟·柯南·道尔（Arthur Conan Doyle）所写的每一集《夏洛克·福尔摩斯》都以一个情节紧凑的叙述结尾，简洁地解释了所有不协调的信息。与其说是福尔摩斯，不如说需要一位人类学家在旁参与观察，才能解释那天到底发生了什么。目前来说，我对此仍然存在困惑。

虽然很困惑，但我也得到了重要的信息。疾病叙事并非门诊问诊的一部分。毫无疑问，疾病叙事是客观存在的，只是不会出现在门诊问诊的社会空间里。尽管我在本书附录 A 中提供了一些可以称为疾病叙事的内容，但我相信，访谈患者和参与观察在方法学上的区别造成了差异的存在。我记得，在一次外科门诊期间，我无法回忆起自己读过的民族志资料，由此意识到我的困惑已经延伸至临床就诊行为的民族志记录。我猜想，患者会在走出医生的办公室后讲述疾病叙事，比如有人问："今天在医生办公室感觉怎么样？"

就本人体会，我在教堂或聚会等社交场合听过很多疾病叙事——人们喜欢讲述他们生病的故事，无论好坏。这与声称医疗系统需要改革的阿瑟·克兰曼观点相悖，"确保患者的疾病体验合法化，即认可这种经历、以共情的态度审视这种经历，是慢性病患者照护的主要任务"（Arthur Kleinman，1988：18）。克兰曼的观点与其他学者关于"疗愈"是"见证他人的痛苦"（Egnew，2005）的观点产生了共鸣。随着研究的进行，我发现了一种完全不同的见证痛苦的方式，这使我与克兰曼之间的分歧成为了一个过程，而不是概念。我实际上也同意克兰曼的观点，但我在困惑中发现，见证疾病叙事并不是门诊的常态。这一发现使我的研究具有重要的意义，因为它描述的这种很少报道的现象形成了普遍认可的社会治疗实践。

从这些初步观察和随后的所有门诊中，我得出结论，在面临新的问题时，疾病叙事并不构成门诊谈话的重要部分，这与我在整个医学和人类学研究过程中一直秉持的观念相矛盾。我无法确定叙述者的身份，也无法弄清故事的内容，虽然我观察的是一种结构严密的文化表现，但我不知道参与者的行为目的。那时我才明白，此前的人类学研究在"治疗"或"叙事治疗"的解读上存在差异。在与人类学事业和理论保持一致的前提下，我需要以一种不同于其他人的方式将我的资料进行概念化。

注释

[1] 医疗助理是经过培训的个人，要求其持有在医疗环境中执行患者护理和日常文书工作等任务的证书。

［2］美国泌尿学协会症状评分（AUASS）是一个经过验证的标准化心理测验，用于测验患者是否存在尿路梗阻。

［3］InterStim 是美敦力公司制造的一种医疗设备，该设备可调节对膀胱的神经刺激，通常用于控制膀胱过度活动症（这是一种有时会导致漏尿的疾病）。

［4］尿液分析是指将塑料棒浸入尿液中，观察浸有不同试剂的塑料片的变色情况，每个塑料片检测一种尿液属性，如葡萄糖（糖）、pH 值（酸碱度）、比重（尿液中溶解盐和蛋白质的含量）等。

［5］前列腺特异性抗原（PSA）是一种筛查前列腺癌或监测前列腺癌管理的特定蛋白质血液检查。

［6］排尿是指排空膀胱。

［7］授权号表示获得健康保险公司的预授权。通过授权号，保险公司可以在授权其付款之前审查临床病例。

［8］通用程序术语（CPT）编码是医疗程序的标准化术语。需要通过 CPT 编码，才能授权其对所提供的医疗服务进行计费。CPT 编码是获取转诊编码的必要部分。

参考文献

Egnew, Thomas R. 2005. The Meaning of Healing: Transcending Suffering. *Annals of Family Medicine* 3(3):255–263.

Kleinman, Arthur. 1988. *The Illness Narratives – Suffering, Healing, and the Human Condition.* New York: Basic Books.

Mischler, Elliot G. 1986. *Research Interviewing: Context and Narrative.* Cambridge, MA: Harvard University Press.

谁在叙事，他们在讲述什么故事？

我熟悉叙事模式（D'Andrade，1995；Tomasello，1999）。我认为计算机程序的数据库结构以及美国泌尿外科协会症状评分（AUASS）都是"模板"——一种模式——对叙事进行结构化。不断地观察患者的行为可以对整体的叙事提供帮助，而后续的观察与我第一天实地考察的体验是一致的。接下来的问题和观察目标是定位、确定在哪儿叙事以及谁是叙事者。我认为这个过程非常重要。如下述的小插曲所示：

> 杰弗里斯医生告诉患者："我无法获得您的磁共振成像（MRI）报告，不能确定（肾）结石是否还在。如果结石还在的话，我把支架 1 取出来是没有用的。所以这些信息很重要。"杰弗里斯医生离开检查室，问卡门："他们应该发送报告，不是吗？"
>
> "是的。"
>
> 杰弗里斯医生说："如果我们需要再打电话，我会打电话给瑞金医院（Regent's Hospital）。如果我打电话，我会让人跳起来。"
>
> 卡门走进检查室，出来后说："我拿到了电话号码。"
>
> 杰弗里斯医生重复说："我没有 CT 片，我们今天需要得到这些结果之后才能取出他的支架。"

我对追踪 CT 或 MRI 结果的整个过程进行计时，对于卡门、杰弗里斯医生和患者来说都已花了一个多小时的时间。用卡门的话来说，这种夏洛克·福尔摩斯式的调查令人沮丧。我把这种确定医生需要什么数据以及如何获得这些数据的平衡称为"收集叙事元素"（collecting the narrative elements）。叙事元素是指体现叙事模式框架上的细节。在这一点上，我可以不弄清这个故事是关于什么的，但我认识到了这个过程对所有参与者体验的重要性。我开始意识到叙事模式要求医生成为诊断（违反直觉）的叙事者，与患者是疾痛叙事者的假设是相辅相成的。这也成为了贯穿全部研究的主题。

更多叙事模式案例——整合诊断叙事

在这一点上，我仍在观察，以找到叙事。以下示例确认了诊断是一种叙事模式。医生的角色之一——与办公室工作人员一起——是为了收集叙事元素。

当医生们一起工作时，这个过程变得易于观察，因为他们必须互相口头确认诊断叙事的认知成分。这些医生们共同的社会实践，让我能够观察到的全过程。我们注意到后续的医患互动和填写叙事模式的记录，超过了体验患者的实际经历，这再次说明尽管部分数据来源于患者，但疾病叙事并未成为诊断叙事的组成部分。

斯坦医生对威廉姆森（Williamson）[2] 医生给出了具体指示，以确保他在去查看患者之前阅读过自填病史和体检问卷。进入房间时，威廉姆森医生只问了一个开放式问题："你能和我说说有关……的事吗？"

英语是患者的第二语言，其表达能力有限。他说："我排尿不畅——没劲儿。我担心可能有什么问题。"在后来的问诊中，患者问道："是肾结石进入我的前列腺导致的问题吗？"

威廉姆森医生点点头，偶尔会说"是的"，不经意间对患者的担忧做出了"是"的回应。没有过渡，威廉姆森医生直接进入标准化的问题，"你有这些症状多久了？你什么时候发现有结石？小便时有烧灼感吗？你会在半夜醒来撒尿吗？"患者对英语不是很好而表示歉意。威廉姆森医生说，"你在这里（自填表格）漏掉了几道题。"随后，威廉姆森医生把凳子滑到离患者更近一些，给患者指出表格上的空白处。

患者说："我不明白这个问题。"

威廉姆森医生重新表述了一些问题（通过 AUASS），在与患者交谈但无法确定患者的答案后，他说："我们只回答了不到五分之一。"

此时，患者说，"我可以憋尿，但这样做会很痛苦。"这时，我注意到威廉姆森医生在 AUASS 上相应项目打了最低评分[3]。

威廉姆森医生走出检查室，将病历递给斯坦医生，斯坦医生询问 PSA 的结果。威廉姆森医生回复说："患者说他的医生检查过了，没有问题。"

斯坦医生靠过来插话道："你查过这里吗？"他指向计算机。

威廉姆森医生继续向斯坦医生汇报病历，"前列腺重 30g，内侧沟良好[4]。患者 AUASS 得分是 6 分，但他并不满意。"

斯坦医生说："你给他所有（描述症状）的形容词了？"

"是的，我这样做了。"

斯坦医生说，"高兴，不高兴"，然后继续列出五六个可能的形容词[5]。

威廉姆森医生说："他不高兴。"

斯坦医生说，"上谷歌（Google）查查 AUASS，你可以在两秒钟内得到它——嗯，我老了，你还年轻。"斯坦医生当时似乎想要把一个全面、准确、完整的美国泌尿学会症状评分记录放在病历中。但他关于"高兴"的问题纯属讽刺，因为这类问题不会出现在 AUASS 上。

这个小插曲跟与之前的语言障碍小插曲相似，患者不是必要的叙事元素的来源。医生要填写病史模板，即使他们不得不添加选项或者猜测答案。在这一点上的调查很重要，我开始意识到叙事元素的来源有多零散！我也认识到了收集这些数据的重要性。

医生非常依赖收集数据的团队成员。在本章展示的场景中，我试图去说明各种各样的数据，说明数据是叙事元素。医生需要辅助人员帮助实现其功能，而且开始和结束数据收集也是通过计算机输入和提取实现的。以这种方式，与各种各样、来源广泛的输入数据形式一样，计算机网络成为叙事元素的储存者。这构成了一个类似于埃德温·哈钦斯（Edwin Hutchins，美国学者，认知科学中分布式认知研究纲领的主要提出者和推动者 - 译者注）描述的分布式认知网络（1995）。医生和工程师一样，依靠数据来完成他们的工作。目前的实践需要一个完整的数据集，需要获取、存储、解释和重新归档，等待医生制定并讲出"诊断叙事"。我举几个例子来说明这一点。

有一天，我走进诊所后立即发现，卡门和杰弗里斯医生在获取临床数据时出现了麻烦：计算机系统崩溃了。杰弗里斯医生问卡门，"我们有没有问过他们是否可以打印和传真？因为在我得到它们之前我们什么都做不了。"办公室的管理员同时也向城里的行政管理人员讲述，认为目前无法获取信息会扰乱整个诊所的日程安排，并可能会引起患者的不满。

卡门打电话给 IT（信息技术）服务台，并说："我老板正在与一个在城里的管理人员谈话，需要他们把材料打印出来并传真给我们。"说完这些，她才得知城里的计算机市中心系统无法在枫木诊所提供电子记录。在类似的情况下，我记录了卡门做这类工作的时间，有时她需要一个多小时才能得到一份具体的报告或一份临床数据。

"如果得不到它们，我不能做任何事情"，这是一个客观的表述。杰弗里斯医生此刻所说的是，他如果不能获得通常存储在计算机中的数据，将使他无法展现其作为医生角色的基本功能。那么，他认为他应该做什么？从人类学的角度来看，我已经标记了数据库元素和计算机化的"叙事元素"图像。医疗团队努力做的是获得"基本叙事元素"或"叙事成分"，就像拉波夫所描述的——具有评价关系的"事件 A"和"事件 B"用以支持经验的因果关系。杰弗里斯医生将这些叙事元素与叙事模式结合起来，以便能够制定和讲述一种叙事——诊断叙事。诊断叙事不是我期望找到的，但这些事件将我导向这样的民族志假设，即我至少找到了一种"叙事"方法，尽管这个概念此前从未以这种方式被描述出来。"叙事医学"一直是从患者的角度来描述的。通常，强调生物医学标签被描述为患者无法识别的某些外来事物，社会科学家将其描述为一种压迫的形式（Foucault，1973，1994；Frank，1995）或"反叙事言论"（Mattingly，1998）。我发现这些描述并不正确。如果有的话，诊断叙事是一种互补的叙事行为——简单说来，它只是发生在不同的社会空间中。

从一个门诊患者就诊中发现了一种叙事，我以此定位进一步组织我对医疗助理、医生和患者其他行为的观察。我相信这样做具有民族志的适应性，因为在这个过程中我花费了大量的时间和精力——这也是临床团队最重要的一项任务。医生和医疗助理在诊室外做的所有工作，患者是看不到的。这些几乎总是在迎接患者就诊之前就完成了。我开始期待找到疾病叙事，但慢慢意识到我正在观察诊断叙事，这是一个意义深远的认识。我还不知道它的重要性或为什么它如此重要，但我知道这是医生的工作。与患者的互动尚待更详尽的描述。

当我继续观察时，我特别注意了计算机中存储了哪些类型的数据以及医生如何使用这些数据。下面来说明一下这方面问题：

　　杰弗里斯医生当天的最后一位患者患有肾结石，他告诉我患者拒绝进行任何类型的代谢相关检查。当我们进入房间时，他强调这是她的决定。患者说："我不想吃药。"

　　杰弗里斯医生接着给出了一长串的预防措施，例如大量喝水可保持尿液稀释，避免摄入某些食物等。患者耐心地听着，然后回答说："我已经在做所有这些事情了。结石的成分是什么？这就是我在这里的原因。"她多次重复了这句话。

　　杰弗里斯医生说："这通常需要 6～8 周，他们把结石送到得克萨斯州（检查），所以我现在无法回答这个问题。"患者离开时，医生对她说，"如果还需要我们帮忙，请联系我们。"杰弗里斯医生然后走到卡门面前说："我可以问一下结石分析结果在哪里吗？"

卡门说："我需要 10 分钟才能进入旧病历。"

杰弗里斯医生告诉她，"十分钟就够了。"然后，他小声嘟囔了一句。"她（患者）很生气，她等了那么久，而且她是被动攻击的。"

杰弗里斯医生与我观察到的所有医生一样，总是非常努力地满足患者的需求。在这个病例中，没有作出最后确诊，医患双方都不满意。到这个时候，我已经意识到每个医疗助理都负有重要的责任，并与其中一名医生建立了一对一的工作关系。而卡门医生就是杰弗里斯医生的亲密合作伙伴。

医疗助理不仅需要协助检索诊断叙事所需的数据，还需要协助生成此类数据。对于这项任务，他们经常与多个不同的管理和社会机构互动：

然后，玛莎开始了另外一项工作，预约第二天进行 CT 扫描的授权。这是与（患者的保险公司）进行的一项工作。她说，"我找帕特尔医生"，以便查找他的名字。接下来，她拿着电话等了很久，才被转接到其他人。她没有如愿获得号码授权，当她挂断电话时，对着电话自言自语地说："你都帮不了我。"然后她又打了一个电话。找了个机会与保险公司客户服务代表交谈，玛莎说："我一直被撂在一边。我从来没打过这个号码。帕特尔医生的 NPI 号码[6]是 5 845 669 328。"她习惯于询问其交谈人的姓名，并在速记簿上做笔记。在她面前的计算机屏幕上有一张（医疗保险）卡的扫描图像，显示的尺寸比实际尺寸要大，大约是 7"×11"（而不是 3 1/4×2 1/4）。她正在读其中的数字。这成为一个计划外事件，不仅谈论了 CT 扫描的预约授权，还谈论了骨扫描。有一次，她被搁置了很久，她直接挂断了。她解释这样做的理由是，因为下午太忙了。玛莎正在和对方说话，"我不想给他们回电话。我记下了她的名字。我只是想和你再次确认一下（授权号码是否有效）。我问的另一个人似乎帮不上什么忙。时间很紧张了。枫木医院不会让他们在没有预约授权的情况下做手术安排。这是前列腺癌筛查的活检。"对方要求提供所有类型的临床信息，玛莎说，"患者有 PSA 结果，然后进行活检，活检结果为癌症阳性，然而没有任何症状。"对方不断询问症状，玛莎一直说，"没有症状。"然后玛莎不得不提供更多关于 10 月 25 日进行的活检信息。玛莎与两三个不同的人沟通；她不停地在速记簿上写下他们的名字。等她终于拿到了授权号码，她说："我可以给你重复一下那个号码吗？我只是想知道你的名字。"然后她赶快打电话进行手术安排，并传达了预计授权号码，为第二天的手术做准备。挂断电话后，她注意到已经打了 35 分钟的电话，就是努力在获得这个预授权。玛莎表示这很平常。她最后说："他们的态度让我发疯，但我也不喜欢我自己'糟糕'的态度。"

我明白，我看到的是收集大量"数据"（叙事元素）的工作，这些数据主要用于我的现场文化实践。最终，我开始明白诊断本身就是一个因果序列，并且明确诊断是医生的工作。我对计算机在这项工作中的重要性更加认同。它们之所以重要，是因为在以令人信服的方式讲述"诊断故事"之前，必须先询问由因果序列和叙事模式组合而成的叙事元素。我意识到，能讲述诊断叙事的社会授权个体唯有医生，这是门诊诊疗的整体文化实践的重要发现之一。医疗助理是支持人员，向医生提供信息并执行医生的指令。如上所述，办公室成员的大多数时间和大部分努力都是在致力于这个过程。下一个摘录是关于电子健康记录软件的。

> 斯坦医生走到卡门面前说："我是直接给她派任务[7]，还是我可以告诉你？"
>
> 卡门问道："你想要做什么？"
>
> "我想要做一个胸部 CT 扫描。诊断报告上写着'肾脏肿块，排除转移'。我倾向于他在枫木医院做检查，这样我就可以自己看片子了。"
>
> "我会替他（患者）处理的。"这样，卡门关掉计算机软件，专注于完成她的工作去了。

尽管电子健康（医疗）记录包含运作所必需的数据和叙事元素，但它无法独立做出诊断——只有医生才能做到这一点。电子病历已成为提供照护不可或缺的一部分，以至于玛莎使用缩写的 EMR 作为动词。玛莎正在安置一位患者进入病房，她给了患者一个非常愉快的问候。她面带微笑，脸上是心情非常好的表情。她当时正在和斯坦医生一起工作，并转身问他，"斯坦医生，你是需要我布置手术室还是要我对二号病房的患者进行 EMR？"

收集诊断叙事元素需要团队合作

还有一次，正当杰弗里斯医生向卡门询问下一位患者的情况的时候，计算机出现了故障。卡门能够使用医学术语给出详细的病史，正确排序并总结患者现病史。

她已知晓患者用药的名称、剂量和频率，以及患者在医院急诊科放置 Foley 导管后的尿量等数据[8]。通过观察这次互动，我清楚地感觉到她比大多数住院医师的表现更好。最重要的是，杰弗里斯医生相信她所提供的这些信息，并且能够完成门诊诊疗。

这种详细程度并不是一种独特的体验。有一天，杰弗里斯医生说，"卡门，施密特（Schmidt）先生今天怎么样？"卡门再次提供了完整的病史。这种准确性和可靠性是卡门阅读每一次的会诊记录，并在把它们扫描电子化之前回顾病历的结果。有一次，卡门在吃午饭的时候查看邮箱，收到一封来自州立大学三页的会诊信件。卡门在归档之前完整仔细地进行了阅读。

上一节记录了收集一整套用于患者照护所需的数据的工作量，但这些观察让我意识到医疗助理参与这一过程承担的个人责任。他们不仅要知道提供患者照护所需的信息，还要了解其内容，能够在医生要求时提供。

> 有一次，杰弗里斯医生走出检查室问卡门："富马酸给药的剂量是多少？[9]"
>
> 卡门说，"4 毫克和 8 毫克，但她已经在服用 8 毫克了。"
>
> 还有一次，杰弗里斯医生开始问一个问题，但卡门在问到一半时打断了他，说："现在正在打印这些东西。"
>
> 杰弗里斯医生问道："卡门，我如何签署所有这些证明？我最后都做了两遍。"他指的是如何去除电子病历以便清除他的收件箱。
>
> 卡门说："交给我吧。您去看下一个患者吧。"她重复他的计算机工作，这样他就可以去看另一个患者。
>
> 还有一次，杰弗里斯医生问卡门，"这些（文件）是什么？"卡门回答说："我会弄清楚的。签个字就好了。"
>
> 再一次，她正在做烦琐的文书工作，这样他就可以做与他训练水平做相符的工作。
>
> 医疗助理们也是以一个团队来工作的，可以覆盖工作的方方面面，这样互动起来更加轻松，他们彼此经常询问："你需要什么吗？"
>
> 卡门对玛莎说，"我必须把它送去做细胞学检查。"玛莎说："好的。"
>
> 卡门回答说："你是最棒的。"
>
> 之后，卡门问巴布（Barb），"嗨！巴布，可以给我打印一张保险单吗？"
>
> 巴布回答说："在柜台上。"表明她已经预料到卡门的需求，并在她正式提出要求之前已经准备好了保险信息。
>
> 玛莎需要"解锁"其中一份电子病历，并向卡门寻求帮助。卡门说："我

会帮你做的，因为我喜欢你。"

玛莎回答说："你是最棒的。"

卡门接着说道，"当我遇到困难时，你总是帮助我。"忙碌了一天之后，巴布说："我们挺过来了。"

玛莎说："我们擅长我们的工作，就像一台运转良好的机器一样。"

事实上，办公室确实"像一台运转良好的机器。"这些人相互影响着。我用这些观察来支持我的印象，那就是医生实际上是一群以高度协调的方式朝着统一方向工作的人。这个一致的目标就是照护患者。来看看以下对获取诊断叙事信息而进行合作团队的描述。

这个小插曲展示了用于诊断叙事的其他类型"叙事成分"。卡门和杰弗里斯医生在进行前列腺活检、定位超声时彼此直接接触，以实现获得关键的诊断叙事成分——活检报告。

如果患者需要在门诊进行活检，卡门和杰弗里斯医生可以无声地完成整个活检程序。每个人都可以预料对方的行为，而且彼此完美、有效地协调了各种不同的程序。卡门和杰弗里斯医生安静地工作，甚至目光没有看向同一个方向，而是各自完成对方所需的工作。杰弗里斯医生会指着超声波屏幕，卡门会移动滚轮球，精确测量前列腺的大小。在穿刺活检过程中，组织样本被有效地收集和标记[10]。两人分别对患者进行着指导，没有任何多余的努力。看看下述行动：

卡门对杰弗里斯医生说："活检已经准备好了。"

"我马上到。"杰弗里斯医生正坐在计算机前记录着他当天倒数第二个患者。他坐在那里用食指打字。我注意到他通常使用医生病历站最左边的计算机，上面有高凳和台面。卡门过去给患者送去知情同意书[11]。

他继续打字。最后，杰弗里斯医生说："你准备好了吗，卡门？"不久之后，杰弗里斯医生从凳子上下来，两人一起走进了操作室。杰弗里斯医生告诉患者，"坐下来，我们方便操作机器。我们已经准备好操作了。"他花了很长时间为患者定位，"坐在边缘，然后躺下……向左侧翻身……往床边挪挪……把你的肩膀挪到这边，然后把你的肩膀向反方向转动一下。"这需要大量的口头指导并与患者一起进行。超声仪器在杰弗里斯医生的左边，然后，杰弗里斯医生坐在挨着超声仪的凳子上，患者在他的右边。卡门有一张操处台，上面盖着蓝色的布单。他们都戴着蓝色手套。她取下布单，露出6个装满液体的小瓶子。这儿还有一种触发式活检枪，针头长得令人难以置信，大约8～10

英寸。卡门站在杰弗里斯医生身后，杰弗里斯医生一半时间看着超声屏幕，一半时间看着患者。杰弗里斯医生提醒患者可能会有压力感，并告诉他要"呼气"。超声探头有一个入口，可以插入触发式活检针。探针是塑料的，包括把手的长度约为14英寸。杰弗里斯医生插进探针，患者用含糊不清的话语表达了一些不适，但没有说什么。杰弗里斯医生说："斯坦医生说他不喜欢这个。扫描不了。"

"为什么不能？"卡门大声问道。"我觉得不是问题。"

卡门和杰弗里斯医生以一种高度协调的方式默默地工作着。杰弗里斯医生有时会指着超声屏幕。卡门移动着滚球，并在不同的区域和不同的时间按下按钮。杰弗里斯医生说："在这里你可以看到精囊，那是前列腺组织，膀胱空虚，非常好。"然后他对患者说，"现在我要旋转探头了"，并说自己不喜欢这个（用手指了指位置）……"有点困难（插入注射器和／或装载的穿刺活检注射器）。"

当杰弗里斯医生在直肠内旋转超声探头时，患者脸上出现了痛苦的表情。

杰弗里斯医生说："这对我来说一点也不疼——你疼吗？"

当杰弗里斯医生指着屏幕时，卡门正在按下按钮。她说："顶到头了，对吧？"接下来是更多的非语言交流。

测量完（左右叶的尺寸），杰弗里斯医生说："要穿刺一下了。"然后将一个带有很长针头的注射器穿过鞘管并注入清澈的液体。患者不适地畏缩了一下。医生又做了两次，取出注射器，插入下一个仪器。它是一个带有空心针头的空心管，像枪一样翘起。当杰弗里斯医生按下按钮时，它发出一声巨响。当它被插入并扣动扳机时，我可以在超声仪器上看到针刺入前列腺，显示空心针芯穿过前列腺。在此过程中，杰弗里斯医生解释说他们要取其中12个部位的活检，每侧6个。在整个过程中，患者基本上是闭着眼睛的。

在取完活检之后，杰弗里斯医生问患者，"你有孩子吗？"

"一个儿子，我女儿是护士。还有几个（指取出活检数量）？"没有得到回应，他再次重复了这个完全相同的问题。

患者第二次询问后，杰弗里斯医生回答："疼吗？"患者问（第三次）："还有几个？"

"两个。尿液中有血，大便中有血是正常的。"杰弗里斯医生将注意力从患者身上转移到超声仪器上，"我们还一直没有打印尺寸？"

卡门回答说："是的。我在操作探头。"之后，杰弗里斯医生取下了探头。探头表面充满的血迹。

取完活检以后，杰弗里斯医生告诉卡门，需要将带有测量值的超声图像扫描到病历中。总的来说，这是一个令人印象深刻的团队合作示范。

三周后，患者和他的妻子回来取活检结果。在我们进入检查室之前，他们两个正在用外语交谈。妻子的英语比丈夫好很多。杰弗里斯医生一进房间，妻子立即问道："活检的结果怎么样？"

"有好消息，也有坏消息。我给你们带来报告复印件。"然后他浏览了一下结果，解释道，"有一些'癌前病变'"，接着说，"坏消息是有些细胞异常，需要重复前列腺活检才能确认。好消息是没有明确前列腺癌。"杰弗里斯医生向患者及其妻子解释了这一点后，问道："你们有什么打算？"

她没有问丈夫，就回答说"当然。我们想知道答案。我们想抓紧时间处理。"

杰弗里斯医生回答说："好的。"他们将安排在 10 月 5 日进行再次活检。杰弗里斯医生离开房间，在计算机上详细地记录笔记。

妻子的观点"我们要抓紧时间"将在后面的第 4 部分中讨论。这个小插曲再次说明了在收集叙事元素时医生和患者之间经历的二分法。这句话最好地说明了这一点，"这对我来说一点也不疼……你疼吗？"尽管我稍后会强调共享经验的重要性，但这种对经验的二分法是批评医生对患者的麻木不仁或漠不关心问题的来源。尽管存在这种看似不同的经验，但"及早发现"的需求会成为继续探究的动力，直到患者的经验与医生的经验相互融合。

临床时间和叙事时间

通过收集过去的叙事元素或成分、获取未来的叙事元素以及整合与诊断叙事模式相关的存储数据，将时间压缩到临床诊疗活动中，这就是对医疗场所工作的描述。时间元素是叙事的基础——它说明第一个事件与第二个事件之间的联系。为了让医生创建诊断叙事，他必须填补诊断叙事模式中的空白。即使需要多次就诊，但在获得所有诊断要素之前，最终的诊断叙事永远不会完成。我就是这样看待本章所描述的社会实践的。随着我的研究进展，我意识到整合诊断叙事只是更大的治疗仪式体验中的一部分，就像我之前提到的那样。然而，这是比较重要的活动之一。随着研究继续，我已经发现了诊断叙事的另一个至关重要的组成部分。计算机中储存的不仅仅是文字或故事，这些我们将在下一章讨论。

作为诊断叙事收集叙事元素部分的小结，我会再用一个小插曲，证明在完成一次临床诊疗活动的情况下，同时使用多台计算机以及通过多个访问点将多个计

算机系统分类是非常复杂的。我也仍然会试图描述西方生物医学背景下，医生是
如何作诊断的。

　　　　斯坦医生从检查室出来，坐在讲台的高脚凳上开始做记录。他实际上使
用了3台独立的计算机（图4.1、图4.2），同时查看着纸质报告。在左边的
计算机上，他正在一个软件程序中查找实验室结果。在右边的计算机上，他
正在记录与大学相关的电子健康记录。同时，他也整合了来自纸质报告的数
据。在中间的台式计算机上，他用来登录枫木系统查看诊断图像。其间，他
还会定期在笔记本计算机上查看电子邮件。斯坦医生在与他人共用的电子健
康记录中创建了他的文档。我确实注意到他是第一个使用全部十个手指打字
的医生（其他人会使用不同方法，如敲打和啄食方式）。有趣的是，他会打
开相同的模板，但只是对特定部分进行填写，然后再去预览会诊材料，并在
会诊信中进行大量编辑，而不是直接输入电子健康记录里数据库格式的数据。
他正在一丝不苟地写一份叙事结构的文件，而不是计算机生成的混合物。他
问玛莎，"你能帮我打一个电话吗？"

　　　　玛莎在纸巾上潦草地写下电话号码，然后说："我需要患者信息才行。"
斯坦医生给了她一张账单，上面印有患者的人口学信息，然后玛莎打电话来
获取阴囊超声检查的结果。她后来向斯坦医生报告，"莫斯（Moss）医生自
己做的超声检查，目前还没有报告，但有一些实验室检查结果。"

　　斯坦医生在电子健康记录中完成了他的会诊后，将文件放进有开口的四方形
福米卡盒子（Formica box）中——它是用于处理需保护的健康信息的。我在4个
不同的办公室见过它们，清空它们时需要采用标准化的纸张粉碎程序。这个办公
室里的纸是有生命周期的。每当收到文件时，它们都会被扫描到电子病历中。当
医疗助理为患者就诊做准备时，他们会打印以前纸质记录的相关扫描图像，以便
于医生使用。如前所述，当医生将他认为相关的任何内容纳入并完成记录时，纸
质文件就会被粉碎。

　　在这个小插曲中，我们可以看到这项研究的一个重要发现。在收集数据的过
程中，斯坦医生让他的一台计算机向枫木服务器开放，在那里他可以直接查看CT
扫描，而不是依赖放射科医生打印的CT扫描报告。在下一章中，我将强调这类
数据与所有其他类型数据相比的重要性。

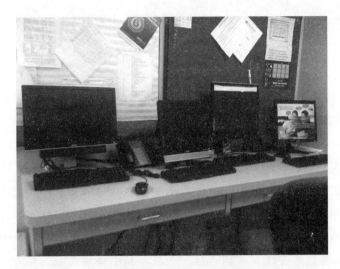

图 4.1 医生工作台的计算机屏幕

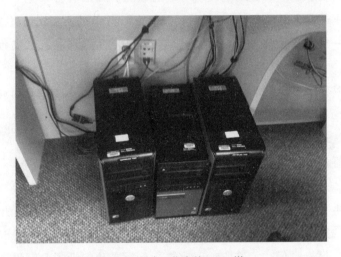

图 4.2 医生工作台的 CPU 塔

注释

[1] 支架是一种金属丝网，可以保持管状解剖结构的开放。

[2] 威廉姆森医生是一名住院医师，仍处于培训的早期阶段。

[3] 最小的数字表示没有症状。

[4] 中间沟是前列腺两叶之间的一道轻微凹陷。

[5] 在这里，斯坦因医生试图诱使威廉姆森医生自证其罪，因为这些并不是
AUASS 上 Likert 量表的主要描述词。

［6］NPI 编号或国家医疗机构标识符是医疗机构的标准唯一标识符。这是一种追踪医生活动的方法。它是由 1996 年《健康保险可携带性和责任法案》（the Health Insurance Portability and Accountability Act, HIPAA）规定的。

［7］"任务"类似于电子邮件，但它是嵌入在电子病历中的。它是一种"分布式认知网络"的不同成员相互沟通的方式，但它也会创建一个审计跟踪，记录谁知道什么时候发生了什么，以及谁被分配了获取数据或叙事元素的责任。

［8］这种措辞在医疗环境中很典型，通常带有委婉语气。例如，"放置"Foley 导管对患者来说是不舒服的。

［9］一种治疗良性前列腺增生（BPH）的药物，有助于增加尿流量。

［10］打孔活组织检查使用一根空心针，将其插入器官中，产生一个组织核心，然后取出用于显微镜检查。

［11］知情同意书是指一份签署的文件，表明患者充分理解该程序并自愿接受该程序的风险。

参考文献

D'Andrade, Roy. 1995. *The Development of Cognitive Anthropology.* New York: Cambridge University Press.

Foucault, Michel. 1973 [1994]. *The Birth of the Clinic: An Archeology of Medical Perception.* New York: Vintage Books.

Frank, Arthur W. 1995. *The Wounded Storyteller: Body, Illness, and Ethics.* Chicago: University of Chicago Press.

Hutchins, Edwin. 1995. *Cognition in the Wild.* Cambridge, MA: MIT Press.

Mattingly, Cheryl. 1998. *Healing Dramas and Clinical Plots: The Narrative Structure of Experience.* Cambridge: Cambridge University Press.

Tomasello, Michael. 1999. *The Cultural Origins of Human Cognition.* Cambridge, MA: Harvard University Press.

5 空间认知

迈克尔·托马塞洛（Michael Tomasello）从空间关系的角度描述了我们的感觉运动世界。他认为：

> 所有哺乳动物都生活在一个基本相同的感觉运动世界里，在这个表象空间中排列着永久性物体，包括人类在内的灵长类动物在这方面并没有特殊技能。此外，许多哺乳动物和几乎所有灵长类动物都在认知上体现了物体之间的分类和数量关系。这些认知技能可以通过他们做以下事情的能力来证明：
>
> ·记得"什么"在他们当地的环境中是"在哪里"的，例如，什么水果长在什么树上（什么时候）；
>
> ·在空间导航中选择绕行新路和抄近路；
>
> ·跟踪物体的可见和不可见运动〔即通过严格控制的皮亚杰（Piagetian）客体永久性实验——第6个分阶段〕；
>
> ·根据感知相似性对物体进行分类；
>
> ·理解并匹配小数量的物体；
>
> ·在解决问题时运用洞察力。
>
> （Tomasello，1999：16）

尼克·恩菲尔德（Nick Enfield）指出，手势能表达家庭关系，并且这些信号代表的空间关系会随着时间的推移而保持下去（Enfield，2005）。随着时间保持空间关系的能力是一种关键的认知技能，我将用下面的数据详细描述这种能力。

正如我前面提到的，在医生走进来接诊患者之前，医疗助理和医生已采集了所需的信息。在本节中，我需要重点讨论这个过程中的一个非常具体但极其重要的步骤：查阅影像资料。下面的小插曲展示了查看图像对医生工作的重要性。与其他类型的叙事元素类似，如果医生和他们的同事无法整合所有必要的叙事元素，他们就会感到沮丧。斯坦医生向我们表明了阅读放射学图像是多么重要。关于这些空间认知的重要性的另一个线索是，医生在办公室里工作的时间大约为50%，大大超过了与患者相处的时间。我逐渐意识到，这些空间认知是叙事元素，它们实际上比语言或数字叙事元素更重要。

　　斯坦医生继续着他的临床工作，查阅 CT 图像。他对医学生说："CT 对我来说是最容易的，因为我对它很熟悉。"他看了看肾脏上的囊肿说："看起来是良性的[1,2]，它长在左侧，肿块向肾脏轮廓外生长。"他一边用鼠标上的滚动球切换 CT 图像，一边指着，并触摸屏幕。他会反复使用滚轴来"浏览图像"，类似于动画图像，以勾勒出囊肿的顶部和底部，并说道："那个就是肾脏，有一块结石……又有一块结石。"然后他抱怨道："这太慢了。"接着继续看CT，又说，"这个太小了。"斯坦医生看完 CT 后总结道："我认为这么小不值得做手术。"然后他转过拐角，走进了管理员的办公室，又和管理员一起回来，指着计算机说："那就是个死亡沙漏。"他指的是下载图片所花的时间。他问管理员："你之前已经采取了什么措施吗？"

　　管理员说："我和医院的人联系过了。问了主管，他们告诉我，唯一的选择是接一根电缆，来改进从街对面医院的数据传输"。

　　斯坦医生说，"我们怎么知道他们要做什么？"

　　管理员答道："你批准我们买了新计算机。但不是计算机的问题，而是数据传输影响了图像的打开速度。"

　　这时，斯坦医生又重复了一遍："我们怎么知道这件事未被搁置或被忘掉了呢？"

　　管理员："它在我们的日程上，但我们唯一能做的是不断催促他们，而他们只按自己的时间表干活，对我们的迫切无动于衷。在他们接上新电缆之前，图像的打开速度仍然会很慢。"

　　斯坦医生说："你没能让我平静下来。"

　　管理员回答说："很显然，有些事儿我也无能为力。"

　　与管理员交谈后，斯坦医生回到计算机跟前，与一名医学生一起看着计算机说，"所以我不会给这个患者做手术的。我甚至不想尝试做磁共振，因为这会把我逼疯的[4]。"

　　医生们盯着屏幕翻看图像，这是一项紧张的工作活动。作为一名民族志学者，我观察了数百个小时的这种活动。通过在活动同时进行的对话，我了解到医生在这个过程中形成了三维认知。与此相关的激烈的解剖学讨论表明，医生每次翻阅图像时都会添加另一层细节。这个小插曲很重要，因为它突显了斯坦医生对查看数据密集图像的依赖，以及当工作数据传输延迟时的挫折感。斯坦医生仅仅通过审阅 CT 扫描图像就做出了一个决定，"我认为这个小问题不值得动手术"。诊断叙事成分都包含在重建的三维图像中，这与前一节提到的获取诊断叙述的其他方面所涉及的工作形成了对比。这两项活动之间的关联是，在斯坦医生阅读 CT 之前，获得这张 CT 图像的所有工作已经在进行了。同样，请回想一下玛莎是如何努力与保险公司合作，以获得进行诊断性成像检查的预授权的。在大多数情况下，影像学检查是诊断叙述的关键组成部分。

斯坦医生请杰弗里斯医生看计算机屏幕上的图像，说："患者于 2007 年、2009 年和 2011 年都做过 CT 扫描。"他在计算机屏幕上同时打开了这三次扫描："这个部位在 2007 年和 2009 年出现过，但看起来是囊性的，并不令人担忧。而在 2011 年的这张图上，它看起来有了明显不同。"边说边滚动切换该肿块的连续 CT 图像。

杰弗里斯医生说，"听起来你需要做个活检或手术。"

几分钟后，杰弗里斯医生从大厅走过来，问道："你打算怎么做？"

斯坦医生回答说："做个超声来获得更多信息。"

尽管斯坦医生说这话时面无表情，眼睛一直盯着计算机屏幕，但关键是要明白，他的这个回答完全是在讽刺：他说的话与他想说的完全相反，超声检查不会提供额外的有用信息。在与他最信任的同事商量并反复盯着这些图片看过后，他需要作决定，他需要作诊断。

我将在下一节继续讨论这个案例，三维认知是治疗仪式中诊断叙述的一部分，理解这一点是至关重要的。实际上，我还要介绍其他几个类似的案例，进一步表述医生是如何在正在进行的仪式中使用这些图像的。值得一提的是，这是一项日常活动，并不罕见。在我继续进行的现场调研中，同样的情况——医生亲自阅读影像，一直存在于每个场景中的所有医生身上。

下一个场景则将三维认知的概念与计算机作为影像诊断叙事组件的存储库结合在一起。在大学的肿瘤中心，肿瘤学家、放射肿瘤学家、泌尿科医生和内科医生会对泌尿系统肿瘤进行讨论。如方法部分所述，我跟随斯坦医生和杰弗里斯医生参加了这个周三早上的会议，在那里我遇到了这个多学科实践小组的其他医生。

多学科讨论会议（MCC）是一种来自多个学科的医生仔细研究诊断困难病例的会议，主持人就诊断和治疗征求多方意见。在一次会议中，一位放射科医生正在审阅图像，他说："这个病例显示患者肾脏上有一个很大的肿瘤。

我给大家看看冠状位图像[5]，换一个角度看。通过腹部的磁共振成像，我们可以看到肾静脉，"他边切换 MRI 图像，边指着说："我们可以一直追踪到这一点，这是肾静脉，它是正常的，没有受到肿瘤的影响。"

在多学科会议期间的另一个病例中，演示者通过同时比较两个图像来展示化疗的效果，"这个肿块几乎和整个肝脏一样大，化疗后，它缩小到了这样——弹子球那么大。但当我们往下看到这里"，他拨动了鼠标上的滚动球，"可以看到膀胱壁仍然增厚"，这也提示了原发肿瘤的来源。

斯坦医生在多学科会议期间介绍了一个病例，最后他展示了患者的正电子发射断层扫描（PET）[6]。这个有所不同，因为它是彩色的，而非 CT 或 MRI 成像的黑、白和灰色。PET 扫描显示了冠状面图像，斯坦医生通过前后滚动不同图层的图片来浏览图像。他说："来看看肿瘤的大小和形状。"正当他这样做的时候，计算机屏幕出现了停顿，导致图像呈现延迟，三维透视图变得支离破碎。计算机的中央处理器问题，屏幕上出现了一条错误消息，表明内存不足。随后是另一条错误消息，显示"检测到内存不足"。部分原因是他把以前所有的扫描结果都打开，但最小化了——有四五个。当计算机再次死机时，斯坦医生停了下来，说："我只是想展示一下 PET-CT 扫描，因为它很清楚了。"

随着更多数据的提供，我将回到认知过程的三维性，我确信的一点是，医生不但通过重建生理学信息（实验室检测），而且通过使用各种成像技术重建解剖学和病理学信息，进而得出诊断。在这一点上，作为一名人类学家，印象最深刻的，是我正在观察的新的和改进版的米歇尔·福柯（Michel Foucault）所说的"临床凝视"（Foucault，1973、1994）。我还认识到，之前在门诊诊室问诊期间收集诊断信息填写诊断方案的观察中，不仅收集了前列腺特异性抗原（PSA）、结石分析、尿液分析等实验室数据，还收集了供医生阅读的 CT、MRI 等影像资料。它们有的被存储在市中心的计算机系统中，有的存储在枫木诊所的计算机系统中，有的是患者存于 CD[7] 中带进来的。本章讨论的是在医生的脑海中如何产生另一个存储区域。

使用计算机鼠标和鼠标上的滚动球切换 CT 或 MRI 图片的做法普遍存在，每位泌尿科医生在每次临床诊疗中都会这么做。其他专家（如肿瘤科医生和放疗科医生）也采用了同样的可视化技术。这些医生利用人类的认知能力维持和操纵抽象的空间关系，通过在二维图像中来回切换来生成认知全息图——本质上是将它们在头脑中转化为三维认知，从而得以进行多个角度的认识。他们反复来回切换的原因，是他们的注意力指向了一个特定的解剖结构，进而确认它的起点和终点。下一次浏览 CT 图像时，他们会在大脑创建的认知全息图中添加其他解剖结构。后来的人种学数据揭示了这些外科医生是如何在手术中利用这些大脑全息图的。随着技术的改进，也许计算机系统将在更常规自动创建全息图。目前，三维重建尚被选择性地应用。但在此，"空间认知"对临床实践的重要性是本研究的重要组成部分。

接下来是在该大学的肿瘤科住院患者查房期间的观察结果。斯潘格勒（Spangler）医生是一名肿瘤学专家（一种治疗肿瘤的内科学分支专业，在这里指的是泌尿系肿瘤），她与杰弗里斯医生和斯坦医生有着密切合作。

> 一位住院医师汇报了一个随访病例，斯潘格勒医生问道，"食管 - 胃 - 十二指肠镜检查（EGD）[8]的结果怎么样？"这位住院医师说："您想看看照片吗？"他从架子上取下病历，给斯潘格勒医生看了 EGD 拍摄的打印数字图像。
>
> 斯潘格勒医生说："太恶心了，我都想吐。"
>
> 这名住院医师说："抽出了三升液体。"
>
> 斯潘格勒医生一边看着打印的数码照片，一边说着："哦，我的天啊，哦，我的天啊，这太恶心了。"其中一名住院医师说："一个医生说出这样的话真是太奇怪了。"
>
> 斯潘格勒医生说："不，我们很同情她（患者）。她想知道胃里什么地方出问题了，什么地方阻塞了。哦，真是糟透了。"
>
> 住院医师说，"我们应该认真考虑临终关怀了。"
>
> 斯潘格勒医生转身回来问："导致坏死的压力来自哪里？看了最近一次的 CT 扫描，但我从解剖学上没找到。"尽管她患的是胰腺癌，她的胃已经坏死了[9]。"一定存在某些压迫，可能是动脉或血管结构受损导致了胃的坏死，"斯潘格勒医生接着说，"她就像是一具行尸走肉了。"这时，所有人都停下了手头的工作，阿特拉斯（Atlas）医生是一名研究员[10]，他打开了 CT 扫描图像，上下滚动着显示肿瘤的切面，直到他们能够从解剖学上将胰腺癌与 EGD 打印的数字图像上的黑色胃区域连接起来[11]。

肿瘤学家通常在多学科会议期间与泌尿科医生、放射肿瘤学家和放射科医生一起审阅资料。后来我得知斯潘格勒医生已在实际会诊时间之外亲自看了每张影像资料。如上一个例子所述，她还根据需要进行了回顾。当然，放射科医生的报告要求放射科医生通过查看不同的平面（横截面、矢状面和冠状面）对三维图像进行相同的认知重建，并通过切换图像进而在脑海中创建全息图像。这基于本章开头介绍的托马塞洛的哺乳动物和灵长类动物的认知能力理论。技术的自然延伸和进步可使计算机构造全息图。我在多学科照护会议上认识了里弗斯（Rivers）医生，他在会议上与斯潘格勒医生、杰弗里斯医生和斯坦医生进行了交流。我跟着里弗斯来到他的门诊诊室。下一个场景展示了创造这样一个全息图所必需的认知过程和软件：

　　里弗斯医生（放射肿瘤学家）开始向我讲解整个过程，他说："我在隔壁房间使用 CT 扫描，如果需要的话，还可以借助磁共振成像。我的工作是勾勒出前列腺的轮廓，尤其是前列腺的边界。我还负责指明可以进行照射的区域。"他使用了一个计算机系统，该系统的软件与市面上的 Adobe Photoshop 非常相似，在 CT 图像上勾勒出解剖结构。"这是淋巴床的轮廓。我的工作是读懂图片并辨认出其中的结构。任务完成后，我把它交给设计角度和剂量的人，设计了两到五个不同的角度，目的是使需要放疗的器官照射剂量最大化。对于未受影响的器官，照射剂量的耐受性有官方标准，这个视图以剂量体积直方图的形式表示这些数字。特定器官的 CT 图像在计算机上被重建（图 5.1）。"

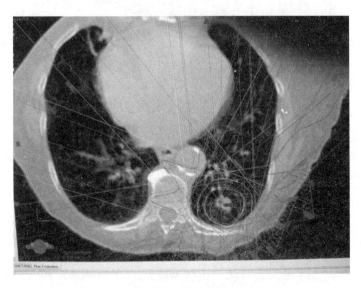

图 5.1　CT 解剖结构与放射量测定叠加图

里弗斯医生正在以与杰弗里斯医生和斯坦医生使用相同的方式使用计算机和

CT扫描图像，识别病理器官并从解剖学上勾勒出它们的轮廓。同样，这个诊断是为治疗计划服务的。治疗计划制订者无法做出诊断，他的工作只是计算角度和照射剂量，以符合标准的耐受量。由于诊断与治疗之间的联系如此紧密，因此很难将它们分离开来，稍后我将探讨治疗。现在，我想展示所有医生在与计算机图像交互时使用鼠标滚动球，并说明当前医疗实践中的下一个逻辑公式，即全息图。

  里弗斯医生大声说话，大概是在告诉我他在做什么，他的眼睛一直盯着计算机屏幕。他在看CT扫描图像，用鼠标上的滚轴来回移动，用切换图像重新创建和识别结构，就像我看到斯坦医生和里弗斯医生做过几百次的那样。他说："在放射肿瘤学中，我们使用立体定向全身放射治疗。我们可以使用4D CT，这意味着CT扫描可以监测呼吸过程中被治疗器官的最大偏移。这样我们就可以将照射量限制在严格定义的边界内。唯一一种其他的治疗选择是扩大边界，以确保我们治疗的是整个患病器官。"

肿瘤放射治疗中心的计算能力远远超过杰弗里斯医生和斯坦医生在门诊办公室使用的计算机。5个CPU塔占据了一个小房间，这些计算机连接了所有的CT扫描仪、MPI、治疗计划计算机和射波刀机器（CyberKnife machine），能够创造出真正的虚拟全息图（图5.2）。而在其他场合，医生只能靠人类认知。

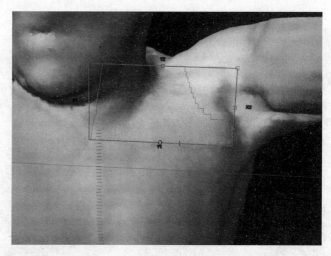

图5.2　CT图像计算机合成全息图

许多人类学家描述了空间认知（Danziger，1998；Kirill 和 Dwyer，2009；Levinson，1996；Levinson，1998）。许多来自其他学科的认知科学家也描述了类似的认知，他们描述的是"身体"与外部空间的关系。而从我观察到的认知情况来看，医生会从 CT 或 MRI 的每个层面重建和维护头脑中的图像，并将它们重新组合成一个与空间认知相关的三维物体，聚焦的则是身体内部（图 5.3）。我不知道是否还有其他人种学数据描述过身体的内部空间，但当我描述外科手术操作时，这些身体内部情况其实最初是发生在嵌入了诊断叙事的医生的头脑中的。

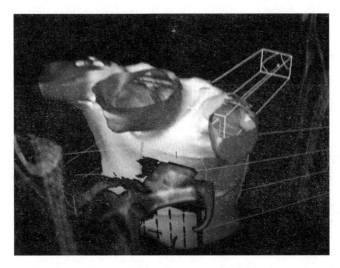

图 5.3　带有切口处理方案的全息图

注释：

[1] 囊肿是充满液体而非固体的肿块，重要的是囊肿很少是恶性的。

[2] 良性意味着不是恶性——恶性肿瘤只是肿瘤的一种。

[3] 这句话的意思是肿块从肾脏的边缘向外生长。

[4] 与 CT 扫描相比，磁共振的数据负荷要高得多。

[5] 冠状面（coronal）是创建三维维度的三个轴中的最后一个，是从肚脐向脊柱方向切割身体的图像。

[6] PET 扫描，或正电子发射断层扫描。PET 是将放射性核素（粒子）结合葡萄糖类似物注入体内后显像。这些图像显示的是生理学而非解剖学影像。

[7] CD 是 compact disc 的首字母缩写，是一种影像数据的移动存储形式。

[8] 一种光学纤维和管的组合，可以直接看到食管、胃及小肠的第一部分。

[9] 坏死指的是死亡组织。

[10] 研究员是指在住院期间完成研究生培训，并在更专业的医学领域继续接受进一步培训的医生。在这种情况下，阿特拉斯医生获得了内科委员会认证，他的专业是肿瘤学。

［11］EGD 是食管胃十二指肠镜（esophagogastroduodenoscopy）的首字母缩写，可直接显示食管、胃和小肠的起始部位。

参考文献

Danziger, Eve. 1998. Introduction: Language, Space, and Culture. *Ethos* 26(1):3–6.

Enfield, N. J. 2005. The Body as a Cognitive Artifact in Kinship Representations: Hand Gesture Diagrams by Speakers of Lao. *Current Anthropology* 46(1):51–81.

Foucault, Michel. 1973 [1994]. *The Birth of the Clinic: An Archeology of Medical Perception.* New York: Vintage Books.

Kirill, V. Istomin, and Mark J. Dwyer. 2009. Finding the Way: A Critical Discussion of Anthropological Theories of Human Spatial Orientation With Reference to Reindeer Herders of Northeastern Europe and Western Siberia. *Current Anthropology* 50(1):29–49.

Levinson, Stephen C. 1996. Language and Space. *Annual Review of Anthropology* 25:353–382.

———. 1998. Studying Spatial Conceptualization Across Cultures: Anthropology and Cognitive Science. *Ethos* 26(1):7–24.

Tomasello, Michael. 1999. *The Cultural Origins of Human Cognition.* Cambridge, MA: Harvard University Press.

⑥ 医生给患者讲诊断故事

如前所述，每个门诊就诊都是从收集相关临床信息和回顾影像学结果开始的。迄今为止，都是医生制定"诊断叙事"，但我还没有描述这种叙事是讲什么的，如何讲述的，以及讲给谁听。与"治愈"这样一种患者叙事的功能不同，我看到的是医生在说话，在向患者叙事。在准备好收集来的各种信息并形成一个叙事诊断后，医生然后走进诊室，把事先准备好的叙事故事传达给患者。我们看看下面事例：

　　杰弗里斯医生向我解释道："下一位患者有一个 7 毫米的肾脏肿块，但未做活检进行分级。患者在服用华法林[1]，情况比较复杂。"他走进诊室，这是他第一次见到那个患者。患者坐在那里，旁边的人似乎是她的母亲。他这样开场道："我想，您知道您为什么来诊所。不过，我想说的是，您的肾脏有一个病变，或者说一个肿块，或一个肿瘤。这些词都不是好词，因为它们有负面的含义。事实上，您的肾脏上只是有个小隆起，我不能保证这不是恶性肿瘤。但根据图像标准和尺寸标准，我觉得可以不用做手术。我敢肯定您会很担心的，您的医生也会很担心。"

　　患者说："那倒是真的。"

　　杰弗里斯医生接着说："我有一个建议可以解决所有的问题。我建议您去康诺特（Connaught）肿瘤研究所的介入放射科医生那里去做一个活检。他们不仅会评估这个 7 毫米的病变是否需要进行活检，如果有必要，还会做个肾脏活检帮助肾病医生进行诊断，因为肾病医生正在考虑您是否患有狼疮性肾炎[2]。"

　　杰弗里斯医生先离开诊室，我留在后面，然后那位母亲和患者开始大声笑起来。患者笑着用杂志拍了拍母亲的后背说："我告诉过您没什么可担心的吧。"在他们将要离开时，患者说："再见。谢谢您。"

这个新患者就诊时间很短。患者很高兴地听到了好消息，即她没有患癌症。这不用再解释，患者和患者的母亲只是接受了这个表面上的诊断（不是癌症）。

我多次目睹了同样的社交互动。现在我已经勾勒出故事（诊断叙述）、讲故事的人（医生）和观众（患者）。诊断故事（诊断叙事）的影响力是很强大的。重要的是，医生总是在见患者之前就决定了故事的内容。在下一个场景中，斯坦医生介绍了自己，并且通过聊天的形式引导患者接受他预先确定好的诊断：

> 斯坦医生接待的也是一个要求会诊的患者，所以他接触那个患者时，就像之前从未见过一样。他在进诊室之前查看了所有的医疗记录。进入诊室后他对患者说："我在来之前看了您所有的影像学资料，我想我知道您为什么在这里。但我还是想让您来告诉我，您来这里的原因。"
>
> "我做了很多次活检——至少八九次——因为我的PSA值是19。"然后斯坦医生对那个患者说："我的搭档让您来做另一种活检。"
>
> "那会痛吗？"
>
> 斯坦医生说："我们会在手术室里做这个活检，所以他们会给您用些药，让您不会感到疼痛，但您不会完全睡着。"他从窗台上取下一个前列腺的塑料模型说："做前列腺活检时，针通常会从这个方向进入，但帕特尔医生想要一种不同类型的活检，这样我们就可以检查到不同以往的前列腺区域。针会穿过皮肤，从一个不同的角度进入。"然后医生用他的示指示意进针的方向和准备活检的前列腺区域。"大家都担心那是不是一个尚未确诊的肿瘤。很奇怪，您的PSA为什么那么高呢？您的前列腺又没有那么大。"斯坦医生向后靠了靠，对患者说："您想做活检吗？"
>
> "是的。"这时，患者走出去来到预约台。
>
> 斯坦医生对芭芭拉说："给他约一个前列腺饱和（穿刺）活检。如果问起来，就说手术室可以按照内放射治疗[3]那样去准备。"

还有一个诊断故事，"来之前，我看了您所有的影像学资料。"医生心里已经想好了他准备跟患者说什么。患者可以接受或否认，但诊断不会改变。即使当患者认为他们知道这个故事，并且传达了某些临床信息，那也仍旧是诊断叙事模式之前的回顾，包括对被用于诊断叙事的那些医生对影像学资料的回顾。下面的场景就证明了这一点：

> 斯坦医生看着CT扫描，又说了一遍："就是它了。我记不住T1，T2，但是血是白色的。"他指着屏幕说："不，对不起。那是胆囊。这些图像被放反了。标准的情况是，在屏幕上标着'R'的这边应该在左侧。但当我把片

子向下放时，肝脏在屏幕的右边变得更加清楚了。"他对医学生指出这一错误。等他站在走廊里看完所有的图像后，就走进去和患者交谈。他坐在凳子上，直接看着她，说了声"您好"。

患者说："让我来说吧。我有蛋白尿[4]，所以一开始我被送去找肾病医生[5]，做了超声和CT扫描，然后做了磁共振成像。我去看了帕特尔医生，他想征求一下您的意见。"

斯坦医生让患者说完，然后才说："我们刚才用了20分钟看了不同的扫描结果。我想这个囊肿很可能是良性的。癌症的可能性非常低。"在诊室里，帕特尔医生所做的只是直接看着患者，"我建议您6个月后再来做一次CT检查。"

我们离开了诊室，当患者将要离开并经过前台时，她说："谢谢您让我安心。"

与前面的例子类似，大多数患者对诊断或处理没有异议。下面的例子是我观察到的少数例外之一。在本例中，患者的挑战并没有改变诊断或处理的建议：

斯坦医生对医学生说："我受够了（患者），但这张CD上有我上周看过的一个患者的CT片子。"然后他把CD插入一台计算机，这时他转向那位四年级医学生说："这样的加载速度会很快，因为所有的数据都在CD上，我们不需要等待数据传输。"斯坦医生继续给这名医学生详细分析CT扫描的结果，说："肿瘤在最上面的位置。"

杰弗里斯医生结束了他的门诊，说："那会选择做一个部分切除术吗？"

斯坦医生说："我已经很长时间没有做过开放的部分切除术了，但这将是一个疯狂的部分切除术。这是一个意外的发现。我看了之后，觉得腹腔镜手术[6]有困难。肿瘤在后面，而不是前面，它太大了。最后我还是需要打电话给患者，告诉他，'我认为您需要手术。'"

然后斯坦医生给患者打电话说："我拿到您的CD了。这是一个相当大的肿瘤。我的首选方法是做开放式手术……我同意您的看法，但它位置不太好。太大了，不能用腹腔镜手术。我做过很多腹腔镜手术，但在我看来，这个手术太难了。"然后他用食指数了一下工作台上的尺寸，对患者说："它的直径是6～7英寸……我在和您说话的时候正看着CT片……您将会侧身躺着……切口应该在肋骨下。我们可以使用任何您喜欢的缝线或吻合器……如果您愿意，我们可以采用内缝合。"短暂停顿之后，斯坦医生对着电话里的患者说："我会尽量做腹腔镜手术，但这个病灶的位置不对，而且太大，肿瘤本身很难切除[7]……您还需要做个胸部CT来确定它没有扩散。很多泌尿科医生会单纯地做一个更简单的手术，那就是肾全切除术，但做部分肾切除术还更好，即使您不能用腹腔镜来做。我对腹腔镜手术是很赞成的，而且我也很有信心……但我不想对这个病灶采用腹腔镜手术。我不知道谁（另一个外科医生）会那么做。"挂断电话后，他转向杰弗里斯医生说："它是椭圆形的，既向外生长，也向内生长，深入后腹膜。"然后他问杰弗里斯医生，后者听到了他跟患者的整个对话，他想听听杰弗里斯的意见[8]。

这里，我想指出的是，与所有的诊断一样，收集到的叙事诊断元素汇集起来，在医生的脑海里形成肿瘤的三维图像，后者关系到病灶的位置、手术路径，以及依据诊断进行处理时的技术考量。当斯坦医生宣布这个更复杂的诊断时，尽管患者提出了多种不同意见，但医生拒绝改变自己的观点。基于他的三维诊断，斯坦医生拒绝了更新和自己更老练的技术。而且，他捍卫了自己的诊断，反对"新的技术总是更好的"的文化模式[9]。

诊断故事的讲述

由医生做出诊断，把这个故事讲给患者听，患者的参与完全无益，这种观点听起来很残酷，但这却是贯穿整个研究的一致发现。我再举一个讲述诊断故事的例子。这次发生在住院的肿瘤患者身上：

> 住院医师正在汇报一位患有转移性前列腺癌的患者。"他是维（V）医生的一名患者。这位患者正在接受一个以安慰剂为对照的Ⅰ期药物临床试验[10]，计划接受放射治疗，但因恶心和呕吐入院。他们今天早上给他注射了枢复宁（Zofran）[11]。显然，患者也被绊了一跤。"
>
> 斯潘格勒医生（Spangler）提出的处理结论是："在硬板床上做物理疗法和作业疗法。"
>
> 一位住院医师正在阅读其中一份报告，报告中有个大问题。他说："我甚至不知道那是什么意思，上一次的CT是一月份做的。"
>
> 斯潘格勒医生回答说："那也许只是脂肪肝。"
>
> 肿瘤科医生转身在计算机上检查实验室报告，"PSA是260。"他展示了PSA的图表，它看上去像一个股票市场的图一样，但它在末尾直线升了上去。

斯潘格勒医生问道："钙水平是多少？那他为什么会呕吐？"

一个住院医师猜道："肝炎？"

斯潘格勒医生问："他今天用了多少尼古丁？我们还是没有解决他呕吐的问题。"

"可能是辐射……或者脑转移[12]？"

斯潘格勒医生说："如果是脑转移的话，我简直就是猴子他叔叔（歇后语，指意想不到，译者注）了。"她想了想，"我猜我不能是叔叔，但我会是猴子阿姨（因为医生是女性，译者注），"然后她把它变成缩写，"一个猴子阿姨（a m'aunt）。"她指的是这样一个事实，就是前列腺癌很少转移到脑部，不像前面一位患者的肺癌那样。"我们需要和他谈谈目标。我们做得差不多了。我们得把他送回他的初级保健医生那里。他目前靠半个肺存活。他还需要完成放射治疗疗程，接受作业疗法和物理疗法。"然后她拿出她的 iPhone 查看日历，计算放射治疗还会持续多久，说道："还有两到三周的时间（到放射治疗）。我们已经尽了最大的努力……这事儿很难商量。社工需要了解一下他在家里需要什么。这将是一个艰难的讨论的话题，因为他刚刚失去了他的女儿和母亲。他也要死亡了，他才 55 岁。"

然而，诊断结果是"他就要死亡了。"斯潘格勒医生是坐在医院的一张桌子旁得出这一结论的，当时她正在回顾患者的 CT 扫描报告、医疗记录、实验室数据和其他诊断叙述材料。这不是一个无关紧要的诊断，把这个"故事"与之前那个"可能不是癌症"的故事进行比较就知道了。

我开始现场调查时很天真地寻找疾病叙事，现在我转向描述诊断叙事。早些时候，我曾说过这两者是互补的。简单考虑一下患者讲述自己诊断结果的荒谬之处吧。一位患者能够有足够的文化权威单凭叙述一个故事就在医院预约到一个手术室并雇到一个外科医生完成患者要求的任何手术吗？相反，诊断故事可能最终会融入疾病叙事中，但现在，在我的现场调查里，我将探索诊断叙事。很明显，这些故事给医生们带来了沉重的负担——他们几乎没有犯错的余地，因为这些故事对其他人的生活产生了深远的影响。

许多患者需要综合治疗，因此来自不同学科的医生在一周一次的多学科照护会议上（MCC）讨论这些病例。多学科照护会议是一个医生讨论不同治疗方案的社交场合。虽然医生向患者宣布诊断结果时很确定，但医生们之间会在 MCC 上分享那些疑难病例中模棱两可和不确定的情况，以及治疗矛盾。除了协调照护患者，这还是一个分享不确定性的场所，而这些不确定性绝不会出现在跟患者分享的诊断故事里：

多学科照护会议在大学的康诺特主楼召开，正如其名称所暗示的那样，来自不同学科的医生讨论病例并征求他人的意见。这个礼堂大约能坐一百人。奇怪的是，这个房间的形状像一个肾，有弯曲、凸出的外墙和下垂的天花板，半圆形的空间给人一种剧院的感觉，焦点集中在显示 CT 和 MRI 图像的屏幕上。

大约 7 点的时候，一群人拥进礼堂，维医生（一位肿瘤科医生）开始介绍病例。她的讲话非常简短，内容如下：①主诉；②膀胱癌诊断；③ CT 显示淋巴结；④活检及活检结果；⑤化疗摘要[13]。这是一个非常简短的临床汇报，然后她提出："患者已经达到了化疗的极限，我提出看看她是否还有其他治疗办法。"住院医生慢慢向下滚动图像，到达膀胱的时候，可见膀胱壁增厚。

这时候，斯坦医生说，"就这些？没有肺占位？"

维医生说："我很矛盾。我无法想象让她接受手术，因为她患有肝脏转移。"

怀特医生（一位住院医师）说："她只有 40 岁。"

维医生继续说："至少她可以冷冻膀胱[14]，大家可以看一下膀胱。"

里弗斯医生，一位放射肿瘤科医生，说："我认为没有必要手术。"

斯坦医生说："患者有肝脏转移，膀胱看起来很糟糕，但他不会死于癌症。可以做个快速的膀胱切除术。文献支持外科手术。"

维医生似乎很惊讶，提高了声调问道："她不会（死于癌症）吗？"

斯坦医生说："膀胱切除术可以说是姑息性的，但对患者是有一定好处的。"

这时候，里弗斯医生说："文献中没有任何支持依据。"他的发言在多位与会者中引发了热烈的讨论。泌尿科住院医师也可自由参与讨论，尽管在一个由在职医生和住院医师组成的群体里他们的地位通常较低。

他们再次阅读了 CT 扫描结果，斯坦医生说："我们的确做了很多在文献中没有一级证据支持的事情[15]。"

里弗斯医生说："我觉得那是不合理的。"

维医生问："你能冷冻淋巴结吗？"

里弗斯医生直接指着屏幕上的 CT 片子说："这个不行。它离股神经太近了。"

维医生说："所以你们俩都愿意在知情的情况下讨论膀胱切除术？"

斯坦医生说："你愿意皱着眉头去跟患者谈吗？"

维医生回答说："我认为这很疯狂……他们（其他肿瘤中心）可能会说我们疯了。"

"我完全不同意这种说法。"斯坦医生回答。

怀特医生说："她有一个转移灶，她年轻而且健康。"

斯坦医生接着说："我不同意你说的。"

维医生回答说："如果你能找到几位专家来这么说，我们随后可能需要跟患者进行大量知情讨论。"

斯坦医生接着说："也许这个问题应该和做手术的人讨论。"

维医生说："你会有机会的。"

谈话接着转到生活质量上，斯坦医生说："当患者出院时，她将开始进食，回肠代膀胱，并在 6 周内恢复正常的生活方式[16]。"

里弗斯医生说："当她因为手术而停止化疗 6 周后会发生什么？你不觉得她的病会很快复发吗？"

维医生和斯坦医生继续提出相反的观点。维医生说："时间问题很重要。我们必须提出来，好像我们不知道病情是否会因为转移灶而恶化。还有其他疾病，我们只是没有看到。我可以告诉患者她是否应该做手术，但存在转移灶，她的长期生存机会是 5%。这将是生活方式的一个巨大改变。"

"你从哪里得出来的 5%？"

"临床报告和患者研究。"

"她跟研究中的其他患者一样吗？"

"你想不想先见见她，免得我歪曲了她的想法？"

斯蒂芬斯（Stephens）医生（一名低年资在职泌尿外科医生）说："今天晚些时候我可以去看她，跟她谈一谈。"

这是一个有点不寻常的例子，说明了已知和未知之间的界限。医学观点如此不同，这一点很重要。此外，请注意关于"同意"的讨论。对于患者将"同意"经历什么，医生们几乎没有取得共识的信心。这个小插曲强调了正确讲述诊断故事的重要性，但这个病例是值得注意的，因为医生们很难推荐一种治疗方法，他们甚至不能说服自己正确的故事应该是个什么样的。

尽管在这种情况下，他们通常乐于分享不同的观点，但当医生与患者交谈时，"故事"已经确定了，即使它像本例一样需要同事们的参与。

以上是关于前列腺癌处理的修辞学上的重新表述，在下面的例子中，我们只需要考虑它半开玩笑的结论就可以了。

维医生汇报了第二个病例。"该患者的 PSA 大于 10，Gleason 评分 3+3，Ⅱ期[17]，患者不想治疗，但被给予了激素治疗。然后他去了沃特（Voter）医院，听说了'种子治疗'[18]这个词，但最终没有选择治疗。当他在沃特医院被重新评估肿瘤时，他们再次做了活检，结果显示没有肿瘤。这位患者实际上从活检证实患有肿瘤开始，在一段时间内，他拒绝治疗，随后活检显示阴性。因此从 1997 年到现在，他从未接受过治疗。在这段时间里，他一直拒绝做 PSA 检查，但是因为他的初级保健医生误做了 PSA 检查，PSA 值为 250，所以该患者被提交给了肿瘤团队。患者有关节炎，沃特医院做了骨扫描，不能排除转移。患者有一些梗阻症状，用 Flomax[19] 可以控制。"在做这个汇报的时候，演示助理还是在用鼠标上的滚轮滚动放映着骨骼扫描结果。

在这整个过程中没有人做出反应，直到斯坦医生说："你可以使用非那雄胺[20]改善排尿症状。可以说他当时做出了正确的决定。"随后大家讨论了 1997 年的治疗标准。斯坦医生继续说："患者有前列腺癌的周围神经侵犯；而第二次活检的结果是阴性的，这让人误以为癌症消失了；这位患者一直都带癌生活。"

维医生说："有很多个要点哦。"

斯坦医生说："15 年前他将自己置于观察等待状态，这只是他第 15 年的一次随访。"

这时候里弗斯医生说："这取决于您给他的是什么，一个微笑还是皱眉。"这个讽刺的评论指的是在之前的病例讨论中，当里弗斯医生和斯坦医生意见不一致时，斯坦医生曾说："你会皱着眉头去跟患者谈吗？"

医生给这个患者提供了治疗，但患者拒绝了。斯坦医生将这个病例从一个不遵医嘱的病例重新定义为"15 年前他将自己置于观察等待的状态，这只是他第 15 年的随访[21]"。斯坦医生面无表情地、幽默地提出了这个与诊断不直接相关的治疗的悖论，并暗示我们重新考虑应该如何将诊断结果传达给患者。里弗斯医生迅速重申了这个道德上两难的问题，他说："这取决于你给他的是什么，是微笑还是皱眉。"

在 MCC 充满不确定性的舞台上，医生们正在道德维度上重新评估如何宣布一个诊断。

注释

［1］华法林是一种抗凝药，所以会增加活检或手术的风险。

［2］狼疮性肾炎是一种继发于潜在疾病（狼疮）的慢性肾脏病。这是一种很严重的疾病，因为切除一部分肾脏将会加重肾功能减退。

［3］内放射治疗是治疗前列腺癌的一种方法，它通过在前列腺放置放射微球（"种子"）释放高剂量的放射线进行局部放疗。

［4］蛋白尿是指从尿中检测到蛋白，正常情况下是检测不到的，能检测到说明出现了异常。

［5］肾病医生主要诊治肾脏相关的医疗问题。

［6］腹腔镜手术是一种通过手指粗细的金属管进行的手术，所有的切割、冲洗和视觉装置都可通过这根金属管插进一个一英寸的切口。有时候，其他装置也可通过其他小切口同时插入。

［7］切除意味着切掉身体的某一部分。

［8］Exophytic 指向外生长；Endophytic 指向内生长。

［9］来自与加州大学名誉教授 Jerome Hoffman 医学博士的私人交流，在讨论过度诊断的时候他喜欢用这个句子。

［10］I 期临床试验是指一种新药或化学治疗首次应用在人类的研究。这种研究仅仅被用来确定新药或新的化学治疗是否安全，而不用于确定它们是否有效。类似把试验中研究对象人类当作豚鼠。

［11］Zofran 是一种治疗呕吐的药物，尤其是针对患者化疗后的呕吐。

［12］转移是指肿瘤扩散到远处器官。

［13］病历呈报有一种严格的统一格式，适用于任何临床背景下。虽然可用在不同的情形，但通常都包括病史和体检两部分。在我跟着杰弗里斯医生看诊的时候，他通常总是提供给我一份这样的摘要。

［14］冷冻疗法是一种用超低温空气破坏组织的治疗方法。

［15］循证医学有多种分级方法，用于描述研究的质量和可信度。

［16］回肠代膀胱术是一种手术，术中膀胱被切除，一部分小肠被拉到靠近腹壁，行使把尿液排出体外进入集尿袋的功能。

［17］Gleason 分级用来说明肿瘤扩散的速度，它把肿瘤分为 1～5 级。在同一个活检标本中，可能发现不同的肿瘤级别，最主要的两个级别相加，得到 Gleason 分数。Gleason 分数越高，前列腺癌转移的可能性越大。2～5 分：

低级别癌；6～7分：中级别癌，大部分前列腺癌属于这一级别；8～10分：高级别癌。（www.ncbi.nlm.nih.gov/pubmedhealth/PMH0001418/）

［18］"种子治疗"是指把放射性微球置于前列腺组织内的一种治疗方式。

［19］坦索罗新的商品名，一种可以松弛膀胱底部附近肌肉的药物，可以使排尿更容易。

［20］一种抑制睾酮转化酶的药物，可以抑制其将睾酮转化成更具活性的形式，其为一种抗雄激素药。

［21］观察等待是一种前列腺癌的处理策略，允许患者暂不治疗，直到患者出现症状。这与积极监测相反，后者的目标是选择正确的手术时机，以便最小化严重并发症的同时仍旧获得最大化的治疗受益。

对诊断叙事的共同关注

对空间认知-诊断叙事的共同关注

再次为患者进行CT报告的解读是解释诊断的常见方法,但并未得到普遍践行。看看下面的观察:

斯坦医生在工作台指着CT片子向医学生讲道:"大家看那个肾脏占位。"[1] 正如我以前见到他做过的无数次一样,他快速浏览着CT片子。他说:"这是肾小球的时相,这是集合系统的时相[2]。你们要在平扫影像里寻找肾结石。"他示意杰弗里斯医生参与进来。"看看这张图像。"杰弗里斯医生、斯坦医生和医学生们都注视着CT片子。我也自然地走过去看着CT图像。我们几个围起来盯着CT片子。斯坦医生说:"这是肾脏。"当他从上到下再反过来审阅CT影像的不同层面时,他用手指指着CT片子上的肾脏影像,找到并展示他想向其他人展示的最佳层面。找到最佳层面后,他用鼠标控制屏幕上的箭头,用箭头圈画出显示占位的肾脏异常之处。斯坦医生对杰弗里斯医生说:"这很难靠机器进行。"斯坦医生然后连续滚动浏览切片,当我查看他正在做什么时,我看到他正在浏览CT扫描的矢状位切面[3]而非横切面影像[4]。杰弗里斯医生和我看了另外一位患者,当我和杰弗里斯医生结束办公室访视并且离开屋子时,斯坦医生还在看同一张片子。斯坦医生对杰弗里斯医生说,"看看这儿,你认为这是结石吗?"

"我同意。"

"他们在阅片时完全漏掉了它。"斯坦医生随后请患者从检查室出来,把他带到计算机前,指着CT扫描上的肾结石对患者说:"这是你肾结石的位置,恰巧在膀胱和前列腺之间。"

患者问:"我前列腺大吗?"

斯坦医生说:"大。但很奇怪你没有什么症状。"

斯坦医生问杰弗里斯医生:"你先做输尿管镜和处理结石,之后我处理肾脏占位可以吗？我可以做 CT 引导下肾占位活检。"他们同意安排在枫木医院做穿刺活检。所有的影像资料都记录在斯坦医生插入他计算机的一张 CD 上。斯坦医生说："患者可能应该保留这张光盘。"

杰弗里斯医生说："我们要能把这些影像上传到我们的计算机里就好了。"

斯坦医生把 CD 放进信封后告诉患者："你需要将这张光盘带到手术室，他们可能也需要看。"

这个场景中包含了三个层次的"说服"。首先，斯坦说服自己，他做出了正确诊断；其次，他说服杰弗里斯医生自己的诊断比放射科医生的报告更正确；最后，他把患者带出检查室并在影像上明确指出能证明他治疗措施的依据——叙事说服。在这个病例中，他建议的治疗包括，一是杰弗里斯医生负责的肾结石处理，二是随后他进行的肿瘤治疗。

还有一次，有一个类似的观察显示了同样的情况：

杰弗里斯医生沿过道走向检查室，"我想给你们看一下 X 线片，可以请你们过来吗？"一边说一边走向有 CT 扫描影像的计算机桌。那里有一位不会说英语的老年女性，一位翻译西班牙语的年轻妇女和一位沿着过道跑来跑去的五岁男孩。杰弗里斯医生说："这是你们带给我的 CD（里面有 CT 影像）。"然后他站在计算机屏幕前转过脸，面向患者和翻译[5]。他在自己身上做演示，说："这像一个特殊的望远镜，这是右侧，您朝这个方向看。"然后他转向了计算机，使用计算机鼠标滚球，浏览 CT 片子，说："我们正从肚脐这里向内移动。"

年轻女性翻译着他说的每一句话。突然，她说："你能把它们往回放看看吗？"她指的是两个肾脏。杰弗里斯医生调整了 CT 扫描上的影像图片，在翻译协助下，向患者讲解了很久。翻译指向计算机屏幕，比较正常肾脏和有异常包块的肾脏。然后患者咨询了腿部疼痛的问题。

杰弗里斯医生说："我不能解释腿部疼痛。也许肿瘤正在血管内生长，造成了部分阻塞，引起您腿部的不适。为了搞清楚原因，我想做个 MRI 检查……"他非常缓慢地逐个说出 MRI 的 3 个字母，每个字母间有长的停顿，"……为了确定没有任何堵塞。手术需要尽快做。我会请卡门（医疗助理）安排 MRI。"

接下来的问题是保险覆盖的范围。杰弗里斯医生站在预约台后面说："告诉患者不必担心。"随后他和卡门交流并询问道："我应该和哪位负责人谈谈吗？"杰弗里斯决定由他来负责这个事情。他再次劝慰说："你们不需要担心这个，我们是大学医学院。"翻译咨询疼痛问题，杰弗里斯医生推荐泰诺林（Tylenol）。他特意说道，"她不能服用阿司匹林、布洛芬（Motrin）或任何其他类似的药物，因为会影响她承受手术的能力。当您下班回家后，可将您的脚放在枕头上抬高一点，并服用泰诺林。"

　　这些类型的互动呈现了共同的关注：医生和患者都关注 CT 影像。言语对话和视觉输入导致认知分享，最后的诊断是肿瘤。看起来当患者要求再次观看影像时，"手把手"地对比正常肾脏和患病肾脏对于其理解诊断是必要的。这允许了一种对比：有一个通识的概念，如果对折过来，我们身体的右边应该和左边是相似的。这个场景中重要的部分是存在语言障碍，此时使用的"语言"是让患者自己看到自己的三维影像。在这个例子和前一个例子中，我们可以注意到当讨论诊断时，三至四个人都在共享其对 CT 影像的共同关注。MCC 时也是一样。许多人能同时分享托马赛洛描述的共同关注。

　　下一个场景早些时候介绍过，展示诊断是医生的三维认知。这里我将通过扩展场景演示疗愈仪式的下一步，即说服患者接受诊断。

　　斯坦医生让杰弗里斯医生看计算机屏幕上的影像，说："这是患者 2007 年、2009 年和 2011 年的 CT 扫描。"他同时打开了所有三个扫描图像。当他滑动鼠标滚轮浏览肿块时，斯坦医生说："2007 年和 2009 年的这个区域有显示，但看起来是囊性的，不需要担心。但在 2011 年的扫描上看起来有显著不同。"

　　杰弗里斯医生说："看起来你需要给他做一个活检或手术。"几分钟之后，杰弗里斯医生沿着过道走过来说："你决定怎么做？"

　　斯坦医生回复："做个超声再多了解了解。"

　　过了一段时间，斯坦医生将一位上了年纪的老人和另外两个人——一男一女——带到计算机前，给他们展示了影像。然后他说："问题是他们将你从系统注销了。系统被注销真是麻烦。我尽力在看患者，但它不断把我注销。"然后他请他们再次进入检查室看是否能使用那里的计算机。约五分钟后，他在计算机屏幕上再次打开了所有影像。将他们带回计算机前，他告诉他们："第一份 CT 拍摄于 2007 年，第二份是 2009 年，这一份 CT 是 2011 年的。这个地方看起来有点变实。我已经研究了所有这些（指这些影像），在 MRI 上这些看起来有轻微不同。这（医生指向屏幕上的影像）是我担心的地方。我们可以在这个部位进行穿刺活检。手术可以这样进行（在他自己的身体上显示切口的方向和如何到达 CT 扫描上显示的包块）。"

"如果它是肿瘤怎么办呢？"患者大声说出心中的疑虑。

"我会只把肾脏的这部分去除。您只有一个肾脏，我不会把整个肾脏拿掉。您好好想一想，然后告诉我您打算怎么做。"

患者回答："我仔细考虑一下。"

斯坦医生随后说："很抱歉这次看病花了这么长时间。这非常复杂，很难搞清楚。"然后患者一家人离开了诊所。

这里的案例中再次出现了多个层次的说服工作。当做出最终诊断时，斯坦医生请杰弗里斯医生确定他对 CT 扫描影像的三维解读。此处有一个存在对跨度四年的改变的争议。该争议不是左边应该和右边类似，而是随着时间延续病变应该是一致的，发生变化应该是肿瘤生长的标志。斯坦医生没有仅仅依靠口头描述，而是再次非常仔细地通过向患者展示影像来说服他们接受肿瘤的诊断。其他很多例子里，在曾经尝试告诉患者诊断之前，他会简单地用描述性的语言表示："我已经仔细回顾了您的 CT 扫描影像。"

这些例子显示了医生如何应用视觉图像向患者解释他们的治疗建议（图 7.1）。再一次，在试图"看到"实际发生了什么的时候，我发现并确定了诊断是立体的、由认知构建的，复制了患病解剖结构的认知全息图。作为诊断叙事构成部分的空间认知，描述了身体的内在 – 身体的故事，提醒了我对身体自身故事的喻义。这些例子也展示了"修辞化说服（rhetorical persuasion）"的一种形式，与患者分享影像，使用共同关注达到诊断叙事的一致化。

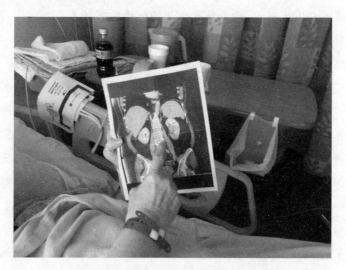

图 7.1　患者使用 CT 影像向研究者解释诊断

下一个场景发生在住院部内。泌尿外科医生不能把计算机带进患者房间，所以他打印了 CT 扫描的影像，带着它去告知诊断。

> 泌尿外科医生从房间出来之后，我马上进去看患者，她说："这里是肾脏肿瘤。他告诉我，根据肿瘤大小看，他能把它完整切除，我会痊愈。看，肿瘤在这里（患者指向 CT 影像）。"

诊断故事讲述和棘轮效应

谢里尔·马丁利用她在加尔各答世界银行工作时的实例描述了与诊断叙事类似的情形。

> 我认识到故事不仅是经历后讲述的，而是相当程度是在事件发生过程中人们就构建了的。主动讲述故事在将项目实施转向团队策略中发挥着重要作用。因此，我开始检验叙事作为具有修辞力量的一种美学形式，能否变为一种说服他人以某种特定方式了解世界的工具。
>
> （Mattingly，1998：5）

使用类似的方式，发挥诊断故事具有修辞力量，可以说服患者接受治疗行动。

患者社会化后生活在医学诊断的世界里

患者必须被说服，相信诊断是正确的并且同意治疗。回忆杰尔姆·布鲁纳（Jerome Bruner）回顾了埃米接受或者拒绝"其他人"经历的能力。当医生和患者共同关注同一诊断叙事时，患者开始使用医学术语并展示自己——他们的病痛故事——使用诊断叙事作为故事的重要部分。这是相对共同的发现。我的数据显示，在临床接触情景下，患者会使用生物医学词典，认可听众（医生和护士）并有助于分享叙事。此时，当医生和患者说同样的语言时，文化是共享的。看看下面的例子。

> 阿特拉斯医生（和斯潘格勒医生一起工作的肿瘤科培训医生，博士后）已经看过了来自本尼迪克特（Benedict）医院再次寻求诊疗的患者。当他回

到咨询室时，向斯潘格勒医生汇报了病历。"这位 57 岁的男患者，有前列腺癌家族史，他的叔叔和父亲有前列腺癌。2008 年做出诊断，PSA 为 6.5。超声引导下活检显示 Gleason 评分 8 分，高级别病变，PSA 当时为 10。手术后 PSA 检测不出，然后变为 0.3、0.4，呈上升趋势，于 2009 年 3 月始患者使用利普安（醋酸亮丙瑞林，Lupron）[6]。大约一年以前停药，上个月 PSA 升高至 0.3，背痛进行性加重。患者再次来诊寻求诊疗意见。"

斯潘格勒医生指出患者唯一的影像是 5 年前做的，"需要做个骨扫描。"然后她明确告诉阿特拉斯医生，"患者需要从此次意见得到的信息应该是：第一，他们需要知道患者之前接受的治疗是否正确；第二，需要知道下面该怎么做。"然后她专门和阿特拉斯医生复习了病例细节，指着病理报告，说："这是正确的——两个淋巴结阳性，这意味着手术时就有局部转移。这里可能有争议，当时他应该可以进行雄激素阻断治疗。"参考《新英格兰医学杂志》的一篇文章，"如果告诉他这件事，我们需要使用非常温和的措辞。"她谈论了患者当时是否应该接受放射肿瘤学治疗。"它会改变结局吗？不，不见得。患者在接受激素治疗，并且应该继续使用激素。后来一直没有影像学资料，直到四年后的现在。他仍然可以考虑雄性激素阻断，因为睾酮水平升高需要很长时间。"她说如果确实复查影像，发现问题的可能性很大。

斯潘格勒医生和阿特拉斯医生一起进入房间和患者谈话。斯潘格勒医生问患者："既然这是第二诊疗意见，我明白您期待什么是非常重要的。"

患者说："他们不够积极。我确诊后他们没有做任何扫描。"患者谈了做机器人前列腺切除术，然后使用利普安。他说："我后背一直痛，这让我担心。我使用了'担心'这个词；我本可以使用'忧虑'这个词。"他然后指向背部的一个包块。患者使用许多技术术语描述了他的病历。当阿特拉斯医生开始和他交谈时，患者说："我规律抽血查 PSA，术后是 7，之后检测不到。"他列出了低于检测阈值的 PSA 的具体数据，说："我正在和它抗争。"阿特拉斯医生正在寻找他没有的最近期的 PSA 但没找到。患者说："我确定它在文件夹里（患者带来的文件夹）。"他翻阅文件，找到了实验室报告的结果，递给阿特拉斯医生。

阿特拉斯医生检查了他背部的包块，说："这是脂肪瘤，一种皮下的脂肪肿瘤。"

患者再一次使用了所有的医学术语。他使用了像"检测不到""根治性前列腺切除术""利普安"这样的词语，他清楚地记得每一次特异性 PSA 的检测日期和 PSA 的结果。他按时间顺序列举了数据，他知道他做的每次扫描和扫描结果。总之，他实际上告诉了斯潘格勒医生："我知道我是IV期……我只是觉得我应该搞清楚是否我们应该做些其他的事。"

斯潘格勒医生问："以前你对利普安的反应如何？"

"气短。"

"这不是这个药物已知的副反应。"

"我不得不去了两次急诊。那个时候压力非常大……我们不得不和我的儿子住在一起。"

斯潘格勒医生告诉他："你需要再次使用激素。你需要完整的评估，包括胸部、腹部、盆腔的CT扫描、骨扫描和骨密度双能X线吸收法（dexa）扫描。我们需要检查骨质疏松导致的病理性骨折——一种长期激素治疗的副作用。"斯潘格勒医生告诉他大量的检查后，她转向阿特拉斯医生并在他的检查中加上了血液检验，"你要在康诺特这里随诊吗？"

妻子问："所有的扫描都在康诺特做吗？"

"是的，康诺特有自己的CT和MRI机器。我们和放射科医生合作非常紧密。我们有时会和放射科医生一起看片子。我们配合得很好。"

会谈的最后患者说："这正是我想要的。"

妻子说："他开始背痛的时候，就被弄得心烦意乱了。他总怀疑是不是发生了什么事。"

当斯潘格勒医生当着他们的面告诉阿特拉斯医生时，患者和他的妻子看起来非常开心。他逐字填写了笔记，有一长串在两周后回来之前要做的待办事项和检测列表。

斯潘格勒医生回到咨询室时说："没人看过那些可怕的资料。我一直偏离道路，但你必须知道为什么偏离。"然后她对本尼迪克特（Benedict）医院治疗患者的泌尿外科医生发表了评论，那是唯一他们看过的医生——只是一位泌尿外科医生，从未看过肿瘤科或放射肿瘤学的医生。她再次指出了在前列腺癌局部转移的临床情况下，患者没有立即得到激素治疗的事实。

这个场景说明了几个重要之处。首先，患者能和其他人一样说出诊断叙事，因为他已经被社会化为生物医学模式——我们更接受的文化叙事。他知道缺失的实验室数据，知道在他保管的记录里的哪个位置可以找到，知道这和他其他的诊疗相关。他说他的诊断是"IV期"。医疗系统和医生使患者社会化进入了诊断叙事的生活世界。这是一种类型的对社会神秘事件或医学科学信任系统的说服。患者说："我正承受背痛的困扰，这让我担心。我使用'担心'这个词；我本可以使用'忧虑'这个词。"他然后指向背部包块。妻子提到这"在心理上"困扰他的事实。之后，我讨论了患者和他妻子表述的言论像是一种"存在着的威胁"。此时，意识到患者情感分享的认知是诊断过程的一部分是非常重要的，此时需要做出临时诊断（interim diagnosis）。患者寻求第二诊疗意见的确切原因是"他们不够积极。自从我确诊后他们没有做任何扫描"。CT 扫描和再次影像的问题作为临时诊断的一种形式在他接受的诊疗中是缺失的，而患者在没有医生告诉他的情况下理解这一点。同样地，当斯潘格勒医生列出所有他需要的 CT 扫描和影像研究以及放射科医生和肿瘤医生如何紧密工作时，患者总结说："这恰恰正是我想要的。"

下一个场景展示同样的情况——患者及其家人熟悉医学术语和生物医学语言。

护士采集了下一位患者的初步病史。他是一位上了年纪的绅士，他的妻子陪伴着他。妻子提供了完整病史，完全处于掌控地位。她抱怨道："他最近的三个月来脾气不好。四月初他的 PSA 是 2.0。他本来计划 4 月底使用利普安。在那之前，他前一次的 PSA 是 2.3，再之前的 PSA 更高些。2011 年 7 月他上了利普安。"妻子还说："他 4 月 12 日的 CT 扫描是阴性的。他在佛罗里达的莫菲特（Moffett）诊所看了肿瘤科医生。他们给他用了康士得（Casodex）[7]，我忘记告诉那个女孩了。我们 9 月回到肯塔基州（Kentycky），探访了一些朋友，然后去坦帕市（Tampa）探访我女儿，然后回到我们佛罗里达过冬的住所。"妻子如实报告了佛罗里达莫菲特诊所所做的 CT 扫描的结果，知道检查的确切日期。

咨询室外，斯潘格勒医生在计算机前，没有特别针对某个特定的人，她说："是的，他有骨扫描……如果疼得更厉害了，他可能需要放疗。"她随后进屋看患者。

斯潘格勒医生询问患者："疼痛情况怎么样？"

妻子插进话来说："他就是疼。"妻子正在看报纸。她说："我在报纸上看到前列腺癌是一种生长缓慢的癌症。"

斯潘格勒医生然后说："是的，在国会山上这可是件大事……关于不必要的治疗存在很多争议。但你和两个不同的人交谈，一个人会说这救了我的命，另一个人可能说这太疯狂了。一些基本保健医生不认为我们应该用 PSA 进行筛查，但在您的 CT 扫描上有一个淋巴结。"

妻子打断说："在佛罗里达做的 CT 扫描是阴性的。"

斯潘格勒医生继续讲："乳腺 X 线检查也是一片混乱，但我们有弥补方法：妇女是更好的支持者。我不认同 PSA 恐慌。我们有这个方法，我们也可以利用它。"斯潘格勒医生指向患者的妻子，"他和前列腺癌生活了好几年，而胰腺癌或肺癌患者在一年内死亡。这看起来像倒退，但我将停用康士得。有时通过停药，达到了我们想要的效果。"她多次承认这很违反直觉，但接着建议患者："不要想得太多。"斯潘格勒医生暗示了如果这个方法不奏效，他们可能需要"更激进"的事实。

患者问："我的 PSA 是多少？"

斯潘格勒医生查看了一下："0.7。"

"所以，它更高了。"

斯潘格勒医生回答："至少它低于 1.0。通过监测 PSA 该做的都做了。这非常重要。"

"利普安让我情绪波动、潮热，还有肌肉疼痛。"

斯潘格勒医生承认："您的每种治疗都出现了副作用。太糟糕了——但是还得做。您认同这个观点吗？"

患者立刻回答："不。"

"但无论如何，你不得不做。"

在之后的时间，当我们在咨询室里，一位护士再次提起了这件事，斯潘格勒医生说："他还有个选择是睾丸切除术[8]。"

在这个病例中，患者的妻子忘记告诉护士患者正在使用一种新型激素活性药物（康士得，Casodex）[7]，但她知道药物名称和开药时间。她也知道 CT 扫描的结果。斯潘格勒医生说："你的 CT 扫描上有个淋巴结。"妻子纠正了她的话："随后在佛罗里达做的 CT 是阴性的。"通过使用词语"我的 PSA 怎么样？"患者自己正在寻求更新。他理解这个数字是其疾病进展的反映——他经历的疼痛程度代表的是其他事。再一次，患者参与得这么彻底，以至于患者和医生以同样的方式理解疾病进程。

下一个例子展示了患者如何努力在医生的世界存在，但看起来却成为他自己最大的敌人。他的多个关注导致检验、诊断和治疗的混乱。他混淆了症状和诊断。和执业护士访谈的中间显示了多个沟通不良和谈话的巨大脱节，例如当患者混淆支气管镜和胃镜时，两种检查都简称为"镜子"。儿子很沮丧，打断了和执业护士之间的交谈，寻找斯潘格勒医生。然而，患者和他的家庭被成功地社会化，进入了前列腺癌治疗和将 PSA 作为疾病标志物的世界里。

虽然时间已经是下午 12：30 了，斯潘格勒医生和简（Jane）[9] 仍然在聊着上午的最后一位患者。斯潘格勒医生拿起病历夹，开始核对计算机上的实验室数据。她看了流程图和打印的报告。执业护士拿起病历夹，看了实验室数据、打印的文件和报告，然后执业护士走进去查看患者。患者想知道的第一件事当然是他的实验室结果。执业护士告诉他结果是 0.1。患者、患者的儿子和患者的妻子都立即绽放出了灿烂的笑容，放松下来，且表现得非常开心。儿子说：“太好了。因为上次是 0.3。我们当然希望小于 0.02。”

执业护士说：“这需要时间。”

患者可能已经等候了 3 个小时。每个人看起来都精疲力竭。执业护士问他：你什么时候做过结肠镜？消化科医生申请了腹部 CT 扫描，但你还没有做。您应该申请上消化道内镜来筛查肿瘤——我的意思是，溃疡。”

患者说：“所以，是溃疡？”

执业护士说：“是的，溃疡……或反流。”

患者问：“呼吸科医生做内镜吗？”

执业护士说：“不，呼吸科医生做肺功能检查，消化科医生做内镜。”[10]

这时儿子说：“现在您要请斯潘格勒医生过来吗？”

我正站在档案室那里。斯潘格勒医生进来说：“好的，咱们看完最后一位患者吧。他没有那么多问题吧？”

执业护士说：“他有很多问题。”

医疗助理进来说：“他正摩拳擦掌呢。”

斯潘格勒医生进来了，为迟到表达了抱歉。患者、患者的儿子和患者的妻子看到斯潘格勒医生后极其开心和微笑。很短时间内他们开始交谈并再次笑起来。他们重申：“我们想让 PSA 变成零。”患者不断抛出担忧和症状，但看起来没有一个在就诊过程中被提及。他再次提到了腹胀和恶心。他说：“因为不想吃东西，我体重正在下降。”

斯潘格勒医生说：“你的钠离子是 131。这可能是因为你没有吃东西。感谢上帝你有初级保健医生。他可以努力和把这所有事都解决掉。”

“我的消化科医生质疑克罗恩病的诊断。”

斯潘格勒医生说，“恶心的症状可能来自克罗恩病。”

儿子说：“不，他没有怀疑克罗恩病是他胃肠道症状的可能原因。”

斯潘格勒医生回答：“稍等，他不能收回诊断。我认为你应该做个胃镜检查。我可以呼叫消化科医生，让他们看看下面怎么做。”

患者问：“恶心和癌症没有关系吗？”

"和癌症没有关系。"屋里再次到处洋溢着灿烂的笑容。他们对此都很高兴。

再次，"它和癌症无关"让微笑到处绽放。和之前的例子一样，患者、医生和患者的家庭成员都在使用和诊断相关的共同语言。这是 W.H.R. 里弗斯提到的"再教育"和通过迈克尔·托马赛洛描述的对诊断叙事的"共同关注"的过程"从他人学习"。

如果患者能够认识到诊断故事是疾病影响他们自己的故事，诊断叙事才有效。在医生和患者之间达成对诊断叙事的共同关注是临床会晤的关键组成部分，因为必须从诊断转移到治疗或处置。如果患者没有被说服（叙事失败），那么过程再没有获益就结束了。我之后还会描述同样一个病例。一旦开始说服、实施治疗，患者完全融入经验，据此经验可以开始使用诊断去讲述他们疾病的故事。为了这样做，患者学习了诊断语言和医学术语。就像医生和患者"在故事的同一页"。当故事在医生和患者之间分享时，诊断叙事和病痛叙事之间的差异模糊了。马丁利和其他人把这个称为具有社会效力的"优选叙事"。这个故事是可以申请社会资源的事件。如理论讨论时提到的，正如杰尔姆·布鲁纳、马丁利和其他人所描述的一样，故事领先于经验（诊断模式），诊断和治疗经验可以被叙述（诊断叙事）。

注释：

[1] 肾是肾脏的缩写。

[2] 在 CT 扫描或 MRI 检查时造影剂染料注射进静脉。首先它可聚集在肾脏组织，然后浓缩到集合系统（水管），使解剖结构的鉴别变得更容易。

[3] 在身体的全长以 90° 的角度采集切片，形成图像，从身体的一侧开始向中央移动。

[4] 切片最常见的角度，仿佛香肠一样穿过身体。

[5] 压缩盘。

[6] 利普安是一种荷尔蒙抗雄激素治疗药物的商品名。

[7] 康士得是比卡鲁胺的商品名，一种结合雄激素受体的药物，阻断睾酮的作用，用于前列腺癌治疗。

[8] 睾丸切除术是切除睾丸的手术操作，即去势。

[9] 简是注册护士，但工作中担任斯潘格勒的医疗助理，在每位患者看斯潘格勒

医生前对他们进行评估。

[10] PFTs 指肺功能检测。

参考文献

Mattingly, Cheryl. 1998. *Healing Dramas and Clinical Plots: The Narrative Structure of Experience.* Cambridge: Cambridge University Press.

8 空间治疗

从诊断到治疗以及治疗中的诊断

接下来的这个案例阐释了由诊断到治疗的关系。杰弗里斯医生说："我需要几天时间来构思一个手术计划，并做必要的咨询……周五下午怎样？那是我们研讨手术的时间。"杰弗里斯医生正在高声叙述着将三维诊断转化为行动，即转化为手术方案的认知过程。这个案例的另一个吸引人的地方在于，尽管杰弗里斯医生的手正在患者体内进行着操作，并通过腹腔镜对手术区域进行着观察，但他同时也在看着患者的 CT 影像。他根据对诊断叙事的整体认知作判断，这种判断凌驾于他的触觉、感觉和视觉等感官之上。该案例从杰弗里斯医生在办公室阅读 CT 片开始，一直延伸到手术室。在我的实地调查中，这是最具难度的手术之一。

杰弗里斯医生正在阅读着 CT 片，观察患者的肝静脉（我之所以知道，是因为他在高声地自言自语）。然后他转向斯坦医生，说："你有什么看法？"杰弗里斯医生坐在最左边计算机前的高脚凳上，紧盯着屏幕，斯坦医生俯下身体，手臂放在椅背上，两个人同时阅读着 CT 片。他们再次回顾了所有影像资料，患者的肾脏中有一个肿瘤，肝静脉内有"阴影"。杰弗里斯说道，"这里，这里是冠状动脉……这就是我担心的原因。"

斯坦医生说："这看起来像是 CT 造影剂"。他认为杰弗里斯医生看到的"阴影"是造影剂。他把手从杰弗里斯医生坐的椅子上移开，说道："你也许是对的"。他也认为可能是肿瘤侵犯了肝静脉。

杰弗里斯医生说："你认为需要给患者做一个 MRI 吗？"

斯坦医生回答道："当然，这是术前最需要知道的信息。"时间一点点过去，到了下午的门诊时间。斯坦医生对杰弗里斯医生说了些有关医药代表提供免费午餐的话，然后用慎重的语气说道："你来负责阅读 CT 片。放射科医生说的是什么并不重要"。

讨论在继续着，杰弗里斯医生说："心内科医生不允许患者停用阿司匹林，因为他的冠状动脉内放了一枚裸金属支架。这将是我第一次给服用325毫克阿司匹林的患者做肾脏切除手术。"[1]

斯坦医生问道："你打算用腹腔镜做吗？"

"是的。"

当天晚些时候，杰弗里斯医生在电话上说："我需要几天时间考虑一个手术计划，并做必要的咨询……周五下午如何？那是我们研讨手术的时间。"

患者从门诊转至手术室。这台手术是"部分开放的腹腔镜[2]手术"，这意味着医生在患者的下腹部做了一个六英寸的弧形切口，切口大小刚好可以使医生将一只手和胳膊伸入腹腔。在手术前，住院医们期待看到手术结果，并说道："患者在服用阿司匹林。"

其中一名医学生问道："为什么要使用内镜？有什么优点？"怀特（Wright）医生[3]回答说："腔镜的切口更小，也更便捷。杰弗里斯医生做过很多例手工辅助手术。开放式手术的切口要大得多，而且患者还合并肥胖。这台手术真的很困难，病灶太深了。""我承认，给肥胖患者做手工辅助手术是很困难的。"

手术开始后，一切都变得清晰明了。腹腔内可见一条腹腔镜插在较高的位置。从悬挂在天花板的平板显示器上可以看到一只戴着手套的右手。这是患者的住院医师平德（Pinder）医生的右手。他的左手握着腹腔镜，镜头把图像传输到平板显示器上。通过平板显示器可以看到平德医生的手指在进行着抓取、牵拉，他在使用连接在腹腔镜上的烧灼器来剪断组织。图像中，平德医生可以看到他的右手在离实际位置约8英尺远的地方进行着操作。还可以看到他用左手操控的腹腔镜传来的图像。他正在应用这种虚拟影像进行手术。他们用这种方法完成了整个操作，而非用肉眼直接观察手术区域。杰弗里斯医生正在谈论手术的某个过程，并用他的食指指着屏幕，指导和辅助着平德医生。随后，杰弗里斯医生对平德医生说："用你的手把组织抬起来，就在那儿。"他们同时用镊子、烧灼器[4]在工作，并用指尖感受着组织。我抬起头，可以在屏幕上看到平德医生的整只手，这意味着他整个手都已伸入患者的腹腔。事实很快证明，这是一台高难度手术。因此，杰弗里斯医生接替了平德医生，并打电话寻求帮助。

接台后，杰弗里斯医生说道："我们要使用一些吻合钉，不能让患者出血。"

"每个吻合器里有七枚吻合钉，但现在只有两个能用。"杰弗里斯医生略带自嘲地说："不错啊，谢谢大家。"这时，他们在患者腹腔内放了一块海绵布，以减少出血。

在手术过程中，杰弗里斯医生用他的拇指和示指摸索并压迫组织。平德医生则协助切割杰弗里斯医生手指触摸到的组织。不一会儿，布里奇（Bridge）医生来到手术室，他协助识别了手术室中所有显示屏上看到的解剖结构。这些屏幕是所有人，包括手术医生能够看到患者腹腔组织结构的唯一途径。因为手术切口很小，只能够放进仪器或伸手探查。这个案例似乎很冗余，而且显然具有很高的风险。杰弗里斯医生在使用烧灼器时说道："我还没有找到患者的输尿管。"

手术室里播放着乡村音乐。布里奇医生说："你们的问题在于音乐。应该播放古典音乐，乡村音乐是一种干扰。"

杰弗里斯医生说："您可以换一种音乐或者把它关掉，它们不会干扰到我。放一首曲子吧（然后他说出一位音乐家的名字）。您的心跳并不会达到每分钟120次"（暗示他自己的心跳已经这么快了）。

布里奇医生说道："我认为你在正确的操作平面上，杰弗里斯[5]。绝对是正确的操作平面"，然后他用食指指着屏幕，一直指向15～20英尺远的手术室另一边。他双手握拳，挥动手臂，以此表示杰弗里斯医生应该用手剥离组织。这个手势是非语言性的，而且手术室里的每个人都在紧盯着显示屏，所以只有我观察到了这个细节。

斯蒂芬斯（Stephens）医生[6]走进了手术室。杰弗里斯医生对斯蒂芬斯医生说："这真像噩梦一样，我以为这样手术会更容易，没想到却更难了。"

"是因为阿司匹林吗？"斯蒂芬斯医生问道。

杰弗里斯医生回答说："目前还没有。你应该准备一个吻合器。"仅仅通过观察，我便感受到了充斥于手术室的危急气息。杰弗里斯医生正在纠结中。

有八位医生正在紧盯着屏幕。他们似乎被平板显示器上的视频图像"困惑"住了。杰弗里斯医生说道："这东西硬得像石头一样，粘连在这个被翻转的肾上。它不像从CT上看到的那个东西啊。"

高个子的医学生、布里奇医生、斯蒂芬斯医生和矮个子医学生，都在看着笔记本计算机屏幕上的CT图像，以及天花板上的显示器，将CT影像与术中的实时视频图像进行比较。杰弗里斯医生意识到了这一点，他说道："你们在后面嘀咕什么呢？"他接着说道："我的手探查到了整个肾脏——不是整个，而是肾下极。"

斯蒂芬斯医生说："你能感觉到那里有血管吗？"

杰弗里斯医生说，"CT图像还在吗？把它拿上来，我想看看肾门[7]在哪里。"

斯蒂芬斯医生说："在你中指的侧面就对了。"

杰弗里斯医生接着说道，"我这样做是否会造成缺血？"杰弗里斯医生和斯蒂芬斯医生正在讨论着。菲尔茨医生走进了手术室。现在，泌尿外科团队的所有八名成员都在这间手术室里。杰弗里斯医生说："它就像是被卡住了。我不想使肾脏失去血供。"

怀特医生看着CT图像说道："它们看起来好像都是肾静脉。"斯蒂芬斯医生和怀特医生看着笔记本计算机上显示的CT图像，并将它们与术中的实时视频图像进行比较。这就是杰弗里斯医生在本周早些时候为准备这次手术而研究的同一份CT资料。

杰弗里斯医生此时已经洗漱完毕，穿上了无菌手术服，所以他把双手悬在空中，离开手术台，走到笔记本计算机前，看着计算机上的CT影像。斯蒂芬斯医生说道："有两条动脉。"

斯蒂芬斯医生向正在观察CT影像的杰弗里斯医生展示着CT所见。"第二条动脉在哪里？在两条静脉的后面？我想这就是两条静脉"。然后他回到了手术台上。从CT屏幕看向术中实时屏幕，杰弗里斯医生指着一个解剖结构说："它就是问题所在。我该如何处理它？我愿意接受大家的建议。我该如何保存它？我想到会发生最糟糕的事情。"

斯蒂芬斯医生说："看样子，你的手指放在了主动脉上。"

这个案例证明了这种三维认知对诊断，以及在实践中对患者的治疗是多么重要。外科医生的手指放在主动脉上意味着主动脉壁可能会被撕裂——那将是一个致命的后果。住院医们都感觉到，他们的领导正在操作着一台高风险手术。手术室里的紧张气氛可想而知。这种"大众情绪"的社会线索是，有多位高年资外科医生都对该怎么做提出了意见，这很不寻常。我相信这反映了与该案例有关的内在风险。根据谢里尔·马丁利的理论，戏剧性地发生在真正重要的事情上。该案例的戏剧性则体现在手术过程中的情绪转换上（Fessler，1999）。尽管现场记录可能无法表达出手术室里弥漫的情绪，但"高度焦虑"是毫无疑问的。从人类学角度看，我可以把现场记录写成一本变化的情绪谱。在能使读者认识到前述案例中的紧张和危险程度方面，情绪成为这位患者手术叙事的一部分。我对这个案例中各位参与者的观点很感兴趣。所以大约一周后，我询问了杰弗里斯医生的感受。他说道："我当时满头大汗。至今对我来说仍像是一场噩梦。"我接着询问斯蒂芬斯医生对于手术的感受，他说："作为新晋主治医生，我在努力协助有经验的专家，这对我来说有点困难。我最终接手了这个病例，我们最终完成了手术。这有点不可思议。"术后第二天，我又探视了正在恢复中的患者。尽管我很想了解患者对于疾病的叙事，但他唯一的评论是："（杰弗里斯医生）告诉我，他切除了所有的肿瘤。如果他做到了，那便再好不过。如果他没有做到，那么我的生命也就走到了尽头。"对患者来说，成功切除肿瘤意味着避免了死亡和所有与死亡相关的文化意义。此外，对患者来说，最低限度的"疾病叙事"是治愈肿瘤，医生必须把病灶切除。

放射肿瘤学中的三维诊断和三维治疗

之前我介绍过里弗斯医生是怎样负责在 CT 扫描中勾勒出病变器官的轮廓，然后"规划师"才能"量体裁衣"地制订出与三维诊断相关的具体治疗方案。本章的主题是诊断如何决定着治疗。这在放射肿瘤学和泌尿外科中同样适用。放疗机本身内置有一个微型 CT 扫描仪。它不是用于诊断的高分辨 CT，而是对患者在放疗床上的位置进行 CT 扫描，以与用于治疗计划的 CT 影像进行比较。里弗斯医生说：

"有时我们必须做 3 毫米或 4 毫米的调整。这个屏幕显示了定位 CT 扫描和诊断 CT 扫描相互叠加的情况。在由左及右的基础上，我们可以匹配患者在放疗床上的位置，以确保所勾勒的病灶轮廓与诊断性 CT 所规划的完全吻合。每次治疗时，我们都会将患者的位置与诊断性 CT 上的规划相匹配。有时也会在真实的器官上做标记。这是另一种使放疗机与诊断性 CT 相一致的方法。这是一种标记前列腺癌的'黄金标记物'。"斯坦医生在这例中的活检套件中的前列腺，放入了标记物。

接下来的案例彰显了治疗中的空间关系：

然后我走到中控室，负责放射治疗的技师说："我们把患者排成一排，非常仔细地检查从患者皮肤到机器的距离。"这是一条新信息，一条里弗斯医生之前展示给我的 CT 影像之外的信息。房间里有两位助手给在患者做定位。在患者定位正确后，控制室可以移动机器，使其从不同平面的不同角度旋转。同样地，在设计和治疗计划中，有一个可以在中控室的计算机上看到的放射窗口。这里还有一台对讲机和双视频屏幕，可以从两个不同的角度观察患者，并与患者进行交谈。控制室内也有五张平板计算机屏幕，整齐地排列在台面上。

最左边的屏幕上显示了三个区域，中间的那张屏幕随着放射性粒子的投放在滴答作响，接下来的屏幕上显示着CT上勾勒的病灶轮廓，之后的那张屏幕则显示着放射学视图——同样地，是治疗计划的三维放射学视图，最右边的那张屏幕上有一个Excel表格，表格上有很多数字。

台面下有五个大箱子（比一般的CPU大）。管理中控室的人说："这些计算机能确保我们运行所有的机器。"

第二位接受放射治疗的患者还没有来。我站在那里，这时放疗师走过来，向我问道："你看过治疗室了吗。"

"还没有。"

他把我带到治疗室，并画了几张图。患者躺的放疗床在放疗机的弧形臂下。机器的一侧是定位CT。在这里，他们可以给患者做一个超快速CT，使其与诊断性CT上的规划相一致。机器带有一个圆圈，从圆圈中投放出的放疗粒子束可以360°旋转，弧形臂和放疗床也都可以360°旋转，因而可以有无数种组合和定位方式。放疗师向我展示了一叠类似于模具的钨板。"一切工作都由坐标和四道激光的转动来完成。（激光可以将放疗机、CT扫描和接受治疗患者三者的所有定位排列起来。这是可以投射到放疗床和患者身上的等中心图像，所以这是一个投影，几乎像幻灯片一样，然后这里是刻度，它取决于十字准线的位置，可以测量从皮肤到放疗粒子投射点的距离。）这是一台更先进机器，它使用三维校准，真的非常酷。"他继续说道，他的工作性质是各种校准，包括激光、（放疗）剂量和定位，以确保患者接受精准的治疗（图8.1）。"我还负责大楼里每个人的安全，监测他们受到多少辐射。我同时需要核查治疗计划，有时还需要进行测试，以确保设计的治疗方案是可行的。核查用的是这台设备。计算机偶尔会出现偏差，大约有1%的概率。"放疗师接着说了一段引人入胜的话："所有计算机都会彼此'交谈'。放疗室的计算机，中控室的计算机，设计和生成治疗计划的计算机，以及放疗机弧形臂上用于CT扫描的计算机。这些计算机之间互相传递信息。CT上的计算机将患者信息提供给负责放疗量测定的计算机，测定计算机则将信息提供给负责制订放疗计划的计算机。负责计划的计算机进一步将信息传递给中控室的操作系统，并与中控室的五台计算机和放疗机本身接口。这些都是全自动运行的，我必须验证系统是否正常工作。整个系统有很多台计算机，一切都由计算机程控。"

我强调了三维认知在诊断中的作用；这些例子彰显了使用三维认知来规划手

术或规划放射治疗的必要性；而用于原型输出的三维打印也正在变得普及。

利用 CT 扫描等医学图像，这种打印机可以构建由丙烯酸树脂制作而成的半透明模型，从而使外科医生了解肝脏和肾脏的内部结构，如血管的方向或肿瘤的确切位置。一个更逼真的三维模型部分由聚乙烯醇制成，它高度模拟了真实人类肝脏的湿润度和质地，使其更适合用手术刀切割。

（Osawa，2013：B5）

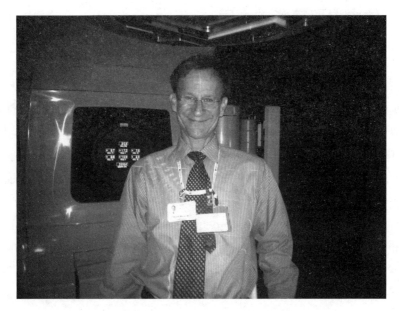

图 8.1　民族志学者在用于放疗的激光发射器旁留影

尽管该技术仍在发展完善中，但医生使用三维图像或认知重建的目的是完全相同的，即手术规划。我想再次指出，三维世界真实存在于身体内——这是一种不同类型的空间认知，与人类学家通常所写的、专注于个人与外部世界关系的空间认知不同。

一个尚待解决的民族志难题

在现场调查的这一点上，我意识到诊断叙事与"治疗叙事"有因果关系。我回想起我最初的理论框架，即叙事理论的认知人类学。用拉波夫的话来说，诊断叙事是事件 A，治疗叙述是事件 B。鉴于两者之间存在的评价成分，我第一次感觉到，诊断叙事是一个故事中套叠着又一个故事。我意识到，罗伊·安德拉德（Roy D'Andrade）关于"结合成更复杂叙事模式"的概念，是解释"诊断是更为复杂叙事中的故事"的一种方法。当我在讨论民族志学数据中的治疗性描述时，想象一下作为民族志学者所再次面临的最初窘境：什么是叙事？谁在叙述这个故事？我现在正在寻求、发现更复杂的叙事模式。即使在我描述社会领域的外部空间关系时，我也认识到了故事的近义性。这个民族志学假设并没有答案。通常情况下，就在那里观察、参与和反思便能带来解答。在下一章中，我将讲述我是如何解决这些问题的。但首先，我需要记述本研究中大多数参与者的巅峰体验。

从身体中提取精华或物质

"从身体中提取精华或物质"是 W.H.R. 里弗斯在描述治疗时使用的措辞。它与克劳德·列维·斯特劳斯（Claude Lévi-Strauss）在《巫师和他的魔法》（*The Sorcever and His Magic*）（Lévi-Strauss, 1963）中描述的"Que-salid 的血色羽毛碎片"有着相似性。从象征意义上讲，血淋淋的羽毛代表着冒犯者，即疾病，已经从身体中被清除。达芬奇机器人前列腺切除术要求在手术时具备良好的治疗空间关系，以及在诊断叙事中产生的语言和视觉表现。因此，治疗是诊断叙事的延伸，即治疗叙事。

接下来的扩展摘录丰富了三维诊断和三维治疗间的关联性。之所以收录这个案例，也是基于达芬奇机器人手术对整个泌尿外科专业和每个专业阶段所有医生的重要性。这也是泌尿外科医生生物医学技能的巅峰之作：

> 我们当时在手术室里。威廉姆森医生已消毒完毕，正在风干双手。而斯坦医生正在定位手术台，并问道："我们能把这台仪器放在伦德伦堡（Trendelenburg）吗？"[8]

斯坦医生正在操作视频监控设备。最初，监视器朝向麻醉师所坐的手术凳头侧。斯坦医生走到达芬奇机器人后面，护士问道："您在后面需要帮助吗？"

斯坦医生随后走向位于手术室一角的控制操纵台。操纵台由两条大绳索连接到机器人上。斯坦医生坐在操纵台前，这看起来像是一架战斗机的驾驶舱与虚拟现实一体机的融合。他手指和脚的动作控制着插入患者体内的手术器械，手术却是远程的，医生在距离患者很远的地方。威廉姆森医生坐在靠近患者肩膀的右侧，他旁边的手术室护士和麻醉护士在窗帘的另一侧。威廉姆森医生在整个手术过程中都拿着一个连接着摄像头的大套管穿刺器。他还可通过这个相同套管穿刺器的一个端口使用夹子和器械。斯坦医生开始工作，以确保微型仪器在正常运行。右侧的剪刀通有电流。斯坦医生正在操纵台上。

他的声音被放大了，就像高音喇叭里的声音。我注意到他是坐着的，并把椅子支起来，以便通过双屏幕的斜面或倾斜视框进行观察。看起来犹如3D电影中老式的纸板眼镜。这些镜片与操纵台相连接。他的手臂插在下面，那里还有脚踏板。斯坦医生脱下木屐，脚上穿着短袜。斯坦医生口头确认了精索和小肠，以及其他解剖学标志。他的声音由对讲机传出，他的眼睛注视着操纵台，他控制着机器人的"手臂"，用它们指向并识别患者体内的器官。多名观摩者通过房间内的多台平板显示器观看着手术。斯坦医生和一名高年资住院医轮流操作手术的不同部分。随着手术的进行，他们不断地通过语言进行互动，指导着手术的解剖过程。

套管连接在机器人上，机器人有四个可以上下滑动的匣子。机器人手臂上还有其他可以在空间移动的部件，手臂上至少有八个关节。机器主体的第三部分可以旋转。在术中，可以多次看到三条或四条手臂同时工作，使它看起来像一只多关节在同时运动的蜘蛛。机器人的手臂被塑料包裹，以保持手术区域的无菌环境。有四个切口，气腹的吹张[9]形成了一个开放视野。这个视野可以从手术室的平板显示器上看到，当然，也可以在操纵台[10]看到。我注意到，右手是一把弧形剪刀，也是通电的，他们经常使用剪刀外侧的凸面接触组织，然后简单地用博威（bovie）[11]电刀切除脂肪组织。

我观摩了整台手术。患者找斯坦医生看病是有原因的：作为一名非外科医生，我也能看出他的专业技术水平。我注意到，机器人的"双手"在互动，他们在把东西拉起来、抓住，并从左手转移到右手的过程中彼此协作。像这样越过中线是一种非常复杂的神经现象，是儿童成长发育过程中的一个重要里程碑。我注意到，在这里，机器人已经能够完成这件事。

达芬奇机器人能够操作套管进行多种手术。它们可以旋转、上下翻转、打开、关闭，整个套管还可以改变方向。斯坦医生指导着威廉姆森医生："像这样朝下，而不是像那样直着。"斯坦医生在指导着操作角度，威廉姆森医生插入塑料钳子并钳夹了两次。他们基本上是在合作进行手术。在前列腺被完全切除后，斯坦医生通过套管所做切口插入的器械之一，用两侧输精管[12]的切割部分抓住它，并将其举到腹腔内的开放空间。这些东西基本上都嵌入了前列腺中。

一根线上有一个双针缝合。他们开始缝合。斯坦医生来回缝合着近端尿道和膀胱颈[13]，这时它就像鞋带一样，一切都很松散。他在近端尿道和膀胱颈处缝合了四针，然后说道："这样就可以了，它不会再退回去了。"他开始像拉紧鞋带一样拉紧缝线，近端尿道的后壁完美地贴近了膀胱。

斯坦医生指示威廉姆森医生："剪掉这个。"然后针头从镊子间穿过，并通过塑料套管的出口从腹腔中取出。斯坦医生开始打方形手术结，把金属缝合线绑在一根针上，另一端是裸露的缝合线[14]。斯坦医生走过来，重新坐在我旁边，开始在他的笔记本计算机上打字。我之前曾试图向他解释我对空间、时间和三维性的思考，而他好像总是表现得不大明白。而这时，他让我走到操纵台，通过 3D 眼镜看一看。我走到操纵台，在那里，我看到了手术区域的三维立体影像，就像我在一个开放的切口中拥有双眼视力一样。难以置信！这就像虚拟现实，我仿佛就在患者的腹腔里！这种体验对我产生了深远的影响——我曾花费数百个小时盯着 CT 和 MRI 影像看，但竟是这种技术再现了《神奇的旅行》（*Fantastic Voy age*）（Fleischer, 1966）。我又低头看了看手部的操控装置。实际上，当你用操纵台的多关节手臂进行操作时，有真实的条带供拇指和食指抓握。机器人手术系统如图 8.2 ~ 图 8.4 所示。

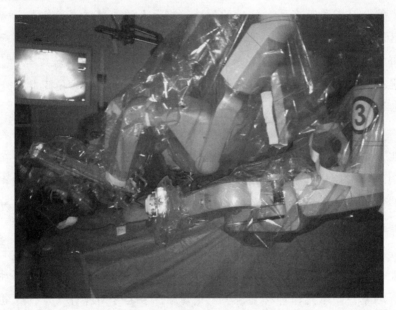

图 8.2　达芬奇机器人手术系统

三维诊断与化疗

有人可能会质疑说，对空间关系和三维成像的强调是因为我的数据来源以外科为主，是一个假象。肿瘤学是一个内科学亚专业，通常被概念化为高度依赖检验数据。我的现场调查数据显示，医生们非常重视 CT 影像。

斯潘格勒医生问道："给患者做CT扫描了吗？上一次是什么时候做的？"

其中一位住院医师打趣地回答说："一百万年前。"

斯潘格勒医生又问："这次入院为什么没做？"

他们决定给患者做一个CT。但他们需要一个这样做的理由，而不仅是因为已经有很长一段时间没有做了。

住院医师们说："实际上，我们在寻找梗阻灶。"

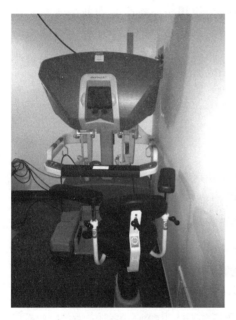

图 8.3　达芬奇操纵台图

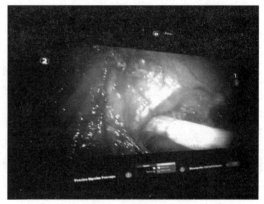

图 8.4　腹腔内插入微型器械的平面视图

斯潘格勒医生再次说道："患者上次做 CT 是什么时候？他出院前需要做一个胸部 CT。"

一位住院医指出，患者的肌酐水平上升了。"我们想避免使用静脉造影剂，那样会延长住院时间。"

斯潘格勒医生说："就做一个常规 CT，因为我们需要了解疾病全貌，以便治疗他的肿瘤。"

尽管化疗是一种药物治疗，而非手术，但为了监测病情进展和指导治疗，仍需要三维影像。每个医学生都要学习大体解剖学，了解器官和病变器官的三维性质。使用听诊器和体格检查是医生对疾病形成三维概念的另一种方式，包括心力衰竭或肺炎这样的临床场景。因为"场域"属于外科亚专业，所以三维认知的重要性更容易被看到。但即使是普通医生，也需要进行三维思考。

诊断性叙事决定了疾病的病因。同样地，叙事决定了正确的治疗方法。试想一下，如果诊断叙事中的故事是错的，那将是一场灾难——相应的治疗方法也会是错的。临床上遇到的场景是将病变器官从身体去除。这个过程与诊断密切相关，它在整个治疗过程中具有指导作用。我又一次面临着发掘总体性叙事的民族志窘境。我深信，诊断叙述在治疗实践中具有真实性。因此，我转向另一个人类学启发式的方法，以理解围绕诊断叙事的社会空间。我相信，迄今为止我的观察是正确的，但缺乏完整的理解。我仍然致力于使用叙事理论。但在下一章，我将讨论我是如何调整"久经考验"的人类学工具，以获得关于叙事的新视角，从而解决我对于民族志的困惑。

注释

[1] 支架是一种保持冠状动脉通畅的金属网。在这种情况下，支架上没有涂抹抗血栓药物，这意味着服用阿司匹林对预防血栓是必要的。

[2] 腹腔镜是一根管子，直径约为半英寸，能够通过一个小切口插入腹部，从而看到手术区域，也可以插入小型器械进行实际手术。

[3] 怀特医生是一名住院医师，是较高年资的住院医师之一。

[4] 烧灼是为防止毛细血管等小血管出血而进行的操作。在这种情况下，烧灼使用的是电流。在其他一些时候，也使用化学烧灼。电烧灼也被称为"bovie"。

[5] 布里奇医生是一位拥有丰富经验的荣誉退休教授。布里奇医生目前仍在做手术，而杰弗里斯医生是一名忙碌的、使用最新技术的一线外科医生。

[6] 斯蒂芬斯医生是一名低年资医生，他刚完成机器人手术的专科培训，这是一种额外的研究生培训形式，可以使被培训者获得更加专业的知识和技能发展。

[7] 肾门是肾脏与身体其他部位连接的唯一结构。它包含重要的解剖结构，如肾动脉、肾静脉等。

[8] 一个关于体位的术语，患者头朝下、腿抬高。在这种情况下，患者的两腿分开、放在脚蹬上，类似于女性的盆腔检查。

[9] 该词的意思是，外科医生在患者腹部打了一个洞，用加压气体将内部像气球一样吹张起来。从而有一个清晰的视野以便识别所有的解剖结构。

[10] 气腹是指腹腔内出现游离气体。吹张是指给空腔吹气，类似于充气式的草坪娱乐设施。

[11] 一种在手术中以烧灼血管而止血的器械。

［12］输精管是一种管状结构，将精子从睾丸运出，通过阴囊，穿过前列腺，然后排入前列腺尿道，即尿液从膀胱排出的通道。

［13］这意味着前列腺已被完全切除，"管道"的两个松散部分正在被重新装回。

［14］缝线是对"绳子"的专业化命名，通常由特殊材料制成，用于不同类型的手术。

参考文献

Fessler, D. 1999. Toward an Understanding of the Universality of Second Order Emotions. *In Biocultural Approaches to the Emotions.* A. L. Hinton, ed. Cambridge: Cambridge University Press.

Fantastic Voyage, 1966. Feature film. Directed by Fleischer, R.

Lévi-Strauss, C. 1963. The Sorcerer and His Magic. *Structural Anthropology*, 167–185.

Osawa, J. 2013. Next to Use 3-D Printing: Your Surgeon. *Wall Street Journal*, April 9, 2013, p. B5.

第三部分
西医的疗愈仪式

9 仪式理论

仪式作为被分享的体验叙事

我利用叙事理论开始此项研究。疾病叙事在人类学经典叙事治疗理论中占据主导地位。人类学著作侧重于患者描述的生活经历，尽量保持叙事的连贯性，并补充描述的中断部分，在部分情况下是共同参与描述的，而有时医生则被描述为反面角色。（Frank，1995：127；Greenhalgh，2001）。我们的民族志数据不支持这种以患者为中心的模型，因其会给人留下了医生在治疗过程中边缘化的印象。我们认为这种差异是方法论导致的。我们观察了患者与医生互动的社会实践，并采集了医方的数据。这与人类学家在其他社交场所中采访患者完全不同。

正如在方法一章中提到的，我通过编码数据来总结主题。对诊断叙事决定治疗的深入理解，提示我们要注意人类学经典的另一部分——仪式治疗。我的数据和其他仪式研究的数据之间有着惊人的相似之处。迄今为止民族志数据支持以下内容：

（1）构建诊断叙事。

（2）向患者讲述诊断故事。

（3）共同关注诊断叙事。

（4）患者被社会化，生活在医学诊断的世界中。

（5）治疗基于诊断叙事。

回顾被编码的数据主题，我们注意到与治疗仪式相关的其他重要概念：

（1）患者将疾病视为生存威胁。

（2）患者和医生希望治愈疾病。

（3）医生的等级制度和能力之间是有联系的。

我试图通过研究关于仪式治疗的人类学文献来证实这一分析。既往的人类学研究侧重于仪式治疗的象征或神话元素。鉴于研究人员（我）、读者和研究参与者对生物医学都有共同的、基于意识形态或共同文化神话的认识，我认为没有研究象征主义的必要性。

叙事和仪式的关系

我力图将仪式和叙事之间关系理论化。我使用了托马塞洛的心智理论和对社会空间中物体的共同关注能力（如叙事），并重点研究了关于疗愈仪式的早期人类学著作中对诊断叙事的共同关注。这部分内容并不难查找。我们同时回顾了最近关于叙事治疗的描述，令人惊讶的是，克兰曼和马丁利都提到了仪式，但没有进一步讨论叙事和仪式是如何相互关联的。

每个仪式都是一个故事。仪式使用言语、行动、符号和经验来重述文化公认的神话。回想一下，在讨论自我的过程中，我们都曾感到困惑：叙事和经历哪个在先？仪式是预先存在的象征性的故事，并且由仪式参与者自主性地重新体验。我只是简单地将托马塞洛的概念从两个同种个体扩展到一组同种人群中，这些人都在现实生活中经历了一个将他们联系在一起的故事。回想一下，我们曾记录过许多人共同关注 CT 图像的经历，无论他们是在诊所还是在手术室。

我延续了马丁利开始的调查，即疗愈可以通过体验的叙事结构来描述（Mattily，1998：2）。然而，想想拉波夫对叙事的开创性定义——告诉对方一种体验——这一以仪式形式向经验叙事的理论飞跃在克兰曼和马丁利研究中提及，但尚未进一步发展。我们认为，以治疗仪式形式出现的"治愈体验叙事"是一种被忽视的"叙事治愈"形式。从理论上讲，我们研究了治疗经验叙事的概念，我们的研究数据支持以上观点。

在我们的实地调查中，我们回顾了对疗愈仪式的了解，重新检查了实地调研的数据，尝试确认或否认这种新的，具有启发式的方法。我们发现了许多人类学家讨论的治疗仪式的一致结构，并意识到西医的临床遭遇遵循同样的结构。在这一点上，我们解释了我们对仪式治疗的了解，然后特别使用民族志数据证明我们所观察到的与仪式治愈相关的人类学经典是一致的。我们发现了以下关于疗愈仪式的组成部分：

（1）患者将疾病视为生存威胁，造成无法履行其社会角色而导致的边缘性（尚未描述）。

（2）阐明疾病原因（诊断叙事）。

（3）说服首选叙事（共同关注诊断叙事）。

（4）诊断性叙事决定适当的治疗（诊断决定治疗）。

（5）"水蛭"的资格（有待描述）。

在确认将医学临床接触的概念化为仪式的过程中，我发现本书已经描述了（2）、

（3）、（4）部分。我将重新审视我的数据，并在接下来的几章中进一步研究（1）、
（5）部分。我的数据中治疗仪式结构与其他文化高度一致，因此我们认为现代西
方临床接触就是一种疗愈仪式。这种启发式方法与我们原来融合认知人类学和叙
事理论的框架完全一致。目前，拓展的理论框架可以更准确地解释我们的数据。

仪式通过故事来实现

仪式结合了已存在的神话叙事、制定仪式的经验以及前面已提及的非常具体
的结构。如果执行不当，仪式将不起作用。不难理解，疗愈的社会结构是一种叙
事模式。在疗愈仪式中体验和"讲述"故事是一种文化实践。由于存在生存威胁，
叙事存在戏剧性。由于疾病引起患者的边缘化，所以疗愈仪式可以起到使患者从
失去社会角色到重新融入新的文化角色的变化。除非个人与文化保持联系，否则
患者们既没有观众，也不能用共同的语言叙事经历。因此，"患病"引起的异化
是对叙事者自我的生存威胁。参加仪式可以减轻这种威胁。虽然每个患者都有不
同的故事，但它实际上是同一个不断重复的故事。这就是嵌入疗愈仪式中的叙事
模式的本质。

正是体验与叙事之间的关系及仪式的体验，使我们能够将这些理论结构整合
到叙事体验的治疗仪式中。在这样做的过程中，我们结合克兰曼和马丁利的工作
并加以拓展，以描述医学临床接触以及在这种情况下如何"治疗"。首先，我们
回顾了疗愈仪式的人类学概念。

人类学经典中描述的疗愈仪式

我使用了里弗斯关于进入疗愈仪式的普遍动机的宣言——对疾病和死亡的恐
惧（Rivers，2001［1924］：53-54）。埃文斯·普里查德（Evans-Pritchard）详细
阐述了将预言作为诊断的工具（Pritchard，1976：38-43）。迈尔·福特斯（Meyer
Fortes）描述了疗愈仪式中的占卜（诊断），维克多·特纳（Victor Turner）则将
对"Isoma"的痛苦的疗愈仪式描述为对疗愈仪式中"诊断叙事"部分的验证（Turner，
1969）。疗愈仪式的各种描述有某些共同点，我们优先考虑应用里弗斯的描述加
以阐明，因为他直接将时间和世界各地的疗愈仪式与当前西方生物医学直接联系
起来（Rivers, 2001［1924］，Flexner, 1910）。接下来，我们将探讨上述人类学家
所描述的疗愈仪式的各个组成部分。

詹姆斯·道（James Dow）也认识到仪式治疗具有普遍性，但他关注的是在各

种文化背景下，可以描述和解释的所有象征性治疗系统的共同结构。他提出了以下观点：

（1）疗愈师和被治愈者的经验都是在特定文化符号下的文化神话中产生的。

（2）一个痛苦的患者来到治疗师那里，疗愈师说服患者，他（她）的问题可以用神话中的术语来给出定义。

（3）疗愈师将患者的情感附加到交换的符号中，特别是源自大众神话中的符号。

（4）疗愈师通过操纵交换的符号，帮助患者处理他/她自己的情绪。

（Dow，1986：56-69）

在我们对临床问题的讨论中，"通识的神话"就是医学科学，"问题"则被定义为诊断，疗愈师使用对诊断叙事的共同关注作为说服患者的一种形式。因为生存威胁产生的情绪使患者允许疗愈师通过在诊断中附加治疗计划（如切除肿瘤）来操纵符号。通过这种方式，道关于疗愈仪式的共同结构的论述，验证了我们之前应用民族志数据描述的疗愈仪式组成部分。

杰尔姆·弗兰克（Jerome D. Frank）进行了跨文化疗愈仪式研究，并概述了疗愈仪式的以下先决条件：

（1）治疗代理人，通常是接受过社会认可的治疗方法培训的人，并受到患者及其所在社会团体中至少部分成员的认可。

（2）从医治者那里寻求解脱的患者。

（3）疗愈关系——疗愈师和患者之间有限制的、或多或少结构化的一系列接触。

（Frank & Frank，1991：2）

他接着描述了疗愈仪式的结构：

（1）与乐于助人的角色建立充满情感的倾诉关系。

（2）治疗环境。

（3）为患者症状提供合理解释并规定解决这些症状的仪式或程序的理由、概念方案或神话。

（4）仪式或程序需要患者和治疗师的积极参与，并且双方都认为这是恢复患者健康的手段。

（Frank & Frank，1991：40-44）

同样，根据我的数据，仪式的主要组成部分是社会认可的代理人（医生）、情绪激动的关系（面临生存威胁）、合理的解释（诊断），以及需要诊断特异性的治疗形式的仪式程序（双方都经历过）。特别要注意的是，患者和疗愈师的参与都需要进行疗愈仪式。

医学、疾病和医生：疗愈仪式

科学的进步取决于建立科学模型。疗愈仪式在人类学学科中历史永久，成果斐然。基于此，我将疗愈仪式与我们的民族志数据进行对比和比较，提供部分数据分析。我认为，西方生物医学中的疗愈仪式在结构和功能上与全球许多其他不同文化中的疗愈仪式相同。

W.H.R. 里弗斯在他的著作《医学、魔法和宗教》（*Medicince, Magic and Religion*）（2001［1924］）中，从全球视角对多种不同文化进行了分析，并描述了每种文化的基本要素。他调查的多为小规模的社会。在对魔法和宗教进行了简短的讨论之后，他转向医学，他说：

> "另一方面，医学是一个社会实践的术语，通过这些实践，人们试图指导和控制一组特定的自然现象——即那些影响人们自己的，可以干扰人们的行为，使他不能够正常完成身体和社会功能——这种现象降低了他的活力，并使其走向死亡。通过一个泛化的过程，社会已经将这些现象分类在一起，并以疾病的名义将它们与其他自然现象区分开来。"

（Rivers, 2001［1924］：4）

请注意，这种疾病使人不能完成社会功能。里弗斯特别使用术语"疾病（disease）"。疾病是一种共同的社会结构，而疾病是个体化和独特的。术语 illness 是指没有被诊断出来的疾病；而术语疾病"disease"是指明确诊断的疾病。这种区别使我们最早关于诊断叙事的观察结果具备有效性。在讨论各种语言中治疗从业者的命名法时，里弗斯在谈及一个从事治疗疾病工作者时，应用了"水蛭"（leech）一词（Rivers, 2001［1924］：5）；其他命名包括医疗工作者、萨满、占卜师或医生等。

医学、魔法和宗教在世界范围内存在的原因之一是"疾病和死亡是如此紧密地联系在一起，即使世界被划分为独立、自给自足的不同区域，不同群体对疾病的反应也会极其相似"（Rivers, 2001［1924］：54）。需要重点关注的是，已确诊的疾病（disease）——而非未诊断的疾病状态（illness）——导致的潜在威胁启动了疗愈仪式。我们认为，疾病是一种社会建设，是个体和所处文化之间的共同认知。"生与死"是值得讲述的故事（拉波夫的可报告性）。为了扩展我对治疗的了解，我们需要填补我们认知的负空间，并描述"疗愈仪式的故事"。故事从生存威胁开始。在我早期的作品中，我将生存威胁称为"叙事困境"（Meza & Passennan 2011）。事后看来，患者向医生讲述临床故事时，对死亡的恐惧导致患者无法叙述对疾病的恐惧。这造成了一种叙事困境，也被称为生存威胁，这是疗愈仪式的起始。

仪式研究中的诊断叙事

里弗斯阐述了我最初关于叙事讨论中描述的因果效应关系：

> "疾病概念中一个或许是最重要的要素，是它包括其范围内的因果关系要素。通常，对于某些即刻状况的明确关注，导致疾病的出现。令人高兴的是，我们能够通过病因学来接近我们的研究主题，进而从与现代医学相同的角度来处理野蛮民族的医学，现代医学完全依靠或应该完全基于病因学的基础。"
>
> （Rivers, 2001［1924］：7）

确定疾病的病因也称为命名疾病（诊断）。

"原因"这一词汇的频繁使用让我们回想起麦克尔·托马塞洛，他将人类描述为有组织、有意识经验的生物，他们根据因果事件来理解世界，从而促使文化发展。西医学完全契合里弗斯在全面调查后所显示的结果，疾病分类也是基于自然的原因（生物医学）。里弗斯指出，正是"水蛭"（医生）通过"蛭疗法"（医术）的做法"执行与我们称之为诊断相对应的程序"。我描述了，在目前的医疗实践中，医生如何进行诊断叙事，以及患者如何成为被告知方或是疾病名称的接受者。这是通过共同关注诊断叙事来实现的。

当进一步理解当代医学时，里弗斯说：

> "医学从出现就与宗教和魔法有着密切的联系，并逐渐以物理因果关系

的概念取代了早期对自然万物有灵论的精神认知。医学的发展与对自然界认识的发展密切相关，而不是我们现在认为的是超越自然的世界。"

（Rivers, 2001［1924］： 110）

他继续讲道：

"因为野蛮医学的蠕虫和蛇已经被疾病细菌理论的微观和超微观生物体所取代，而旧的体液理论也已经被体内分泌物的适宜比例改变所取代，现在人们正在认识到这些现代理论是许多病理状态的直接原因。"

（Rivers, 2001［1924］： 111）

这种替代的原因将我们带回对因果关系的认知："每个物理事件都有其物理基础，没有这种基础的存在，它本身就不会存在。物理科学的进步在很大程度上取决于对这种因果律的坚定信仰"（Rivers, 2001［1924］：116）。在我的数据库中，诊断叙事作为因果关系的论断，与仪式经验具有相同的基本功能。

埃文斯·普里查德（Evans-Pritchard）在他的民族志《阿赞德人的巫术、神谕和魔法》（*Witchcraft, Oracles, and Magic*）（1976）中提供了有关诊断过程的更多细节。当一个人的健康受到威胁时，寻找病因或原因的过程是极其复杂的，在这种情况下，会寻求团体中其他人来实施巫术。诊断过程描述如下：

"他们将一只鸡冠以某人的名字，然后把毒药倒进这只鸡的喉咙里，然后问神谕者这个人是不是女巫。如果神谕这说这个人与询问者的健康无关，那么他们就会把另一只鸡冠以第二个人的名字，然后重复测试。当神谕者杀死一只冠以某人姓名的家禽时，表明此人将在未来一个月内引起询问者的疾病。然后他们问它是否是唯一威胁到询问者健康的女巫。如果神谕者说还有其他女巫，那么他们必须找到这些女巫，直到神谕者说已找全影响询问者健康的女巫、没有必要进一步询问为止。"

（Pritchard, 1976： 38）

普里查德详细介绍了提问和确认神谕者答案的程序。神谕者提出了正面和反面方面的问题，并达成一致。从本质上讲，这成为一个诊断不适或疾病（由巫术引起）原因的过程。迈耶斯·福特斯（Meyer Fortes）（Fortes，1987）和 Victor Turner（Turner, 1969）也有与以上相类似的描述。

关于诊断与治疗的相似性，里弗斯说：

> "人类有关于疾病因果关系的理论，采取与我们将其称为'诊断和预后判断'的程序相对应的程序，并有对应的治疗模式，即使它们与我们的治疗措施几乎没有共同之处，但可以被视为构成一个明确的治疗系统。"

> （Rivers，2001［1924］：6）

随后，他说：

> "一个案例是巴布亚人和美拉尼西亚人等民族的利奇克拉夫特的合理性。这些民族在疾病方面的做法不是脱节和毫无意义的习俗的混合体，而是受到关于疾病因果关系的明确思想的启发。他们的治疗模式直接遵循他们对病因和病理学的看法。"

> （Rivers，2001［1924］：48）

里弗斯的这些论述，可以应用于理解使用达芬奇机器人实施根治性前列腺切除术治疗前列腺癌中。我们目前文化模式的基础是"癌症 - 切除"，与里弗斯的描述是一致的。这种对仪式的描述与我们已经提供的民族志数据具有惊人一致性，我们有理由确信在实地考察中观察到了疗愈仪式。

重要的是，埃文斯·普里查德还描绘了与诊断和治疗相对应的社会角色："阿赞德人（Azande）巫医既是占卜师又是魔术师。作为占卜师，他揭发了女巫；作为魔术师，他消除了她们的影响"（Pritchard, 1976：66）。埃文斯·普里查德同时强调了里弗斯所描述的"诊断"和治疗之间的联系。阿赞德人占卜类似于诊断叙事。泌尿科医生使用CT扫描图像及三维重建图像对"健康者"进行初步判断（对应预言），并通过 MRI 进一步明确疾病诊断，然后用达芬奇机器人前列腺切除术治疗前列腺癌（对应巫术）。阿赞德人在诊断和治疗过程中也有一个因果关系的认知过程：女巫使用巫术引起疾病；而魔术师使用魔法消除巫术。

通过共同参与疗愈仪式来控制疾病

W.H.R.里弗斯将医学描述为"寻求指导和控制"疾病的一系列社会实践（Rivers, 2001［1924］：4）。控制疾病的必要性源于"（疾病降低）活力并可能导致死亡"的概念（Rivers, 2001［1924］：4）。虽然微妙，但里弗斯将可控制的对象定义为疾病，而不是人或身体，正如福柯式思想所描绘的那样。这使共同参与文化实践成为可能，因为患者和医生都同意他们共同活动的出发点，即控制疾病。虽然这种区别很微妙，但与许多人类学著作不同，这些著作将医生和生物医学描述为控制疾病的斗争。使用仪式的启发式方法，患者和医生组成一个团队来战胜疾病和死亡——死亡是极权主义的最终形式；死亡对诊断叙事和疾病叙事都有最终的控制权。如果没有疾病或死亡，就不需要水蛭（医生）或蛭疗术（医术）。

虽然权力在人类学文献中经常被人类学家讨论及非议（Hahn, 1995），但权力或专业知识是疗愈仪式所必需的。里弗斯将疗愈仪式描述为控制疾病和死亡，而不是控制人。同样，在这些仪式治疗的例子中，"水蛭"和患者都是文化本体的一部分。因此，认为将医生和患者都是身体政治所控制的对象似乎是合乎逻辑的。

说服 — 共同关注诊断叙事

里弗斯继续他的表述，多次提到因果关系："疾病概念的一个或许是最重要的要素，是它在其范围内包括因果关系因素"（Rivers, 2001［1924］: 6）托马塞洛提醒我们，人类从因果关系的角度来理解世界（Tomasello, 1999: 18-19）。对因果理解的共同认知创造了文化，在这一案例中，即为创造了西方医学的亚文化。同样，为了使医学作为一种文化实践得以维持，它必须是一种共同的理解，在这种情况下，是医生和患者之间的共同理解。里弗斯讲述道：

> "在某些治疗过程中，获得自我知识成为一种治疗手段，与正常健康的社会过程的相似之处是如此明显，故医生已经使用了其中衍生出来的术语。将错误的感觉、思想或行为趋势转换为更健康的方式，这个过程通常被称为再教育。"

（Rivers, 2001［1924］: 127）

里弗斯提到，在疗愈仪式中，当给出明确的诊断后，患者将被进行对水蛭的信仰体系的"再教育"（Rivers, 2001［1924］: 12）。疗愈仪式的基本结构包含向患者进行疾病自然原因的再教育，这与西方生物医学的努力方向有明显的相似之处。出于这个原因，我们使用里弗斯的术语"再教育"，去说服并共同关注"诊断——治疗叙事"的互换。必须承认，患者被说服后认识到，他们自身毫无保留地成为医生—生物医学科学分享文化的一部分。这不是医生对患者故事的侵犯或控制。相反，正如詹姆斯·道所描述的那样，"疗愈师将患者的情感附加到从一般神话中特定的交换符号上。"来自生存威胁的恐怖情绪被重定向到诊断叙事，使得仪式继续进行。就连克兰曼也提到了同样的过程。"再教育"是克兰曼解释模型的一部分。他说："没有医生被教导如何向患者解释生物医学原因。然而，这是医生工作中的一项基本任务"（Kleinman，1988：240）。

患者在与医学诊断共存的世界中适应社会，并利用这种社会现实应对他们被不断打断的生活。因此，疾病及如何"移除疾病"成为自我叙事的一部分，试图通过持续的叙事获得社会认可、支持和鼓励。再教育的过程改变了患者的自我故事，这是疗愈仪式中叙事的第二个主要组成部分。自我故事与诊断叙事融合，成为共同的诊断 - 疾病叙事。

在观察疗愈仪式时，埃文斯·普里查德给出了以下见解："如果一个阿赞德人无法被某个巫医治愈，他会去找另一个巫医，就像如果我们对咨询的第一个医生的治疗不满意时会去另一个医生一样，"（Pritchard, 1976：108）。我们将提供寻求其他意见的患者的数据。他们遵循埃文斯·普里查德描述的模式。如果未能就诊断达成一致，疗愈仪式就会成为叙事失败，该患者疾病状态就会成为未命名的疾病或有争议的疾病，无法完成仪式及其提供的预期转变。我们将从数据和人类学文献中举出例子进一步说明这一点。

仪式的局限性

谢里尔·马丁利引用杰尔姆·布鲁纳的话说：

> 如果叙事是基于对的常规"打破"，那么严重的身心痛苦就需要一种叙事形式来打破。这是一个有限区域，人们需要寻求意义，通常以叙事的形式进行。（Bruner，1986；Bruner，1996）
>
> （Mattingly，1998：1）

布鲁纳使用的术语"打破"，与"中断""不希望"同义，我们认为，它与我们在呈现数据时使用的术语"存在的威胁"意思相近。叙事者试图通过叙事努力到达局限另一面。

医生的资格

里弗斯（和其他人）描述了医学与生物医学疗愈仪式是一致的其他方面。在进一步谈到医生的资格时，里弗斯说：

> "进行医学魔法或医学宗教艺术的任何分支完整的教学对人们来说都是无济于事的，除非人们向导师付钱学习。然而，这种教学和付费并非总是包括产出和疾病治愈，其中，疾病归因于人们的能力和知识的正确性，而不是医学与宗教结合的治疗性质。"

> （Rivers, 2001［1924］：41）

我们稍后将讨论训练医生的更多内容。

埃文斯·普里查德重复里弗斯的话说：

> "魔法必须像购买其他财产一样被购买，而启蒙的真正重要部分是学生慢慢从老师处学到有到大量知识，老师持续获得学费。当师生一起在丛林中时，老师可能会在任何时候随意地向学生传授知识，就像在狩猎旅行中一样，抑或是老师可能为了传授知识进行特殊安排。学习医学知识的费用应当足够多，否则在教授期间，学习者可能随时由于不满意及厌恶而停止遵从老师。"

> （Pritchard, 1976：97）

以上内容的现代版本是内、外科住院医师。医生之间的等级、经验和能力之间存在联系。

迈耶·福特斯（Meyer Fortes）还谈到了培训及其在产生疗愈仪式中的重要作用：

> "但我更多想到的是，占卜通常是一种专门的技术。占卜师可能必须接受培训才能成为这方面的专家，或者他可能因其心理构成的才能而被选中。占卜师必须得到适当的认可，通常是被神秘学机构接受所得到的公开认可。"

> （Fortes, 1987：10）

这些经文描述了构成诊断和治疗的意义系统的开始和传承。这与其他任何仪式一样，都是疗愈仪式的一部分。

总结

我们应用叙事理论阐释了自我对于叙事的必要性。如同一个硬币的两面，经验和叙事具有不可分割性。疾病叙事不是临床应对的一部分。我们描述了诊断叙事及其与治疗的关系。基于这些发现，我们重新分析了民族志数据，验证了目前西医的临床遭遇遵循疗愈仪式的标准结构。我们坚信这些是相互关联的概念。我们所展示的这种基于治疗经验叙事的相互关系是一种仪式形式。

参考文献

Bruner, Jerome. 1986. *Actual Minds, Possible worlds.* Cambridge, MA: Harvard University Press.

———. 1996. *The Culture of Education.* Cambridge, MA: Harvard University Press.

Dow, James. 1986. Universal Aspects of Symbolic Healing: A Theoretical Synthesis.

American Anthropologist. *New Series* 88(1):56–69.

Flexner, Abraham. 1910. *Medical Education in the United States and Canada.* New York: The Carnegie Foundation for the Advancement of Teaching.

Fortes, Meyer. 1987. *Religion, Morality, and the Person: Essays on Tallensi Religion,* Cambridge: Cambridge University Press.

Frank, Arthur W. 1995. *The Wounded Storyteller: Body, Illness, and Ethics.* Chicago: University of Chicago Press.

Frank, Jerome D., and Julia B Frank. 1991. *Persuasion & Healing: A Comparative Study Of Psychotherapy.* Baltimore: Johns Hopkins University Press.

Greenhalgh, Susan. 2001. *Under the Medical Gaze. Berkeley:* University of California Press.

Hahn, Robert A. 1995. *Sickness and Healing.* New Haven, CT: Yale University Press.

Kleinman, Arthur. 1988. *The Illness Narratives – Suffering, Healing, and the Human Condition.* New York: Basic Books.

Mattingly, Cheryl. 1998. *Healing Dramas and Clinical Plots: The Narrative Structure of Experience.* Cambridge: Cambridge University Press.

Meza, James, and Daniel Passerman. 2011. *Integrating Narrative Medicine and*

Evidence-Based Medicine: The Everyday Social Practice of Healing. New York: Radcliffe.

Pritchard, E., and E. Evans. 1976. *Witchcraft, Oracles, and Magic Among the Azande.* Oxford: Clarendon Press.

Rivers, W.H.R. 2001 [1924]. *Medicine, Magic, and Religion.* London: Routledge Classics.

Tomasello, Michael. 1999. *The Cultural Origins of Human Cognition.* Cambridge, MA: Harvard University Press.

Turner, Victor. 1969. *The Ritual Process.* Chicago: Aldine.

10 疾病是一种生存威胁

医疗中的生存威胁

在我关于仪式作为经验叙事的讨论中，W.H.R. 里弗斯着重强调了疾病和死亡的"生存威胁"。如果我分析正确的话，我可以在我的数据中找到生存威胁的证据。这一次，我也没费什么力气——它们也显而易见。

疾病是造成死亡的自然原因。疾病被认为是对身体的一种生存威胁——以身体死亡的形式。在下述场景中，我想扩展生存威胁的概念，让其包括身体的——自身、个体的自我——的叙事。以下是关于一位患者的故事。他经历了一起造成严重身体创伤的摩托车事故——一件差点导致其死亡的事件。在那次濒死体验之后，患者遭受了身体、自我和社会等方面的多重创伤。这些创伤，我认为，可以和里弗斯开启疗愈仪式的"生存威胁"相比拟。

威廉姆森医生对约翰逊医生说，"你知道那个创伤性尿道[1]损伤的患者吗？"他详细地描述了患者的伤势："菲尔茨医生不得不进行手术。他告诉我那个患者骑着摩托车，撞到了一根柱子，人向前飞去，胯部撞到了个很硬的东西，把尿道撞伤了。"威廉姆森医生耸了耸肩，做了个鬼脸，走开了。之后在会诊中，他明确表示，他还没见到患者，但是已经从其他住院医师那里听过病情了。

卡门把患者带回到检查室。那个患者拿着尿袋，他的妻子在他身后，正低头发着短信。卡门给患者测了血压，说："高压 129，低压 100。不错。"

"我今天感觉压力很大。"

"你对静脉肾盂造影（IVP）[2]剂过敏，对吗？"

"是的。"

会诊过患者后，威廉姆森医生站在病历台前聊天。杰弗里斯医生打断了他，问道："他出院多久了？"

威廉姆森医生说："两周了。他对用药挺满意，有排便，但仍有会阴[3]

肿胀的情况。"

杰弗里斯医生打断说："下一步你打算怎么办？"他们翻阅着病历，杰弗里斯医生说："实际上，他已经出院三周了。"他还描述了患者的蝶形[4]血肿，并表示患者在 7 月 1 日做过手术。同时，他掏出智能手机，把伤口的照片展示给威廉姆森看："腹膜和会阴部都有明显的血肿[5]。"

威廉姆森医生说："所以，你想做什么？"

杰弗里斯医生回答道："我想通过耻骨弓上顺行做个膀胱镜手术[6]，试着把导尿管从膀胱送到阴茎。第一次手术的时候，那些组织就是团烂肉。"他表示，导尿管可以为复原提供支撑，并且减少后期做尿道形成术[7]的可能性。他总结道："如果我们的操作会导致增加尿失禁和性无能的风险，我就不做任何操作。我只在第一次更换导尿管时做些干预。这是胚胎学的奇迹：那些细胞会尝试找到彼此，最终让创面自然愈合。"

这时，我们都进入了诊室。杰弗里斯医生对患者进行了一些问诊，然后准备患者进行查体。预料到检查受伤的生殖器可能会引起的情绪反应，他说道："别担心，这是我们的常规操作。"

在问诊和查体之后，患者回答道："我之前在有医保的时候做过几次手术。但现在我是自由职业，然后我的医保不知为何过期了。"

杰弗里斯医生说，"别担心。我们是教学医院，保险问题会有人来帮你解决的。你的账单上不会显示有任何欠费的。"我发现，当杰弗里斯医生常规安慰时，患者的眼眶难以察觉地湿润了。

杰弗里斯医生又问患者，"这是个有点私密的问题，在那次意外后，你有过勃起吗？"

患者说，"上周四，我起床的时候有早勃。可把我吓坏了。我觉得那里所有的东西都要裂开了。我吓得要死。"

杰弗里斯医生微笑着说，"我当了 17 年泌尿外科医生，还没有人因为勃起而死的。阴茎海绵体动脉[8]充血。有勃起是个很好的迹象啊。"

患者说，"可真把我吓坏了。"

杰弗里斯医生说，"有不舒服吗？"

"没有。"

接下来，对话又回到了诊疗计划上。杰弗里斯医生说："我更希望在 8 月 1 日做手术，之前至少一个月的时间什么都不要做。我去预约一下手术日期。"

患者的妻子询问了能否用卫生间后，便离开了诊室。杰弗里斯医生正在做其他事，但在他前去处理下一个患者前，患者妻子把他拉到一边，问："我能在您回诊室前，占用您一分钟吗？我正打算去北边看望我的父母，我每年都会去。但如果他有事儿，那我就先不过去了。而且，他很担心不能工作导致的收入问题。"她把杰弗里斯医生堵在一个空诊室良久，然后说："让我先回诊室（你再进去）。我不想让他知道咱们聊过。"接着，她回到了她丈夫所在的诊室。

杰弗里斯医生的确又回到了诊室，还说了一些关于手术时间安排的事儿。提起时间问题，杰弗里斯医生说："没有急着手术的必要。未来只会比现在更好。多两周恢复的时间，手术难度只会更少。"当账单的问题再次被提起，杰弗里斯医生再次安慰他。这一次，患者哭了出来。

接着，妻子提出恢复工作、安排检查等问题，以及能否放心在下一次手术期间北上等。杰弗里斯医生表示同意，"那都不是问题。"患者于是离开诊室，去找芭芭拉预约手术。

威廉姆森医生离开诊室时，显然是情绪上受了很大影响，他脸色惨白、异常安静，这不寻常，因为他平日里总是看上去乐观、积极、乐于助人的样子。他的安静引人注意。

杰弗里斯医生和威廉姆森医生说了些病史和体检的事，"有些已经写下来了。你要确保所有的术前需要的文书都已经准备好。想去看看他近期住院时拍的CT吗？"当患者在预约手术时，住院医生们和杰弗里斯医生重新仔细地看了CT片子。杰弗里斯医生说，"我想看看冠状位[9]。"他们翻阅了所有的影像，尤其关注了导尿管的位置。杰弗里斯医生问了好几遍，"它是在膀胱里，对吗？不是在肠道里？"他们反复看了三遍，以保证判断是正确的。

其中一个住院医师问道，"你会等创伤后6周才会做那个手术？"

杰弗里斯医生转过身说，"我个人通常会等至少8～10周。"

在完成一次充满情绪波动的会诊后，杰弗里斯医生立刻再次查看了CT结果。他和一个住院医师一起看片子，确证他的解剖学诊断是正确的——这与治疗和预后密切相关。同时，之所以一个低年资住院医师（菲尔茨医生）可以参与并辅助处理如此重要的病例，是因为那个患者曾被送进附近医院的急诊室抢救。急诊的本质是稳定患者病情，避免死亡。在这个案例中，修复基本的身体功能，消除尿液外渗，是解决生存威胁的关键。如若不能在急诊条件下完成身体修复，患者可能会死亡，（治疗）依据是上次手术和手机上呈现的伤口照片的细节。杰弗里斯医生给住院医师展示创伤范围的时候，把生殖器区域叫作"烂肉"，因为那些结构已经让外科医生无法辨认。解决生存威胁的"修复"，则是通过耻骨部位置入导尿管并连上集尿袋，另造一个泌尿系统，在机体损伤期间代替尿道和膀胱。

这一章节的目的是去确定治疗的起始条件，我认为，它的条件是生存威胁。我相信临床病例的性质是开启治疗的好示例。

我通过这个例子来强调其他对自我，或者自我身体的生存威胁。尽管患者并没再说他的痛苦经历，但他的确表露出了一种属于社交的情感。值得注意的，那些眼泪和哭泣是与没有医保带来的经济挑战相关的，以及没有保险会直接威胁到开启和维持治疗。不是所有的医生都愿意接诊没有保险或没有足够保险额的患者。在诊所的疗愈仪式情景下，患者和杰弗里斯医生之间互动的相对重要性被明显低估了，但我将其归于疗愈仪式的叙事结构。杰弗里斯医生显然不认为这点和他负责领导整个疗愈仪式的工作同等重要；他更愿意去看 CT 片，核实他把输尿管放在了正确的位置，并安排好未来的外科医疗操作。想象一下，这个患者会如何告诉他的朋友他出了意外，以及看医生的经历——他因失去保险而哭泣在这个"病痛叙事"里会有更大的"拉波夫式可报告性"；也就是说，这次哭泣会被用上百个词去描述。

同样地，对于患者的勃起，医患的认知存在不同。患者"害怕它会炸开"，并说"可真把我吓坏了"，所有这些会被我认为是生存威胁的描述（但也可以被认为是残留的病痛叙事），而杰弗里斯医生很欣喜，这意味着阴茎海绵体动脉开放，它没有受损。威廉姆森医生是一个刚刚结婚的丈夫、一个新生儿的父亲。即便他受过如何做一名客观观察者的训练，但在仅仅是看到另一个人的生殖器在一次摩托车事故后被撞成"烂肉"，都对自己产生了情绪影响（惨白的脸色）。再次强调下，这些行为并不做为疗愈仪式的一部分。即便它们被观察到了，它们在这一过程中并没有得到足够的强调。生存威胁和疗愈仪式的开启构成了就诊过程。

治疗叙事是疗愈仪式的焦点，这个场景强化了过程的转化。这是个前后有明显对比的情况。拉波夫会用的第一个叙述性句子是，"患者出了起摩托车事故"。第二个叙述性句子是"患者的脏器功能被损害了"。我想补充，在西方生物医学中的疗愈仪式，与其他地区，其他年代的疗愈仪式是一样的——疾病（物理创伤）的生存威胁和死亡使患者和医生联结在了一同，共同开启了疗愈仪式。

患者的认知模式*vs.*医生的认知模式

再次，以下的情景展示了患者和医生可能会就生存威胁的原因产生分歧，但他们都认为威胁是存在的。即使有分歧也足以开启疗愈仪式。

斯坦医生对患者说："我们看了 CT。肾脏这么大，"他用手比画着大小，"我们可以给你（在计算机上）看看。"他接下来在纸上画着，并说道："这是你的肾，在下面这里有个实性的肿块。通常来说，这是肾癌，治疗方法是手术摘除。如果没有转移，你可以认为是治愈了。"

患者回复道："我的丈夫4年前死于肾衰竭，所以当你提到'肾'的时候，我会很紧张。我的医生告诉我，那些淋巴结很小，并说这是个好事，因为它意味着可能没有转移。我想尽早手术。"

基于她丈夫的经验，患者担心肾衰竭而死。很有可能她会把肾功能减弱归咎于失去一部分肾——所认为她的生存威胁是肾衰竭。斯坦医生担心的生存威胁是肾癌的扩散。虽然从未明说，疗愈仪式过程并没有被打断，也无须解释。患者去预约了手术。

患者对生存威胁的解释

接下来的这段话来自一位被我采访的患者。她问我，你有没有得过癌症。我告诉她，我没有。她接下去说：

> "好吧。当你被通知你得了癌症，你会被吓到。它来得出其不意，你完全不知所措。你不知道发生了什么，所以，当你遇到一个医生，他告诉你，'不，不会发生副作用的，没关系，我们发现得很早'，你会感到心安，并且觉得'嗯，他会帮助我'。当你去看病的时候，这一点很重要。我曾经去另一个医生处就诊过，他甚至都没有打电话告诉我说检查结果显示我患了癌症，我对此非常愤怒。我当时想，这不是我脸上长了个痘那么简单！这是我的生命，这是生命的威胁！"
>
> 最后一句话"这是我的生命，而这是对生命的威胁！"提供了足够的理由去参与治疗。

在本书的附录 A 里，每个人都讲述了他们的故事。保罗（Paul）描述了生存威胁所引发的边缘性，以及被社会隔绝，很难告诉他的朋友他得了肿瘤。当危及生命的病例最终击中他时，托尼（Tony）将潜在患肿瘤的生存威胁描述为一种"小崩溃"；而阿尔弗雷德（Alfred）最担心尿失禁会造成自己在退休社区中被社会疏远，而不是死亡。

总之，正是对叙述自我的威胁，形成了生存威胁。叙述中断或者衔接缺乏，与叙事者的存在和叙事力量（即自我）有关。这个关键概念，即生存威胁，在人类学典籍中被描述。生存威胁在"治疗"发生"叙事转向"之前，引发了一种临界性态，其构成了疗愈仪式的组成部分之一。在我的数据中很容易发现这种威胁的证据。

注释：

［1］尿道是阴茎中的管状结构，是尿液流经的通道。

［2］IVP 是静脉肾盂造影英文全称的首字母缩写，这是一种改良的泌尿系统成像方法。

［3］指肛门、阴囊和阴茎周围的解剖区域。

［4］"蝴蝶"一词形象地描述了由机械损伤引起的血肿的形状。

［5］血肿是一种取代了组织和正常解剖结构的血液淤积。

［6］直接可视化膀胱内部的设备。

［7］手术修复尿道，尿液通过该修复的尿道排出体外。

［8］指用血液充盈阴茎的动脉。

［9］冠状位图是指可以在计算机上显示的三维物体的三个轴之一的平面图像。

行医资格

　　如果西方生物医学是一种疗愈仪式，那么我的数据应该包含了能证实这点的观察记录。社会把宣布诊断的特权交给了那些获得资格和证书的人。一旦拥有了这些，人们便会承认其权威性。这些训练不仅让医生们有资格去宣布诊断，如影随形的权威性也是治疗有说服力的重要因素。即便权威是个辅助功能，权威也是必需的，且与其他组成仪式的叙事成分密不可分，它等同于权威性叙事者。

从老师到学生的知识传递

　　在仪式的章节中，我指出金钱从学生流向老师。虽然里弗斯说的是美拉尼西亚的疗愈仪式，但也精确地描述了美国的毕业后医学教育。要知道菲尔茨医生身负了 24 万美元的教育债务。除了要付费，还需要许多其他条件，才能"拥有"成为"疗愈者"的权利（Rivers, 2001［1924］： 41；Evans-Pritchard, 1976：97）。

　　住院部泌尿科的查房队伍由总住院医师、高年住院医师、实习医生以及医学生组成。他们有着严格的等级划分。最高等级的总住院医师代理主治医生，负责患者的临床管理、监督低年住院医师。总住院医师还可以决定谁来参与哪个手术。他自己负责复杂的病例并做机器人手术；而其他人则不得不熬到他们年资足够或成为总住院医师，才能有机会去做这类手术。在这种等级制中最底层的是实习医生们，他们负责重复性的、常规的手术操作（如逆行泌尿系造影和膀胱镜检查）。在接下来的场景中，请注意这种等级制度被执行得多么严格。稍有犯错就会在手术操作时得到惩罚，对一名住院医师而言，最大的耻辱莫过于让一名医学生（而不是他自己）来做手术的一助。

　　康诺特（Connaught）肿瘤研究所租了霍普韦尔（Hopewell）医院翻新过的五楼。通过康诺特资格认证的泌尿外科住院医师，通常会在这层接诊患者。不过，他们也会在其他楼层会诊兄弟医院的患者。早查房于上午 6：30 开始，我试着稍微早到一些。此时，医学生们已经开始工作了，例行巡查每位患者，并从各种计算机中收集患者数据。我到后不久，怀特医生就来了，并立马冲向计算机，开始下载患者的实验室检查结果。那个高个儿的医学生在另一台计算机上做着同样的事儿，二人都将结果复制到患者的病历中并打印出来。平德医生来了以后，和怀特医生低声说了些什么。没多久怀特医生说："大家准备得怎么样了？"于是，医学生开始向平德医生一个接一个地汇报患者的情况，包括症状、实验室检查、体温、生命体征[1]以及出入量[2]。

早上 6：48，菲尔茨医生加入了查房小组。怀特医生说："菲尔茨医生想去手术室，我来负责患者。至少他现在愿意进手术室了，总算是有点进步了。"查房继续，没有就此进行评论。菲尔茨医生推着一台放在可移动小桌上的计算机，沿着走廊，将其推进每位患者的房间里。他不时地盯着计算机，在走路、讨论、患者问诊时，敲击着键盘。我凑近看了下菲尔茨医生用的那台计算机，确定了他在计算机上写病程记录。

在患者房间里时，平德医生问患者："你排气了吗？"

患者回答："为什么问这个？"平德医生没有回答。在得知患者还没有排气后，他一边戴上手套为患者检查伤口，一边问道："有恶心或呕吐吗？"然后，平德医生开始检查手术切口，并问道："疼吗？"患者唯一的回应是："哎哟哟……"尽管患者正在呻吟，平德医生还是说："切口状况看起来很好。我们昨天开始了 TPN（全肠外营养）[3]。"

患者问："可以把引流管拔了吗？"

平德医生说："可以啊，已经没有多少渗出液流出来了。这些切口状况看起来很不错。你的尿液看起来也挺好（即使它是血红色的）。你有点低烧，"这句话好像让患者吃了一惊。平德医生接着说，"最重要的事儿是用这个仪器，"他指着诱发性肺活量计。"你应该多下床走走，也许你今天就可以把导尿管拔了，甚至可以出院回家呢。"随着大家离开病房，菲尔茨医生也推着计算机走了出去。

我们刚离开病房回到走廊上，菲尔茨医生就对平德医生说："这是我整个住院实习期间第一次迟到。14 个月了，这是第一次。你比我早到了两分钟。"

平德医生说："我什么时候来并不重要。"

菲尔茨医生回答道："我希望您在查房的时候不要吐槽我。"

对话转到了"今天有什么病例？"接着有人说："明天有 4 个病例。"怀特医生转向那个医学生说："你有可能是其中一台手术的一助。"整个过程中，住院医们都一直在讨论手术和手术技巧。其中一位高年资住院医师用手比画着三维解剖结构和手术技巧，另一个用身体演示着三维立体结构的例子。他这样做了好几次。有一次，他们在争论一个具体操作时，其中一位医生提及一篇文献中说到的术式，并用手三维立体地演示了整个手术过程给大家看。

不断地交流和用手比画手术操作一直是住院医师日常生活的一部分。他们在学习技术（手术操作）。他们同时还要学习认知能力（解决问题、分析问题的能力）。每周五早上，在住院医办公室，几名主治医生和住院医师会开例会，接着就是总住院医师会带领住院医师们进行一段非固定模式化的教学环节。通常情况下，他们会复习医师资格考试书上的一些题目。

开会是为了学习。他们会基于教科书进行提问，还会在临床病例讨论中穿插其他问题和社交性问题。

不同于赞美同事以及互相开玩笑，他们会以一种几乎嘲弄的口吻讨论各自主治医生的优缺点。他们会说："他对我简直太凶了。"或者"让我最不舒服的是，当我们去看那个就要因癌症去世的患者时，（这个主治医生）说，'唉，你就要因为癌症去世了，感觉怎么样啊，伙计？'"或者"他最适合一起值班了。他就是一个'铁幕'（Iron Curtain，指阻碍思想、信息和人员交流的无形障碍）。"

他们也会开主治医生的玩笑，其中一位住院医师问一位自主开业的社区主治医生，"您会怎么处理鞘膜积液？"[4]。

那位主治医生回答道，"我切开阴囊，然后把它取出来。"住院医师很惊讶他没有用任何特殊术式，而且对［帕特尔］（Patel）医生使用的一个特殊命名的操作法也不熟悉。当住院医师就此追问这位社区主治的时候，据说他回答道："我不知道你在说什么。"

除了分享手术技巧和医疗管理知识，他们讨论最多的话题是谁做了多少手术，以及怎么才能更多地参与手术。一位低年资住院医师说："我比他早到（医院）一小时，所以我上了手术，直到我上台去的时候，那个高年资住院医师才刚到。"另一位住院医师说："下一次那个高年资住院医师应该晚点到，因为我想要自己做这个大手术。"

另一位住院医师说："我看了一台自体移植的手术。那是台简单的手术，做得相当惨。"这种患者不获益而是为获得手术经验的事儿，被另一位住院医模仿了，"我们得在他们诊断出肺癌前，立即（stst）做前列腺切除术。"[5] 住院医师们谈到腹膜后[6]精索静脉曲张修补术，高年资住院医师们说："那个患者你们打算怎么做？我准备做这个手术，不过如果你们当中有人想做，我可以教你做。"

"他让你做其中一个手术了吗？"

这个高年资住院医说："那些（附属医院的）医生是开放性手术的术者，所以他们会更愿意让你做开放性手术，因为他们知道万一你搞砸了，他们还可以救场。但是他们不太敢让我们做机器人手术。这和杰弗里斯医生的做派完全相反。"他们说到每个医生做过的机器人手术，这个高年资住院医师又说："'乡下人进城'。这种事再也不会发生了。"他指的是一位低年住院医师做的机器人手术比某高年住院医师做的还要多的情况。"他们太自私了。你还位列第三。记着这件事。"

对外科手术操作的渴望是可以理解的。这是提高水平的唯一途径。在另一个场合，我无意中听到杰弗里斯医生对住院医师说，如果独立负责的主治医生不让住院医师进行足够的操作，他愿意与其面对面谈谈。由于机器人手术操作相对较新，患者会寻求有操作经验的外科医生主刀。这种对操作经验的评估制造了层级，而层级制度又确保了每个住院医师都得到了适当的训练。看看较低年资的住院医师们的谈话：

菲尔茨医生是最没有经验的住院医师，他是第一年住院医师。在早上的"教学"查房中，谈话转移到一个患者的临床讨论。该患者的PSA为10.6，没有进行过直肠指诊。他说肺部有一些发现。有人问菲尔茨医生，"前列腺有多大？"

他回答说："触诊很难。这是个问题：你怎么能知道前列腺有多大，有没有参照？"

另一个住院医说："得有个数值。去做个检查，然后猜测一下就行了。"

菲尔茨医生说，"新年过后，泌尿科会来一位普外科住院医师，那时就终于会有一个人级别比我更低的了。我希望他们能拿着寻呼机。因为一边准备手术，一边通过护士回寻呼机，真的很烦。我（现在）不得不做两份实习，一份普外科实习，一份泌尿科实习，在这两份实习中，我都是最底层的人。"

雪上加霜的是，他补充道，"我还欠了24万美元的教育债务。我失去了延期付款的资格，现在他们每个月都在从我的借方账户里扣钱。"

索尔斯基（Solski）医生走到菲尔茨医生身边，拍了拍他的背，抱了抱他，安慰他一切都会好起来的。

这是里弗斯在仪式的章节中描述的，疗愈仪式中学徒身份的验证。高年资住院医师负责教初级住院医师；而主治医生负责教住院医师。

虽然我写的大多是关于医生和患者间的互动，但如果我不写主治医生和住院医师彼此间显而易见的情感，那我就太粗心了。尽管住院医师们必须面对严苛的等级制度，但他们彼此关照，索尔斯基医生给菲尔茨医生的那个鼓励的拥抱就是证据之一。事实上，小组注意到了菲尔茨医生压力很大；"他们决定逃学"，整个小组都去农贸市场。大家自行开车前往，这种情况下，菲尔茨医生说我可以搭他的车（如我之前写到的，我的级别更低）。他开着辆老式轿车，车子显然需要维修了。一路上，他继续和我讲述这种培训生活有多艰辛。我们抵达后，小组决定去一家糖果店——尽管他们是成人，但在糖果店里，他们就像孩子一样。他们彼此间的友情和关爱，令人动容。他们顽皮搞怪，讲着低俗笑话逗菲尔茨医生开心。他们谈论家庭关系、结婚成家、对未来的憧憬，但主要是关于怎么生存下去。他们都一起受制于并忍受着这种成年学徒的生活。我不禁认为这是一个仪式中的仪式。他们的受训生涯都捎带着巨大的个人牺牲。过完这个"不上班的早上"，他们必须回去工作。

设想一下在住院部肿瘤科查房时发生的苏格拉底式教学互动，如下：

斯潘格勒医生问道："他为什么不睡觉？"

一位住院医师回答说："他告诉我他头痛。"

另一位医生说："因为他感到焦虑。"

斯潘格勒医生说，"不会是因为心脏病发作吧？"这时，他们已经列出了所有会导致精神状态改变的原因，包括感染、心肌梗死[7]、卒中等。

一个医生说："我们没做磁共振呢。"

斯潘格勒医生说："还有呢？"

在场的住院医师建议道："精神问题或者药物源性。"

斯潘格勒医生说："什么疾病会同时有步态改变和精神状态改变？"

"脑压正常的脑积水[8]。"

接着斯潘格勒医生说："还有呢？"

住院医师猜测道："艾滋病。"

斯潘格勒医生拍着桌子，重复着大声说："不是！""那睡觉药（Sleeper）呢？"她指的是一种催眠药。"我们要像一个优秀的内科医生一样考虑。"

住院医师说："他（指患者）看起来有点怪。"

斯潘格勒医生打断了她，回到她之前的思路上："我们漏掉了一个，还有一个。"大家安静了。斯潘格勒医生接着说："我这个月肯定考过你们至少一次。"没有一个住院医师能给出答案，于是斯潘格勒医生告诉了他们是"甲状腺问题"。她对这个患者的情况总结道，"我们不确认哪里出了问题，要等检查结果。"

斯潘格勒医生又做了一些教学，"肺癌会转移到哪里？答案是一个非常小的腺体。"

在场的住院医师猜测："脑垂体。"

斯潘格勒医生笑了。她笑得把头弯下去，前额抵在了桌子上。等她坐起来，斯潘格勒医生说，"我要找的腺体离肝脏很近。"值完班的住院医师想不出来，最终斯潘格勒医生公布了答案，"是肾上腺。"

已经值完班的住院医用一本正经的声音回答："它（脑垂体）离肝脏也很近。"这是个讽刺的笑话，因为脑垂体在头部，离肝脏一点儿也不近。

斯潘格勒医生经常用这种教学方法。下一节是谈 CT 检查与恶心的关系，然后她会讲解造成患者恶心的原因：

下一个患者是从本尼迪克特医院转来的。在患者到达医院前，没有给住院医师任何通知，斯潘格勒医生对此表示不满。这名患者刚刚用完第一剂顺铂[9]，然后就开始呕吐，于是他妈妈打来电话并把他带回了医院。在本尼迪克特医院的急诊室，做了 X 线和 CT 扫描，确定没有肠梗阻，于是他被送回了康诺特肿瘤所。接下来讨论的话题是他们不能化疗的种种原因。阿特拉斯医生在计算机前看了看 CT 影像。斯潘格勒医生回答说："他以前从来没有呕吐的问题。"然后依次回顾了能导致恶心的四个原因。"第一个是预期性恶心，指当患者靠近化疗设备时，就会开始恶心。这是正解。第二种是急性恶心，指在化疗开始的时候恶心，发生在注射化疗药物的那一刻。化疗相关恶心是第三种类型，是指患者接受完治疗后发生的恶心。"

阿特拉斯医生插话道："非化疗相关的恶心。"

斯潘格勒医生问："下一种是什么呢？"没有人能给出答案。"第四种类型是慢性恶心，即无论有没有化疗或疾病，恶心一直都存在。没人知道为什么。"

只要是不同层级的医生们在一起工作，这种苏格拉底式的教学比比皆是。有一次，退休的名誉泌尿学教授布里奇斯医生正在指导一个手术病例，斯坦医生顺道来看怀特医生和菲尔茨医生逆行泌尿系统造影检查和膀胱镜，以及取活检。斯坦医生问了一个棘手的问题：在复杂的临床情况下，如何才能定位恶性细胞的来源。他们都参与了这个讨论，就连医学生也参加了讨论。但即便总住院医师、高年资住院医师和所有其他人，都提出了自己的想法，也没有人能说出问题的答案。

这种认知训练可以是单纯问问题，或者与当时的临床病例相关。我已经在其他地方讲述了这些旨在提升能力的实操练习（Meza & Provenzano，2015）。

除了前面所描述的学习之外，住院医师每天还会阅读 CT 和磁共振片子。只要住院医师在临床工作时，主治医生总会与住院医师一起阅读影像片子。随着每一次的切磋，住院医师作为主管的能力逐渐变强，学习着"独门妙招"渐渐变成了施治者。住院医师们在诊室、多学科护理会议、手术室和医院查房时都会阅片。住院医师和主治医生一样频繁阅片，对每个患者都如此。

疗愈仪式是一种文化产物，为了使其能够延续，就必须做到文化层面的复制。这部分是通过疗愈仪式所需的专业培训实现的。没有这些专业知识，这些仪式就不会奏效。在多种场合下，我观察到住院医师与年资高的同行们密切合作，在计算机上阅片、回答苏格拉底式的问题，在走廊里、手术室里练习动手能力。住院医师通过长时间工作、学习，像学徒一样，以及通过完成所有重要的手术操作，获得被认可的专业治疗操作能力，专业能力能带来社会认可的权利，他们也会为此而"付费"。这些学习过程是潜移默化的。"行医资格"从来没有被明确地表述为得知如何开展诊断叙事，或更后期的治疗叙事的概念。这两个概念是通过观察医生的日常而得出的人类学洞察的观点。

注释

［1］体征包括血压、脉搏或心率、体温、呼吸或呼吸频率，以及"疼痛"。

［2］进入体内的液体和流出身体的液体的测量，记录在护理图表的说明部分。

［3］TPN 是全胃肠外营养英文全称的首字母缩写，所有营养通过静脉注射而不通过胃肠道系统提供。

［4］鞘膜积液是指精索上的囊肿。当囊肿非常大时，它会导致患者不适，这是手术切除它的原因。

［5］Stat 或 STAT 是指立即。前列腺切除术是手术切除前列腺。在这个病例中，住院医师们开玩笑地说如何获得更多的手术机会。如果诊断出肺癌，患者将不宜行前列腺切除术。

［6］腹膜后是指腹腔后面的解剖结构（"后向"），其覆盖着的那层膜被称为腹膜。精索静脉曲张是指阴囊中的"静脉曲张"或充血静脉。

［7］心脏病发作。

［8］在 1980 年 *JAMA* 的一篇著名的文章描述之后。这种在医学教育中的社会性互动被称为"互动"（Pimping）。她问他们她正在想什么，可作为他们鉴别疾病、

综合征或诊断的方法。

[9] 一种有毒的肿瘤化疗药物。

参考文献

Fortes, M. 1987. *Religion, Morality, and the Person: Essays on Tallensi Religion,* Cambridge: Cambridge University Press.

Meza, J. P., and A. Provenzano. 2015. Power, Competence, and Professionalism in Medical Education. *MedEdPublish* 5.

Pritchard, E.E.E. 1976. *Witchcraft, Oracles, and Magic Among the Azande.* Oxford: Clarendon Press.

Rivers, W. 2001 [1924]. *Medicine, Magic, and Religion.* London: Routledge Classics.

12 疗愈关系

　　我过往的经验和数据一致表明医生没有将（患者的）疾病体验作为（与患者）常规临床接触的一部分来探索，但我也观察到医患之间存在疗愈关系的充分证据。疗愈仪式有助于疗愈关系的建立，而疗愈关系可以创造亲密感，这种亲密感为日后医生了解并最终参与患者经历和疾病体验创造了条件。我认为患者面对的是一个实际的生存威胁，而这个威胁在生物医学层面常常以一个非常依赖文化背景的方式来处理。医学治疗和疗愈关系发生的先后顺序很重要。正如许多人类学家所描述的那样，生物医学和疗愈关系并不相互排斥。我认为疗愈关系的建立源于疗愈仪式的完成。

　　患者和医生之间的真实关系例证了疗愈关系的经典定义："全面地了解患者"。而我所呈现的观察资料也表明，这种关系在生物医学临床接触的环境中是普遍的。

　　一些人类学家认为西方生物医学世界里的医患之间缺乏有意义的人际关系，但我观察到的情况正好相反：患者喜欢他们的医生。在跟随史密斯医生进行住院查房时，我第一次收集到了这种医患之间依恋感形成过程的线索：

　　　　我很早就到了康诺特的住院病房，那时大约是清晨的 6：15。威廉姆森医生走了进来，看起来有些沉默，没有微笑，也没有特地和我打招呼。不久之后，约翰逊医生也走了进来，他们坐在一起在计算机上查阅患者们的检验结果，为查房做准备。约翰逊和威廉姆森医生还在工作，查看了检验结果和X线片时，史密斯医生出现了。当时只有三个患者需要查房，威廉姆森医生说，"他们中的一个可以回家了，他的指标看起来相当不错。"

　　　　此时，史密斯医生还在计算机前查看腹部X线片，他说："我们和消化科[1]医生进行过会诊咨询的那个患者是谁？时间过了太久我都忘了，也许我们应该再考虑咨询一下心脏内科的医生。"

　　　　约翰逊医生说，"那只是窦性心动过速[2]。可能与他心脏无关，我们只有一张他的心电图[3]。"

　　　　"我喜欢排除所有的可能，"史密斯医生回答道。

　　　　这是我们看到的第一位患者，我们和他就鼻胃管保留与否进行了大量的沟通协商。患者说："它让我很痛苦，我要你们马上把它拔掉。"此前，住院医师在计算机前坐诊时看过这位患者的一张 X 线平片，发现他有多个术后气液平面[4]，提示肠梗阻（这也是为什么医生们去咨询消化科专家的原因）。史密斯医生理解他的想法，同时也很能体会他的痛苦，但与此同时史密斯医生也解释了保留鼻胃管的重要性，并告诉他医生们稍后会进一步检查[5]。

患者问："稍后多久？"

"我们今天晚些时候再过来。"医生说。

"我已经等不及要做了（指取出鼻胃管）。"

史密斯医生和约翰逊医生都寻求该患者的合作，最后他们就一个折中的解决办法达成了共识，"如果你让这个鼻胃管再留几个小时，我们可以让护士来找我们（并将其取出）。"

下一位患者很健谈，同时身体状态不错。史密斯医生对患者说："你做得很好。"在此，史密斯医生完成了与患者的大部分沟通互动。我感到他们两人之间有着自然融洽关系，比一般的住院医师与患者关系更加紧密。

史密斯医生问患者："您从头跟我讲讲，这一切是怎么发生的？"

患者说："十天前我没有什么毛病，这只是他们发现的问题。我之前听说过康诺特肿瘤所，所以我就来这儿看病了。"该患者身上有一个大而愈合良好的肾切除术的瘢痕，不过有严重的胶带灼伤并伴有开放性溃疡。

史密斯医生给他做了检查，并对其他住院医生说："不要再给他用医用丝绸胶带了。"同时对患者问道："给你用的 Norco[6]能帮助缓解一些疼痛吗？"

患者之前回家前咨询过麻醉止疼剂处方的问题。他对史密斯医生说，"现在我每四个小时就要用一次，因为到第五个小时伤口就变得非常疼。我会慢慢减少用量，伤口痊愈后我就不会再用它了。"

离开房间时，史密斯医生和患者打趣说："我不能和你争论，因为你带着枪。"走出房间后，史密斯医生说："医院安保部的人曾上来探望患者并告诉我要好好照料他，因为这个患者是一名警察。"

当在整理回顾这些现场记录的互动过程时我注意到，这段对话的内容比一般的早查房对话更加私人化，这自然而然让我以为史密斯医生是负责为这位警察做手术的住院医师。

第二天，我去跟史密斯医生核实我的推测，他表示了肯定。在草稿笔记上，我在史密斯医生名字的旁边写下："温柔的临床关怀方式。"我给他看了我写的东西，他回答说："你和患者沟通 60 秒还是 90 秒的区别是很大的，即使你只是一个倾听者的角色。这种沟通有时有用，有时无用，但患者如果喜欢聊天的话你是能看出来的。就比如那个小肠梗阻的患者，有时我下午空闲的时候就会去他那里花上五分钟和他聊几句，但我们聊的并不一定是他的身体状况。我认为这有助于患者主动与医生分享当下可见疾病以外的事情；否则，你就会对他一无所知，对其患病的过程和背景也一无所知。我认为这样的交流让我加深对患者的了解。"然后，他说他已经为那位患有肠梗阻的患者取出了鼻胃管。我告诉他，他所说的话令我印象深刻。他继续表示："如果你不这样做（指全面了解患者），你就是在浪费自己的时间，因为任何人都可以学习医学科学，但是真正了解患者的人很少。"

接下来的一天，我收到了一封史密斯医生的电子邮件，里面附有他正在提交的学者资金申请的个人陈述。尽管这样的医患经历是一个私人的体验，他还是选择写了我也关注的这个话题——亲密地了解患者。这是一段非常具有启发性的经历。

　　史密斯医生实际上在工作中使用了"疾病状态（illness）"这个词（illness和 disease 都指疾病，但 illness 指人生病的整个状态，而 disease 指客观疾病本身），在我整个实践考察中，我没怎么听到过其他人使用这个词。他强调了"科学"和"了解患者"的区分。作为一名富有同理心的医生，他提供给患者的照顾是患者能想象得到的最好的照顾。我发现，这些亲密行为只限于史密斯医生和他亲自会做手术的患者之间，而且只是发生在给他们做完手术之后。这个发现促使我去重新评估我所有的数据以判断医患亲密关系是否一致地存在于所有情况下。重新查阅我的实践笔记后，我确认了这一关系的一致性特点：对于所有情景和每一位我关注过的医生，在对患者进行手术或治疗评估时，他们对患者及其需求都给予了尊重与关注；而在治疗结束之后的复查中也充满了笑声，关爱，以及双方开诚布公的情感表达和不同程度的经历分享。这些场景通常均涉及个人私密的，并且在手术和治疗前是完全不存在的。

　　还有一次，我曾在门诊接触了一次临床情景，当时杰弗里斯医生比原计划晚到了近两个小时。当他最终进入诊室时，没有一个患者抱怨或表现有任何愤怒。对于其中一名患者来说，这次来是例行复查，整个过程很短暂，杰弗里斯医生只是在非常简短的问诊后开了一些简单的化验。当杰弗里斯医生为患者漫长等待而道歉时，患者说："这对我来说完全不是问题，我已经为你放弃了先前咨询过的三位泌尿科医生。为了你，我愿意做任何事。"患者的这一表态体现了她的忠诚与宽容，如果没有疗愈关系的话这样的表态是很难想象的。当我们离开诊室时，杰弗里斯医生告诉我，他九年前为她切除了一个肾肿瘤。这与史密斯医生的经历类似，医患团队在陪伴患者共同度过生存威胁时也建立了一种相互理解的、彼此治愈的紧密关系。医生可以参与疾病状态这个临界的特殊社交场景，并在和患者共享经历的基础上，获得一份亲密的人际关系，建立一种医患"共同体"。通过这些疗愈仪式（如切除肾肿瘤）的建立，我也可以借此观察到医患之间不同类型的人际关系模式。

斯坦医生经历也是一个很好的佐证：

斯坦医生说："每年，拉比·莱文（Rabbi Levine）先生都会在犹太新年给我发信息。犹太新年就从今晚开始，这是人们应该用来思忖生命的时间，包括思考我们生命的意义，以及对生命的感激。拉比·莱文每年给我的感谢信内容大都是感谢我为他做了手术，让他的生命可以延续，让他继续生活在这个世界。当时现场都是些戴着黑帽子和穿着黑外套的人（斯坦医生一边讲一边用他的手在脸的一侧做了个打旋的动作以试图展现那些人的犹太哈西迪式卷发）。手术进行时，这位拉比让人们在哭墙祈祷以求我做手术的手可以被"指引"。他每年的感谢信中都会对我出色的'手术手'表示感激"。

杰弗里斯医生的患者和斯坦医生的故事都证实了我从史密斯医生那里学到的东西。我注意到与诊断和治疗前相比，诊断和治疗后的医患关系发生了明显变化。所以，我的结论是，医生与患者本身的亲密关系，以及对彼此了解的加深是疗愈仪式的结果而不是先决条件；而这种真切的疗愈关系使患者和医生之间可以没有障碍地去沟通和分享。

这里还有许多其他例子，这些泌尿科医生并不是像人类学典籍中所描述的那样，治疗的都是没有任何故事背景的独立的"身体器官"。在患者来诊所看病的过程中，杰弗里斯医生在对患者肿瘤（术后）情况进行了常规的复诊检查的同时，与患者讨论了他们生活中的各种社会属性的话题。他和他的纳斯卡（NASCAR）粉丝患者谈论起纳斯卡（赛车），他与一位长期习惯给一家小镇报纸的编辑写信的患者谈论当地的政治；他认识所有患者的家人，并询问他们的情况（当家人未陪同前来时）。他倾听他们对开销的担忧、他们的旅行计划、他们的烦恼和他们对未来的希望。他支持并指导他们如何正确运用医疗系统的规则以帮助自己获得导管或换药等。当一名患者谈到要重新入院时，杰弗里斯医生开玩笑说："你应该获得我们的'店内积分'——每集齐七次住院免费一次。"当患者抱怨医院的食物或劣质咖啡时，他回答说，"这就是他们让患者快速出院的计谋。"患者们也知道他个人生活的细节。当被问及他开的是哪种车时，杰弗里斯迅速回答："一辆福特 F150 皮卡。"杰弗里斯医生也同样分享了他的假期生活和孩子们的学校活动等信息。这些私人生活的细节表明了这些关系中所蕴含的深度信任。

在实地工作考察的这一节点上，我开始更仔细地观察以验证我的发现，因为我对疗愈关系里的时间发展顺序有一个基于克兰曼模型的先入之见，而这些观察到的现象与之完全相反。在回顾了我所有的数据之后，我发现医生和患者之间，在做出诊断性评价和治疗计划的过程中，并没有出现过（上述的）玩笑和亲密行为。这些问诊与诊断总是以礼貌、尊重且专注的方式进行，而且同理，彼此之间没有任何私人信息的分享。医生与患者分享个人信息是疗愈关系的标志、亲密关系的体现。自我表露的定义是主动表现自己的、叙述性地传达个人信息。自我表露这种举动的出现往往意味着一个人认识了另一个和自己精神生活相似的个体。医患关系发生转折或者进化往往是在诊断和疗愈仪式完成之后，彼此之间会表现出坦率、亲密与真诚。我相信，生存威胁使患者脱离平时正常的社会地位和职能，并且迫使患者进入临界社会空间（医院）与医生共享一段人生经历，形成了真正的医患关系的纽带。这让我想起了在军队中的战斗部队之间建立起来的兄弟情谊。我认为这些例子说明医患关系正在发生着一种转变，这标志着医生可以对患者个体有全面的了解（这也是"真实可靠关系"的定义）。因此，生物医学界的从业人员并没有遗漏或忽视那些关于患者的疾病叙事，事实上情况正恰恰相反。人类学家只是基于对治愈过程的先入为主的观念，轻易给出了错误的判断。

我在斯潘格勒医生身上发现了医患关系转变的最好例证。在随她进行门诊接诊之前，我先在住院部肿瘤科查房中对她进行了观察。她不是住院患者的主治医生，她只是患者住院时监督他们护理过程的。在住院部的绝大部分时间里，她都投身于教学和复习病例中，她几乎不花任何时间在病房中和患者待在一起。她与患者相处的时间越少，她的行为举止就越是麻木没有感情，一般只是告诉患者们早些时候医生讨论他们的病历时就已经做出了相关的诊疗决定。我在住院部观察到，她对大约 40 名患者均是如此。

相比之下，在门诊接诊的患者时，她的行为举止立刻就改变了，因为她是他们的主治医生，她直接参与了患者肿瘤相关的诊断的确定和治疗计划的制订。在门诊诊室中她几乎拥抱了每一个患者，并热情地迎接他们，她和患者打趣，对于患者提出的困难表现出极度的关心。她天生活泼的性格在患者面前展露无遗，而他们也回报以相似的表现。她知道每个患者的生活故事，和以前的那些故事一样，她和患者一起经历了生存威胁，度过了疗愈仪式。有关医学和其他有意义的事情的真诚开放的讨论也在这种医患之间真诚的关系中有充分体现。

当我们回到病房，斯潘格勒医生给了患者一个大大的拥抱。

患者问："可以为我注射点维生素B_{12}补充一些能量吗？"

斯潘格勒医生说："当然没问题"，然后告诉阿特拉斯医生为这位患者安排一下。

阿特拉斯医生看起来很不情愿并且告诉患者："你已经接受了各种各样的能量补充了，其中包括含有B_{12}的各类维生素含片，所以你不再需要额外地补充B_{12}了。"

斯潘格勒医生说："别听他的，你可以再来点。"然后，斯潘格勒开始在诊室中打趣阿特拉斯医生。最后斯潘格勒医生透露说，其实她自己也缺乏维生素D。

但是最终阿特拉斯医生仍坚持到："我认为没有必要注射维生素B_{12}。"

斯潘格勒医生告诉患者："不是我不给你，这是他的问题噢。"接着她问道："放射肿瘤科的医生给你做过直肠检查吗？"

患者说："是的，做过。我甚至还问他在直肠检查期间是否应该将双手放在我的肩膀上。"不过这个话题没有得回应，所以也就中止于此了。

医生和患者的谈话最终转移到在社区医院为其提供最初治疗的泌尿科医生身上。患者说："如果我在停车场看到那个人，我会开车直接向他撞去。"看病结束后，斯潘格勒医生在离开前给患者一个拥抱，患者走后她径直回到了计算机前。

这种医患互动是相当典型的，医患沟通从斯潘格勒医生拥抱她的患者开始，到斯潘格勒医生拥抱她的患者结束。在查房的过程中，她纵容了患者要求注射维生素B_{12}的要求，因为她知道这纯粹是为了给患者充足的心理安慰。相比之下经验不足的阿特拉斯医生与患者之间没有建立疗愈关系，他与患者的沟通就没有那么舒服。尽管他们两人之间男女有别，斯潘格勒医生还是容忍了患者的不雅玩笑。与杰弗里斯医生和他的患者关系类似，斯潘格勒医生也非常乐意公开她的个人健康信息，即她缺乏维生素D。这展现出一种两人关系超乎平常的亲密感和舒适感。

当斯潘格勒医生为患者或家属给出不同于以往的诊疗意见时，这样的诊疗前与诊疗后的对比差异就会变得非常明显。在这些情况下，她完全专注于叙述诊断。此时，拥抱患者的行为就会变得完全不合适。我相信这可以再次用完成疗愈仪式时所发生的关系变化来解释。

克兰曼对病历的特征描述是：

> 我将首先提供医患谈话的笔录，然后描述医生在患者病历中的正式书面记录中的措辞。我不认为下面的例子具有代表性；事实上，我认为它所描绘的专业不敏感程度是不寻常的。
>
> （1988：131）

下面的观察表明了克兰曼是如何错误解读这些数据的：

> 斯潘格勒医生会和患者打趣，时常会开很多玩笑，她似乎对每个患者的过往经历都了如指掌。但是当书写记录时，她表现得几乎是与哲基尔（Jekyll）医生和海德（Hyde）先生一样相似，因为她重新使用了严谨的病史记录、查体记录方面的生物医学语言。这种幽默与严谨风格的混合出现是戏剧性的。在诊断时，她口头上向患者描述其鼻窦症状说"这只是一个令人忧虑的疣"。患者提到他自己预约了 CT。斯潘格勒医生看后诊断出了鼻后滴漏并告诉他不要担心，使用盐水鼻腔喷雾剂即可。但是当她书写诊断过程记录时，她说她检查了鼻窦，那里没有淋巴结，阅读了所有可以查阅到的检验结果，排除了鼻窦症状是癌症复发的可能性[7]。斯潘格勒医生通常非常热情、犀利，常和患者开玩笑，但当她书写记录时，她会进入一种没有情感的快速而单调的状态，这与我刚刚在检查室观察到的状态形成鲜明对比。

与我在泌尿科诊所、肿瘤科诊所或放射肿瘤科诊所观察到的所有其他临床情景一样，检查室中的疗愈关系从未记录在病历中。从此处出发就会分析出一个错误结论，即因为在病历中没有记录，所以医生没有和患者建立一个完全了解患者本人的亲密的私人关系。要注意的是，病历的目的是记录诊断叙述，而不是反映疗愈关系。

克兰曼的模型认为从初始医生就对患者富有同理心，而我的观察表明这种同理与关怀只发生在疗愈仪式完成之后：

> 之后我们回到斯潘格勒医生的工作间。斯潘格勒医生说，"我收到了那封电子邮件。我真的很伤心。我打电话把他脑部肿瘤转移的事情告诉了他，脑部 CT 提示有三处转移。我好像听到患者在电话里哭了。他整个人都很崩溃，因为与此同时，一个在他们公司工作了 30 年的员工贪污了所有的东西，导致

他的企业破产了。他拒绝进行任何疾病评估，他说，那个贪污犯夺走了这一切。"

患者是为他一生奋斗的心血因背叛结束而默默哭泣呢？还是因为他的生命在又一个生存威胁下将要结束而默默哭泣？抑或是双重压力的共同打击？我们的医生很有同理心，完全能与这种悲伤共情。斯潘格勒医生利用他们之间的疗愈关系作为她的治疗策略。

我跟着斯潘格勒医生走进隔壁房间，她对患者说："由于我们接下来很长一段时间里会待在一起。你不能摆脱我。所以，你可以选择是否从今天开始治疗？"

他说："从下一次看病再说吧。"

她说："你上次也是这么说的，你的病已经有两年时间了，但每次你都坚决拒绝。"整个看病过程基本上是在开玩笑。斯潘格勒医生问道，"你的朋友怎么样？"

患者说："他也在躲着你，实际上今天是他带我来诊所的。"

这位朋友也是斯潘格勒医生的患者，但他没有来复查。她说："天哪，我要去找他，'拿他是问'"。患者就走到大厅里，斯潘格勒医生跟着他，我跟着斯潘格勒医生。我们走出大门，斯潘格勒医生直接走进大厅，在这位绅士旁边坐下。候诊室里大概有35个人，他就在那里当场与他交谈，说："你需要来复查。"

然后斯潘格勒医生告诉我，"我需要一直紧盯着他们，他们俩都是酒鬼。"

阿特拉斯医生和斯潘格勒医生有不同之处，阿特拉斯医生没有与任何患者共同经历过疗愈仪式，而斯潘格勒医生有：

我和阿特拉斯医生一起去看下一位患者。阿特拉斯医生对患者说："您必须得决定是否继续接受治疗了，因为您目前正在接受的化疗对您并不起作用。您的 PSA 水平正在上升。"

患者说："我的曾孙今年三岁了，他之前宣告了爷爷要去世了，爷爷再也见不到他们了。两天后，我在堪萨斯州的女婿就死于心脏病。"

阿特拉斯医生复习了他所有的化疗史，包括最近 PSA 升高的全部文件记录。然后他说，"尽管目前的化疗失效了，但有很好的新的实验性药物可以治疗你的癌症，所以仍然有比较好的治疗办法。"

"尽管我有一段很长的前列腺癌治疗史，但我从来都没有任何症状"，这位患者说。

斯潘格勒医生走进房间，患者又把整个故事讲给了斯潘格勒医生听。斯潘格勒医生进来时拥抱了患者，在出去时又拥抱了患者。她对患者说："我考虑过不对您进行任何治疗，但我不希望前列腺癌的患者从我们这里溜掉。现在确实有很好的治疗方法，我一拿到药，你接着就可以用得上；但与此同时，我想继续推进目前这些方案"。很多次当她在检查室时，患者多次提到他在另一位医生那里问诊时的病历，她不断提到，"我们需要拿到这些病历，我们需要拿到那些病历。"而且斯潘格勒医生确实说出了提供更善解人意的话，"我为你失去亲人感到抱歉"，这里指他的女婿。

在这个例子中阿特拉斯医生进行了病史和身体力行检查。身体检查需要以非常程式化的方式触摸患者，这种方式仅仅是在医生身体触诊时才是可以被接受的。阿特拉斯医生以前从未见过患者，所以诊室中这样的接触实际上发生在陌生人之间。与阿特拉斯医生的程式化体检不同（斯潘格勒医生在面对没有亲自了解过的住院患者时其实也会采用相同的方式），斯潘格勒医生经常性地拥抱她亲自治疗过的患者。我认为"拥抱"是疗愈关系的标志，只有在进行疗愈仪式后才会发生。事实上之后在我收集那些数据时，我能发现有些医生也会说出一些温柔的话语。我将其称为阿特拉斯医生处事风格的"拥抱等价物"。斯潘格勒医生能够处理"患者女婿的死亡"这一对患者本身治疗选择有影响的信息，正是因为她和患者的疗愈关系。阿特拉斯医生和斯潘格勒医生对患者的家人去世消息的反应截然不同，我不认为这是巧合，因为同理和哀悼在社会上是普适且接受度高的行为。我相信医患关系中，将这种关怀纳入临床接触中的能力是有赖于医患彼此之间建立好的疗愈关系。

对于那些患有慢性疾病的人，有时疗愈仪式是周期性的。我们来思考一下下面这个例子：

安伯告诉我，下一位患者的PSA为6000，他很虚弱。他非常想离开医院去参加他其中一个孩子的毕业典礼，但未成功。

斯潘格勒医生进来说那个PSA为6000的患者没有服用任何止痛药。"我今天要强迫他接受治疗，因为如果今天我放他走了，他就再也不会回来了。我看他离治疗要求达标还差2000。"我跟着她走进房间。他的家人在那里，斯潘格勒医生强调说，"你现在很虚弱！很累！你今天需要接受化疗。"家人点头表示同意。患者是坐在轮椅上被推进来的，他的身体非常虚弱，他在整个过程中都保持沉默，也几乎抬不起胳膊。斯潘格勒医生看着他的嘴，他好像确实脱水了。斯潘格勒医生接着说："幸好我很了解你，我可以对你大喊大叫。"我们离开房间后斯潘格勒医生说，她认识他四年了，她最初见到他的时候，他脊髓受压、病情严重。"每当他病情好转时，他就会变得不听话，然后当他遇到困难时，就又会回到这里。"

医生在充分了解患者的基础上，能够为了患者自己的利益最大化对他们使用大喊大叫的劝说方法，足够证明这段医患关系的质量。

疗愈关系是真实可靠的关系，它可使每个人都能展现他们的全部人性，免于文化背景的影响，允许每一个患者个体在高度信任和亲密的环境中与医生个体直接进行互动。这些例子表明，医生和患者之间有着紧密的亲切且充满关怀的关系，这与主张叙事治疗理论家所讽刺性描述的、具有压迫性的、殖民化生物医学形成了强烈对比。稍后，我将讨论有关叙事治疗的人类学作品，在这个过程以我所见证和撰写的这些关系来反驳医学人类学家们"'去人性'式的描述"，他们描述剥离了斯坦、杰弗里斯、斯潘格勒和威廉姆森等医生真实存在的人性。

我特别感兴趣一点的是"疗愈仪式如何促成了疗愈关系的形成"。我认为疗愈关系是医患关系最重要的成果，是一种在跨越疾病和死亡这样的临界性的社交空间后实现的"医患共同体"。疗愈关系是一种道德关系（Beach 和 Inui，2006）。从这个角度来看，疗愈关系强势地反驳了一个不断被提出且看似有说服力的、针对生物医学学科的观点，即医务人员对患者的疾病状态不够关心。在我对人类学文献的整个理论研究中，我发现"疗愈关系"这个术语并没有出现过。最接近的描述是克兰曼的"医学心理治疗"和马丁利的"治疗性技巧"和"治疗性互动"。关于"社会行动者"描述有很多，但它指的是"人"（译者注：指带有社会职能的个体）而不是"自我""（译者注：指个体对自我的认知）。使用克兰曼的术语来讲：就是一个"自我"与另一个高度类似的"自我"之间产生的联系而形成的一种真实可靠的关系。托马塞洛认为这种真实的关系是对"被社会异化疏离"的终极防御，是社会文化的基础。我认为，疗愈仪式促成疗愈关系，是通过一段医患共享的经历。而这个经历当中，存在着两种叙事结构：既有疗愈仪式先行的叙事结构，其结果又可以产生以亲密疗愈关系为主导的叙事结构。

注释

　　[1] G1 是胃肠道或胃疾病的首字母缩写，是消化系统相关的医学词汇。

　　[2] 心跳加快。

　　[3] ECG 是心电图首字母的缩写，是由放置在胸部皮肤特定位置的换能器测量的心脏电活动的追踪。

　　[4] X 光片上表明肠道不正常的发现；下游没有推动力。

　　[5] NG 管或鼻胃管，穿过鼻腔插入胃部；在任何时间段内都是有害的程序。

　　[6] 麻醉性疼痛药物的品牌名称。

　　[7] 斯潘格勒博士用某种方式写了这张便条。

参考文献

Beach, Mary Catherine, and Thomas Inui. 2006. Relationship-Centered Care – A Constructive Reframing. *Journal of General Internal Medicine,* 21(S1):S3–S8.

Kleinman, Arthur. 1988. *The Illness Narratives – Suffering, Healing, and the Human Condition.* New York: Basic Books.

13 当疗愈仪式失败

我观察了数百个门诊患者，观看了许多手术，参加了许多学术会议和教学会议，并参加了医院的查房。我的"诊断叙事"和疗愈仪式的意见也都基于这些观察。在实际调查中，我的发现常常是非常一致的。人类学家也常常探索有别于常理的情况，并从这些实际观察中进行学习。我印象很深的是有两个门诊患者与我描述的类型并不相符。以下我将会详细描述这两个病例，这两个病例中的疗愈仪式结构都减弱了。

为了使疗愈仪式有效，我们必须正确地进行仪式。出现任何偏差都可能导致失败。谢里尔·马丁利也注意到这个事实。在一个更有力的声明中，马丁利说，"与其将职业疗法视为一门'应用科学，'或许更应该被理解为一种疗愈仪式……像许多其他疗愈仪式一样，治疗的成功取决于有效的实施"（Mattingly，1998：161）。从理论上说，我完全同意这一观点，本章也将基于此进行阐述。

本章中，我描述了一次门诊所见，这是第二次遇到类似情况，这个病例已经发表在人类学文献中。这是第一个表述疾病叙事与诊断叙事之间冲突的案例，突显了当疾病叙事优先时，医生疗愈仪式的失败。

在下面简短而令人深思的描述中，疾病叙事通过阻止医生宣布诊断而打乱了疗愈仪式。虽然这个小插曲有点长，但重要的是需要记录医生提供的诊断数目以及患者对每个诊断进行的反驳。患者和医生缺乏共同的认知，患者会依据某些规律做出"自我诊断"。

杰弗里斯医生当作一个真正的问题向我描述了这位患者，并说："这位患者多年前在州立大学接受过治疗，此次又来寻求建议。患者是一位脊柱侧凸，并经历多次泌尿系统手术的54岁女性。她是'耶和华见证人'，这可能是个问题。她反复出现尿路感染，主诉在造口周围有遗尿。她曾做过膀胱扩张术和尿失禁悬带手术，结果损伤导致右肾积水，需要切除肾脏。她有回肠袢，体重指数大于40（病态的肥胖）。她有多种慢性疾病，包括需要家庭氧疗的限制性肺病、冠状动脉疾病、慢性阻塞性肺疾病。她来找我做过第三次咨询。上次见到她时，我和她进行了'两个小时循环对话'。她提到了泌尿科问题，我向她做了详尽的解释。她提出了她细菌感染的问题，我向她做了详细的解释。她提出了很多其他问题，我也都一一做了解释。然而在结束后，我感觉很糟糕，因为由于耽误了太多时间，在剩下的时间里，我不得不向其他每一个患者道歉。经过这些讨论，这个患者拒绝做超声检查，拒绝抽血，但同意去市中心做尿动力学检查。尿动力检查并没有显示漏尿的表现，与她所描述的不一致。唯一可以考虑的手术是回肠造口术，但我还是很担心手术风险。"

杰弗里斯医生告诉我："你会看到这个患者有多痛苦。"卡门尽力让患者在房间里待了25分钟，从远处我能听到患者不停地说话。杰弗里斯医生将他们比喻为两个卡通人物在打架，然后发生了一场旋风，其他人也被卷入其中，我们在那里等了三十多分钟后才去看这个患者。

当他说他想去帮助这个患者时，我让杰弗里斯医生给一个理由。他回答说："我确实想帮助他，但我不希望她死在手术台上。我没办法让她换掉她用的任何一种药。"他接着说："这让人很不爽。"他说："我想争取让患者放松下来。"

杰弗里斯医生说："我想看看卡门走出那个房间时脸上的表情。"

的确，当卡门终于走出房间，转过拐角时，她的面部肌肉全部收缩了起来。她低声说："看在上帝的份上。"然后她走到杰弗里斯医生身边，揉了揉他的背，把胳膊肘放在桌子上，把脸凑到他身边，说了几句鼓励的话。

我问杰弗里斯医生："今天安排了多少患者？"因为开诊太晚了。

"我不愿意看时间表，因为这只会让我感到紧张。当我和患者一起走进诊疗室时，我希望头脑清醒，进入'入禅'状态。"杰弗里斯医生说："在这次采访中，我将掌握主动权。不幸的是，这就像《侏罗纪公园》一样。岛上有猛禽，晚上所有其他恐龙都变得温顺，但猛禽正在寻找那些防御薄弱者。要时刻小心与患者沟通时被患者占据谈话的主动权。"我们在走进诊室之前这样聊着。

当我们走进诊室时，患者坐在轮椅上，将目光从窗帘移到对面墙的两把椅子上。患者吩咐杰弗里斯医生说："把我的东西从椅子上拿下来吧。"

"不用，我左边上这个吧，"杰弗里斯医生开始说道，"我给你一份你的尿动力学研究报告，因为我知道你有一个记录各种数据的笔记本。"然后杰弗里斯医生转向键盘，一直坐在那里，直到面谈结束。

患者沉默了一小会儿，然后打断他说："确实有漏尿。"尽管杰弗里斯医生告知在尿动力学检查报告中没有漏尿。患者继续说："当我咳嗽或活动时就会发生漏尿，每天4～6次。"

杰弗里斯医生说："你的膀胱容量缩小到 250 毫升了。"

"当我做尿动力学检查时，我开始大喊大叫，因为太疼了。以前一位医生为我尿动力学检查时报告了我膀胱的舒适容积范围。"患者谈论了一会儿疼痛。

杰弗里斯医生静静地听着，她一直在说，"我的膀胱好像不是我的。我看过我膀胱的照片。"杰弗里斯医生继续跷着二郎腿坐在椅子上。他听了大约二十分钟，然后插话说："这就告诉我们能做点儿什么了。"

患者回答："我反复地反省、祈祷、反省、祈祷。"

杰弗里斯医生继续解释说："膀胱内的高压会损害肾脏，而高压导致的反流也会损害肾脏。你告诉过我你很担心需要透析。"

患者把话题转回到药物。"以前的医生告诉我，'这个应该有效'，但根本无效。"就在那时，她双手叠加，就像客西马尼园（Gethse mane）画像中的耶稣那样。当我目光扫过去，我注意到杰弗里斯医生的手在他的嘴前紧紧地合在一起，像镜像一样。接着，杰弗里斯医生把拳头放在下颌部位，像思想者一样。而自始至终，患者都在不停地抱怨着膀胱痉挛。突然，患者用握起拳头猛击另一只手，尝试比喻膀胱痉挛带来的疼痛。

杰弗里斯医生想说点儿什么，但她打断了他，说："我有便秘和憩室炎，我肠道有问题。疼得太厉害了。我查了很多资料。"在面诊过程中，她说过不下十次她查了很多资料。她接着说："我想的是，我不是医生。我就是我。我认为手术没有用。"

杰弗里斯医生试图讲讲回肠膀胱吻合术[1]，他说："当然，我不能保证手术肯定有帮助。"

她又打断他说："我已经漏尿了。"

他说："我们的目标是增加膀胱容量，降低膀胱内的压力，这会有助于减少漏尿，这是药物治疗中的折中方案。"然后他给出了一个口头的生理学解释。

患者回答说："根据我的经验，我知道我在做什么。"她继续解释道："我因为脊柱侧凸，吃了很多纤维和燕麦。我就是一个试图避免药物治疗的实验品。"。

杰弗里斯医生试图承认她的担忧，"我理解脊柱侧凸会导致便秘。"

她马上回复，"很多人很博学，但是我了解我的身体，而且了解这些领域相关的研究。我不是外科手术的人选。"

杰弗里斯医生说："手术是有挑战性的，但最让我担心的是心肺问题。

这些问题都可能为手术带来风险。我只能修补您的造口。"

患者马上对他说："我刚做完这个。"他试图解释之前所做的手术是什么，她却说，"我刚在艾尔斯维尔（Elsewhere）大学做的。"

他说，"通常他们不会使用导管通过这种类型的造口。"

"但是给我用了。我第一次出问题是在 17 岁开始性活动之后。我有三种不同来源的背痛。我的孩子出生后我开始出现背痛。做了悬带术后之后再次出现背痛。我做了一些研究，和比我聪明的人交谈，但我比他们高明。"然后她开始了一段独白，"我在想什么"，然后她说，"没有人在和我说话……我的肾功能怎样？"

杰弗里斯医生说："我没有任何化验结果。上次你拒绝做这些检查。"

她回答说："我想知道我离透析还有多远。"

"你需要去看肾病专科医生。"

"我已经看过两个了，我不适合做透析，因为我的静脉条件不够好。"

杰弗里斯医生建议现在开始用药，"因为这可以作用于膀胱颈部，而且可以使膀胱压力降低，但可能增加便秘的风险。"

患者回答："我做了全面的了解。帮我把药名写下来，然后我再去查阅。上次他们试图用药时，我心跳加速，感觉自己可能会中风。我有点焦虑，我认为我不适合做透析。"患者接着说："我从来没有和你分享过这些，但我是一个牧师。我不会被坏消息搞得心烦意乱。我只想知道我离透析还有多远。"接着展开了一场广泛的讨论，谈到了电视剧《豪斯医生》[2]（Dr.House），以及她是如何看这部电视剧的。"没有人给我诊断，所以我不断根据电视剧来核实我的症状，即使这只是一个虚构的电视剧"。这些谈话提示了她正在给自己诊断疾病，"我的尿液是浅棕色的。"

"你失去了一个肾。"

"哪儿去了？""我没有多少食欲——我瘦了。"

"你饿了，且过去不知道。"

"我瘦了 41 磅。"

杰弗里斯医生双臂交叉地坐着，两腿交叉着，话不多。"你上次去看肾病医生是什么时候？"

"肾脏科医生和泌尿科医生有什么区别？"当他向她解释时，她说："你告诉了我一些我不知道的事情。"谈话继续中，患者说："肾病医生告诉我要除掉细菌。"

"在放置了导管的情况下，这是不可能的。感染和定植有很大的区别，他所说的意思是避免感染。"

"我不想再吃抗生素了。我知道，服用较多抗生素会产生耐药菌。我以前的泌尿科医生告诉我，由于我不适合透析，我需要多喝水，来冲洗尿路。我的肾脏只有大约40%的功能，反正没人听我的。"

杰弗里斯医生告诉她，她可以把这些文件放进她的档案里。然后她随口对他说，"不要把我看成普通患者。"

然后杰弗里斯医生说："肾病医生很有激情，但他也想现实一点。这就像试图把细菌从垃圾桶里赶出来"，然后又试图把垃圾桶的比喻撤回去。有人呼叫杰弗里斯医生，所以他想结束访谈。他站着，每次呼机一响，他就按呼机按钮。他们又就抗生素问题进行了一次长时间的讨论，患者根本不让他离开房间。他建议她去找一位感染科专家。

"我们有这样的人。"她说她的肾功能不好，一直用"不"这个词，然后更大声地说"不"，然后对杰弗里斯医生说："你们这些家伙都是书呆子。我的研究显示，我所需要做的就是关注自己——我不想要任何治疗的药物。我不想讨论抗生素。我不想讨论手术。我知道我的身体被手术损坏了。我来这里是想知道我肾功能不全的程度。"

"尿动力学检查无法确定肾功能情况。"

她回答说："这就是我在文件上签字的原因。"

杰弗里斯医生大声说："不，不，不。"

患者也回答说："不，不，不。"

"需要我帮你离开房间吗？"

我瞥了一眼时钟。杰弗里斯医生和这个患者在房间里待了一个小时。卡门不得不回到房间，又被困了15分钟。杰弗里斯医生想看下一个患者，但他对我说："我再也不走那条路了。"他基本上是跑过那扇开着的门到他的计算机前，查看下一个患者的信息。

亚瑟·弗兰克（Arthur Frank）在《受伤的说书人》（*Wounded Storyteller*）一书中坚持认为身体可以自我叙述，并将医疗实践描述为"生物医学殖民化"（biomedical colonization）。尽管在他的命名中有一种贬义的语气，但上述的故事表明，疾病叙事是如何通过不允许医生给予诊断叙事而偏离疗愈仪式的。用弗兰克自己的术语来说，这个患者陷入了一个"混乱叙事"，因其阻止了疗愈仪式的进行而无法被治疗。杰弗里斯医生预计这种临床访谈将会很"痛苦"。对我来说，观察这种场景也很难受。我已经习惯了的、作为诊所里日常生活一部分的、典型的亲密、信任、分享和共同目标，已经不复存在了。

用于说明疗愈仪式失败的第二个案例研究是由苏珊·格林哈尔（Susan Greenhalgh）写的《医学审视下：慢性疼痛的事实与虚构》（*Under the Medical Gaze：Facts and Fictions of Chronic Pain*）（Grmnhalgh, 2001）。与前面描述的情形非常相似，作为患者的作者在她的自传式个人记录中，在"医学如何工作"一节中，一开场就描述了在临床访谈中临床医生的任务。

> 第一，临床医生的第一个任务是把走进他诊室的人变成医学检查的对象：患者。
>
> 第二，临床医生必须将患者身体痛苦的混乱的细节转化为"科学事实"——诊断、预后和治疗计划——并将它们编织成一个生动的故事，弄清楚哪里出了问题，应该做什么来纠正这些问题。
>
> 第三，医生必须让患者相信这个故事是真实的、客观的、有效的。也就是说，医生必须说服患者，这个故事是完整的，没有错误的，不受他们的价值观和利益的影响，并将努力减轻患者的痛苦。
>
> 第四，也就是最后，临床医生必须给予处方，通过减轻他诊断出疾病的症状以改善身体的不适（这可能是，也可能不是患者的病痛）。
>
> 这四个阶段可以称为患者构建、讲故事、说服和治疗。
>
> （Greenhalgh, 2001：26-27）

疗愈仪式的现代总结与我的民族志记录中描述的仪式是相同的。唯一的错误是当她说，"他诊断出的病痛（强调补充）。"当然，诊断一种疾病和诊断一种病痛的区别是这本书的主题。这要追溯到 W.H.R. 里弗斯，他们意识到"疾病是可以诊断的"。格林哈尔希（Greenhalgh）继续阐述了这种仪式是如何失败的第一手资料。虽然她用不同的方式解释了她的数据，但我会用她的数据来支持我的研究中的论点。

在多次尝试寻找"合适的医生"并以失败告终后，"S"遇到了"K 医生"，他很有同情心，并且关心他人，同时还参与诊断调查。诊断结果是"银屑病关节炎"。最终，"S"拒绝了这个诊断，情况与第一个故事相同。之后，"S"搬到西海岸，咨询了著名的 D 医生，他做了一个详细的临床访谈，并提出了五种诊断：银屑病关节炎，骨关节炎，退行性关节疾病，纤维肌痛，脊柱侧凸。接下来发生的是一场伪装成医疗保健的戏剧性闹剧。"S"坚持追踪她自己的症状，并将其报告为"数据"，但 D 医生对此表示怀疑，这也使"S"感到不安，因为她认为 D

医生不尊重她的智慧（人类学博士，一名"医生"）。相反，他收集自己的"数据"，并根据纤维肌痛的诊断，开出带有毒副作用的药物。这段关系很不稳定，情节不断升级，最终以她认为医生对她造成伤害而表示愤怒结束。这个案例说明了治愈仪式失败的第二个主要原因：误诊。就我作为医生的身份而言，D 医生是一个庸医——因为他盲目相信自己诊断纤维肌痛症的能力，既不专业又危险。经历了巨大的痛苦后，"S"回到"K 医生"处，他按照银屑病关节炎为她治疗。"S"也进入了心理治疗，并利用了克兰曼式的对过去事件的"重新叙述"（Greenhalgh，2001）。

这个病例说明了两种疗愈仪式。第一个病例失败，是因为 S 没被劝说相信银屑病关节炎的诊断是正确的。第二个病例失败，是因为纤维肌痛的诊断是假的。这个现存的个人记录解释了如果患者不接受诊断，可以做什么——找一个不同的医生。我们通常将其称为第二意见。

当疗愈仪式失败时，患者会直言不讳地讲述自己的病情。事实上，我认为绝大多数时候，疗愈仪式是有效的，但这是医学人类学家所记录的"没有标记的"类别。失败的是"被标记"的类别，更容易发现和记录。我相信，这个抽样误差是我在叙事治疗文献中有别于其他人类学家的主要原因。

另一个例子是疗愈仪式不能满足患者的需要

即使在无治疗措施的情况下，患者似乎也需要与医生建立关系。下面这个例子显示了斯坦医生是如何与一位新患者建立起一段疗愈关系的。斯坦医生虽然没有提供治疗，但是要求患者继续随访。因为这是第一次与这个患者接触，交谈中斯坦医生的机智幽默都显得不足，但最后患者还是对他表示了感谢。

斯坦医生给出了开始交谈的暗示："好吧"。

威廉姆森医生说，"这是一个棘手的问题。"他们一起审阅了所有的病例资料。然后说："这个患者最初计划做前列腺保留手术，但由于在术中冷冻切片中发现膀胱癌在前列腺的边缘呈阳性，最终做了一个机器人下的膀胱前列腺切除术。他非常难受，现在他有尿失禁，晚上戴着避孕套导尿管，还有勃起功能障碍。"这是一段极其复杂的病史。他们研究了本尼迪克特医院和艾尔斯维尔（Elsewhere）大学的纸质病历。

斯坦医生说，"我不明白他为什么要来这里。"

"他离开了本尼迪克特医院和基尔帕特里克（Kilpatrick）医生，去了艾尔斯维尔大学（University of Elsewhere），并在那里做了尿道悬带术，但他两次患脓毒症，泌尿科医生对他进行了随访。他接受了两周的头孢曲松治疗。但他对所有的一切都不满意。"

"他对结果的预期太高，"杰弗里斯博士说。

"他一直在问为什么。"

"他有不合理的期望。"

斯坦医生说："他需要去一个他们知道如何做机器人手术的地方，而不是去本尼迪克特医院。"

威廉姆森医生说："最终的病理结果并没有在前列腺中发现肿瘤，但他们确实做了冷冻切片。"

当我们走进诊室时，患者显然很紧张。斯坦医生全神贯注地看着患者，和他有很好的眼神交流，他问了很多特别的问题，关于他的尿失禁有多严重，勃起功能障碍有多严重。斯坦医生接着说："泌尿科是个小专科。每个人都认识彼此。我和你以前所有的医生都共事过。我认识本尼迪克特医院的医生，也认识埃尔斯维尔大学的医生。"

患者说："我只想过正常的生活。这太令人难受了。"他提到的挫败感是必须要穿尿布，必须要做自我导尿。我们讨论了很长时间关于使用 16 号尿管和 14 号导尿管，以便排出黏液。一位医生告诉他，他不必这么做；另一位医生和斯泰因医生说他需要冲洗黏液，这样他就不会被黏液堵塞而导致夜间失禁。"我厌倦了尿床和洗床单，白天有时我需要穿两条内裤。"他们就勃起功能障碍进行了深入的讨论。"我什么都试过了——万艾可、希爱力、真空泵、不同配方的阴茎注射剂——然而一针就会引起疼痛。现在，我正在找一家特殊的药房来进行混合注射。听到每四个小时就得给自己插管，我就特别崩溃。我才只有 51 岁，这同样令我很难受。"

斯坦医生问道："你愿意做阴茎假体植入吗？阴茎假体植入物实际上可能有助于尿失禁，因为它会对尿道造成一点压迫。"

患者说："我最初的医生也是这么告诉我的，但是后来的一个泌尿科医生告诉我不是这样的。""三个医生中的两个都这么告诉你的？"斯坦医生在门诊中多次提供抗生素，但每次都说，"我不建议使用，但确实可以使用。我有时候会需要抗生素。"他暗示着不建议使用。斯坦医生总结了一下他可以帮助做的不一样的事情。"你可以去大学的医院看医生或去看我，但不要两个都看。"

患者说："我工作和生活在城市的东边。我会跟你安排后续随诊的。"

他们讨论了很久。斯坦医生和患者都受到了处理这类并发症的教育——患者从他丰富的经历角度，而斯坦医生从与这类患者工作的角度。他们的讨论很快涉及了诸多的方面。

他们讨论了"新膀胱"，连接的输尿管如何失败，使他不得不重复手术。患者问："那人工括约肌怎么样？"

"这比悬带更具侵入性。"悬带带来的问题是他需要自行插尿管。

有趣的是，在门诊结束后，斯坦医生和患者都站在预约柜台前，患者说："谢谢。受用了。"

在房间里，我感觉很强烈，甚至错过了去看下一个患者。斯坦医生自己去看了下一个患者。我问威廉姆森医生对这个患者有什么看法。他也没有跟着斯坦医生去看下一个患者。他说："患者很痛苦。他从一个医生换到另一个医生，现在来到我们这里，这是一件非常困难的事情。我们只需要解决这个问题。最重要的是要告诉患者真实情况。你不想引导他走上那条路。"他指的是"可能好转"的希望之路，因为它不可能好转。

最后，我想在结语中总结这两个病例，虽然他们都缺乏典型的疗愈仪式结构——包括短期照护和斯潘格勒医生提供的那种长期照护，但这些病例都具有重要的理论意义。

注释

[1] 回肠膀胱吻合术是一种外科手术，外科医生利用小肠末端的组织形成一个小袋，尿液可以安全地排入其中。

[2] 其角色是一名医生，专门从事诊断医学，以解决疑难病例。

参考文献

Greenhalgh, S. 2001. *Under the Medical Gaze.* Berkeley: University of California Press.

Mattingly, Cheryl. 1998. *Healing Dramas and Clinical Plots: The Narrative Structure of Experience.* Cambridge: Cambridge University Press.

第四部分

身体政治

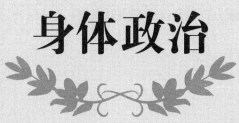

身体政治

身体政治或社会叙事不是研究的主要焦点。由于过多的主题，我不能自称全面地讨论身体政治。但报告数据中出现的身体政治方面的内容是合理的，以通过"三角定位"提供有效性。身体政治是收集文化体观察结果的背景。背景对内容理解很重要。背景塑造了我希望描述的办公室交流与治疗的文化实践，这里只包括我的数据中显而易见的身体政治部分。我将讨论两部分内容：①医学商业；②过度诊断和过度治疗。最后会就本研究所讨论的问题发表几点评论。

这些是截然不同的观点。考虑到我对于疗愈关系的描述，现在我将讨论商业关系，两者共存。此外，对于诊断的强调已然十分明显，现在我要讨论"过度诊断"。同样，存在一种辩证张力，将共存的观点联系在一起。

14 医学商业

绝大多数人都会接受医学实践中有商业的成分。这是一种契约式的交换企业，任何医疗环境中的商业成分都是显而易见的（Davidoff, 1998；Fins, 2007；Pellegrino, 1999）。在我的数据中，医学也具有明显商业特点。肯尼斯·斯塔尔（Kenneth Starr）在其《美国医学史》中提出了这个观点，并提出了一个尖锐的问题："另一个关键问题是医疗和商业决策之间的界限；当一个问题同时涉及医疗和经济两个方面时，哪一个占主导地位，由哪一方面来决定？"（Starr, 1982：447）。

广告

广告有时候会对某个医生进行宣传，但很多地方也会在医疗系统层面通过印刷品、广播和电视广告、广告牌等对某些医疗机构进行宣传。五大医疗系统都有精心设计的品牌宣传活动，且很容易通过颜色、标语和标识进行识别。如果你站在市中心一家肿瘤研究所的办公室前，每盏路灯上都会挂着两条横幅，横幅垂直悬挂在一块 1'×4' 的蓝色方布上。一边的横幅上写着"倾听癌症"，另一边的横幅上写着"想想肿瘤研究所吧！"它的整体效果是一条视觉通道，使你的视线从一个点出发，笔直穿过医学院校园的中心后到达另一个点。广告的颜色也与医生白大褂上佩戴的徽章、医院的艺术品及建筑物表面材料等协调一致。广告效果非常好，以至于泌尿科医生都难以获得泌尿系统肿瘤以外的泌尿科患者。当内科医生希望向泌尿科医生咨询一些常规的泌尿系统问题时，他们不会将患者转诊到康诺特（肿瘤所）的泌尿科，因为他们认为康诺特与肿瘤有关。一名高级职员引用这位内科医生的话说："泌尿系（肾）结石应该转诊到哪里去？"转诊模式受到的影响如此深刻，以至于内科医生认杰弗里斯医生只会诊治肿瘤，而没有意识到他也能够诊治其他的泌尿系统疾病。

还有一次，康诺特的一位管理人员谈到广告邮件时说："如果有人回复广告邮件，但又没有保险，他们会先被介绍到金融机构购买保险，然后我们再行诊治。"这种通过社区外展来增加市场份额的手段是非常有争议的，我稍后会做讨论。

正如第 11 章所讨论的，每个住院医师都渴望拥有丰富的手术经验，这是彰显能力的标志。因为医学教育过程使他们背负了经济债务，他们试图通过学习最新的技术来使自己更有市场。有一位住院医师的观点十分发人深省，他说："每个外科医生都希望接受机器人手术的培训，因为患者认为最新的技术就是最好的，接受过该培训的外科医生技术就更好。实际上却刚好相反……除非您的练习次数超过了学习曲线，且掌握了该技术，否则（最新的）技术越少可能越安全。"

以下电子邮件是我在实地考察的最后一段时间内收到的，证实了这位住院医师的观点：

收件人：达芬奇机器人程序更新 11-30

发件人：L·赛耶

日期：2012 年 11 月 30 日，下午 4：34：53

主题：达芬奇机器人程序更新 11-30

下午好，

好消息！我们上新闻了！我们一直在与枫木（社区医院）的媒体部门合作，宣传新的单孔胆囊切除术，当地报纸在昨天的［sic］版上发布了新闻稿！感谢威尔德先生对本文的支持。看到枫木社区医院上新闻令人非常兴奋。马修斯医生和马歇尔医生已经完成了三项此类手术，豪厄尔医生离这一目标也非常接近，向他们表示敬意。我们还期待自媒体能够对该内容进行宣传。同时，我们也在考虑从更加商业化的角度重新撰写这篇文章，并再次发表。

如要阅读该文章，请按住 "control" 按钮并单击以下链接：

Maplewood 达·芬奇（Da Vinci）（机器人）在单切口手术中的应用 www.hometownlife.com/article/202210596/BUSINESS/21158745/Mapelwood-s-da-Vinci-used-single-incision- surgery ?odyssey=mod I newswell|text|s

在另一个宣传单中，公共关系部的菲利斯·格罗弗（Phyllis Grover）本周联系了我，让我做一个关于单孔手术的版块。马修斯医生和马歇尔医生已同意发言，我们正在联系他们的患者，以便就他们的手术经验进行分享。我想好东西确实传播得很快。

我们将继续发展和增加我们的成员。到 11 月我们希望手术的总量达到 85 例。2012 年我们原计划是完成 90 例手术，而这个数量很容易就能够被我们超越。我们拥有了一些新的耗材，包括大家一直期待的摄像头长的穿刺套管和 D-Help 镜头除雾器 / 清洁器 / 加热器系统。这两种耗材都非常好用。我们正在等待气体消毒器公司给我们安装新的消毒器。这将极大地提高镜头的消毒速度。

有关机器人项目的任何问题或担忧，请继续致电或发短信给我，或者当面找我，我会给您提供帮助。

感谢您对机器人项目的支持！

达琳·格雷迪（Darlene Grady）

注册护士 RN，护士长 BSN，机器人项目协调人

枫木社区医院

枫木电话 704-555-2974

手机 704-555-3397

这封电子邮件就是一个令人"毛骨悚然"的例子。医疗技术公司为一个特定的外科问题设计了达芬奇手术系统，它运行良好。为了抵消设计费用，达芬奇技术被推广到其他手术（逐渐普及），取代了其他费用远低于达芬奇的手术技术，但没有证据表明其对患者有任何好处。医疗产业综合体鼓励过度治疗，从而加剧了医疗危机。提到达芬奇机器人手术系统，香农·布朗利（Shannon Brownlee）将其称为"医疗技术军备竞赛"（Brownlee, 2007：163）。

一位普通外科住院医师证实，一旦购买了达芬奇机器人手术系统，医院确实会对医生施加微妙的压力，促使他们使用达芬奇系统。他说：对于大多数普通外科手术而言，达芬奇系统并非最优选择，因为你无法获得腹腔镜或开腹手术所拥有的触感。他说："该系统最初的设计目的是用于骨盆等空间受限的手术部位，但现在很多医生正在接受培训，以便将其用于普通的腹部外科手术，如胆囊切除术"[1]（Beck, 2013）。

患者满意度

商业和医疗系统相互竞争。衡量竞争的一个标准是"质量分数"。消费者视角下的医院医疗质量信息（HCAHPS）是一项全国性、标准化、有 27 项条目的公开报告调查，得到了医疗保险和医疗保障中心（CMS）以及其他多个卫生和公共服务部部门的认可。2010 年的《患者保护和平价医疗法案》（P.L.111-148）特意将 HCAHPS 绩效纳入医院的价值导向购买计划中，并从 2012 年 10 月的出院患者开始实施。我在医院实地工作期间，医院 18 台计算机上的屏幕保护程序循环播放与医护有关的调查结果。这就像是在潜意识中为员工做广告，让医疗系统在质量

方面更具竞争力。

医院消费者医疗服务评估体系(HCAHPS 评分)确定了"价值导向的激励机制"，包括以下两个问题：

（1）医生是否经常仔细聆听你的倾诉？

（2）医生是否经常以你能理解的方式向你解释病情？

这些问题是"患者满意度"评分。通常，医生会抵触这些分数，因为他们将"质量"与"满意度"混为一谈，这两者有时候是矛盾的（Jones-Nosacek, 2015；Mehta, 2015）。另一个采用患者满意度评分来提高报销比例的联邦政府项目是"以患者为中心的医疗之家"（PCMH）。虽然该项目是否能够促进医疗质量的改进仍有争议，但它已进入医疗实践的词典。

> 斯坦（Stein）医生开始开玩笑，特别是针对以患者为中心的研究。斯坦医生在谈到患者时说，"我只是告诉他们，他们应该听我的。"
>
> 管理者评论道："这绝不是一种以患者为中心的方法。"
>
> 斯坦医生继续说道："你说我的患者不明白是什么意思？我不在乎他们是否明白，我只需要他们照我说的去做。"虽然此时斯坦医生是在嘲笑以患者为中心的研究，但这个玩笑并不好笑，因为他的说法与我看到的医生一样，他们在进入检查室之前就已经做出诊断并决定了治疗的方案。

尽管斯坦医生与政治正确性相矛盾，但我最终意识到他对我的结果和疗愈仪式的解释是正确的。医生在进入检查室看患者之前，会进行风险评估并回顾解剖学和病理生理学方面的问题。只有当这种认知被患者和医生分享和接受时，疗愈仪式才会发生。这绝不是把患者视为一个物体或患病器官，而是一个文化适应的过程。虽然可能政治不正确，但这种文化习俗对患者是有利的。下面的描述更直接地说明了造福患者的最终目标。

> 安静了片刻，斯坦医生坐下来吃午饭。我与他分享了我之前做的与医学教育等级相关的工作。他对此似乎很感兴趣，然后说："还有职位比我高的人。"我评论说：作为部门主席，地位像他这么高的人并不多。他回应了我的评论："患者是老板。"同一天晚些时候，杰弗里斯医生朝他刚刚看过的患者方向点了点头，然后大声说，"他是最重要的人。"
>
> 玛莎看着我说："看，你已经从两个人的口中听到了答案。"

斯坦医生和杰弗里斯医生都称患者是他们的"老板"。真正关心患者的医生拥有为患者提供更好的护理，甚至最好的护理的动力。这并不意味着他们必须放弃医疗实践的基本原则。但这确实意味着为正在口服阿司匹林的患者进行高难度的肾部分切除术时，他们要重新评估手术的难度。这确实意味着在没有简单方法能够治疗前列腺癌时，他们要思考如何对肿瘤进行积极地主动监视。看看下面的互动：

> 当杰弗里斯医生离开诊所时，我问起下午早些时候他在去诊室的路上发表的一个评论："这就像把我的头撞在墙上一样。"我问他这是什么意思。他说："有个患者每六个月来复诊一次，PSA升高，范围为10～16之间。他是一个非洲常高风险的患者，是非洲裔美国人，年龄很大。每6个月我们都要讨论一次活检的必要性。我认为向该患者推荐前列腺活检是我尽职的职责。我每6个月告知一次，但每次患者都告诉我：我不想知道。尽管我每次见到他都建议他做前列腺活检，但每次他都跟我说同样的话，但最后我还是给他做了。"

"用头撞墙"的痛苦经历，努力地"尽职尽责"以及认识到他是在为患者工作，我认为这些感受是临床医生进行的自我反思，体现了他自己在患者护理模式背后的利益、偏见和情感。这是阿瑟·克兰曼患者解释模型的内容。我在与杰弗里斯医生一起工作的流行病研究员兼临床医生的交流中找到了有力的证据：

> 他认为对某些患者进行主动监测是正确的做法。他是一名外科医生，是的，他喜欢做手术。但他也不想在没有必要时候给患者造成伤害，他在患者随访方面做得很好。在我们的讨论中出现的另一件事是不推荐主动监视的原因是担心人们不及时来随诊。还有，谈到医疗法律方面的问题，患者如果不行前列腺切除术，不管你决定患者是每3个月、4个月、6个月或任何时间来随诊测PSA，还是决定让他们在12个月或18个月以后进行下一次活检……那么您有责任吗？他们错过手术时机是因为你在有机会手术的时候没有把它（前列腺）切除掉？
> 杰弗里斯医生说："是的，这是一个问题。"

主动监视没有标准方法，但标准方法是鉴定医疗事故的法律依据。然而，杰弗里斯医生想做正确的事。我相信这是医疗文化中潜在的专业精神和为患者服务的价值理念。斯坦医生和杰弗里斯医生的患者满意度评分都很高，因为他们满足了患者的基本需求——而不是因为他们仔细倾听患者的心声。根据我描述的疗愈仪式，调查患者满意度问题的措辞不正确。衡量"质量"的更好方法是向患者询问以下密切相关的问题：

（1）医生是否足够仔细以做出准确的诊断？

（2）医生有没有说服你诊断是正确的？

更好的质量衡量标准可能是："医生是否做出了正确的诊断？"这当然与本研究中的数据有关。每年可避免的诊断错误导致 160 000 人死亡，医疗事故损失约为 100 亿美元（1986—2010；Landro，2013）。衡量当今医疗保健市场质量的方法是非常有争议的。我认为医生的核心功能是找出现存的威胁；医疗保健的所有其他方面都源于该"根本原因"。我相信做出正确的诊断，并成功地执行疗愈仪式应该是衡量医生指标的附加值，比患者的满意度更加重要。在我的实地工作中，患者满意度很少被提及，而且被提的方式也很随意，它从未被视为"医生工作"的一部分，医生的精力主要是要投入正确的诊断当中。

医师的奖励

尽管卫生系统会竞争市场份额，但医生是根据临床工作量和他们产生的收入获得报酬。杰弗里斯医生问斯坦医生，他对机器人手术与开放手术有何看法。斯坦医生迅速地回答说："我想送我的孩子上大学。"同样，杰弗里斯医生看了一个有背部疾病史的患者。最后发现该患者做了四次神经外科手术。杰弗里斯医生很惊讶，"你的意思是，自从我上次见你之后，你又做了一次神经外科手术？"杰弗里斯医生太惊讶了，以至于他不自觉地提高了说话的声音，然后杰弗里斯医生说，"这是怎么回事……这位神经外科医生是在让他的孩子上大学，费用由你承担吗？"

在许多方面，细微的激励措施为临床实践创造了一个框架。有时候，它们可以相互促进。我曾经采访过一位对我的工作非常了解的临床医生。她开始谈到关于建立前列腺癌主动监视的项目。

"但是当你让杰弗里斯医生思考一下社区的泌尿科医生，以及这样做会存在哪些障碍时，当然，医疗法律是一个大问题。假设这个人确实患上了侵袭性肿瘤，并回过头来起诉你。泌尿科医生不想处于这种情境中。目前对泌尿科医生而言也没有负面的影响。实际上，泌尿科医生实施手术也可能会产生后续的问题。你知道你可能需要治疗失禁和阳痿，这些症状甚至会伴随他们终身。因此，给患者实施手术不光是有金钱和经济获益，还消除和防范法律诉讼风险的原因。因为实施手术是标准的医疗处理，而主动监测不是标准的处理。然后，我们发现我们研究机器人手术这整件事情就是'呸'。

尽管杰弗里斯医生和斯坦医生都开玩笑说要通过多做手术来赚钱，但我从来没有觉得他们会诱导患者匆忙决定进行手术。而事实上，恰恰相反。我看到他们就主动监视（延迟手术）的问题与患者进行很长时间的沟通，花费大量时间去签署恰当的知情同意书，但结果却成为"肿瘤——切掉它"这个文化模式的牺牲品。

账单和保险

企业必须衡量生产力并监控现金流。在医疗系统中，这是通过医疗文档和账单进行统计。同样，如果您看到医疗保险或医疗补助的患者，CMS（医疗保险或医疗补助服务中心）通过法规将整个过程标准化，并通过审计强制执行。欺诈的刑事处罚由医生个人承担。通过账单计算临床劳动量，进而计算医生的报酬。当杰弗里斯医生和威廉姆森医生合作时，他说，"在电子病历中有模板。"

> "我不敢相信。我刚刚与患者就 PSA 升高问题进行了复杂的讨论。我付出了额外的精力与患者共同做出决策。但这个电子病历中没有关于 PSA 升高问题的模板。"
>
> 玛莎回答说："你为什么不让电子病历团队为你生成一份呢。他们的工作是让你的工作更加轻松。"杰弗里斯医生非常讽刺地说："是的，电子病历团队就只是为了帮助医生"。"杰弗里斯医生称，"我认为你应该试试瑜伽。这是我的推荐。"

令杰弗里斯医生感到沮丧的原因是：在他看来，他花了大量的时间和精力向患者解释一个复杂的医疗决策，但电子病历中的模板并没有反映出他的工作，这意味着他的努力无法得到报酬。

同样，杰弗里斯医生在文档台工作时提到了软件架构：

> 杰弗里斯医生和威廉姆森医生一起工作，他说，"这个诊断有详细的模板，并且符合 4 级记账的所有标准。"[2]

杰弗里斯医生被一个电话分散了注意力，威廉姆森医生正在使用电子病历，通过单击不同的单选按钮来选择数据库中的预定义选项，这些选项最终会构成整个临床进度条。他对我说，"我反对用电子病历格式写临床记录，因为它太繁复了。我喜欢用自由文本。"

当威廉姆森医生在工作时，杰弗里斯医生正在打电话，但他俯身对威廉姆森医生说："如果你要记录，就按照我的方式去做。"然后杰弗里斯医生向威廉姆森医生展示了如何使用在软件中操作软件模板。"这并不是肾脏痛"，杰弗里斯医生演示了如何单纯使用鼠标点击来浏览病历——点击，点击，点击——两人并肩站着，一起完成了临床记录。

这个例子表明，电子病历的输入很重要，但不是为了患者的诊疗，而是为了计费。医生们普遍认为，电子病历可用于存储数据和生成计费文件，但对实际患者诊疗没有帮助[3]。我之前提到过，数据库形式的病例只记录了孤立的事实，并没有叙述结构。单纯记录一系列"元素"来生产计费文件。而对于情感、病情发展和因果关系——这些叙事的关键要素并没有办法进行点击。

斯坦医生在一次门诊期间做了件非常相似的事情。斯坦医生将注意力转移到计算机屏幕上，在整个文档录入过程中，他一边打字一边大声地念出每一个字。有一次，斯坦医生和一名医学生确认文档中的问题是否属实。然后，他向医学生展示了一个非常详细的病史和体检复选框，他转向该学生并告诉他可以单击详细 / 已审查按钮，他说："这些文件会被扫描到病历中，这将证明我已经审查了它们。"录入到体检部分的时候，他仍在大声说话："前列腺增大，2 级，60 克，没有结节。"然后他继续一边打字，一边评估："90 岁男性，直肠指检阴性，不建议活检。"然后他转向医学生说："现在计算机只会生成图表记录，"之后斯坦医生发出类似"缩放、缩放"的声音，因为电子病历中的数据库元素正在编译记录。最后，他将纸条给医学生看，并说道："现在我们要生产一个咨询记录，谢谢。"他按下一个按钮，在计算机中生成了一个信件模板。他删除了信件的称呼"亲爱的同事"，并输入了初级保健医生的全名，并检查了拼写。

对于泌尿科医生来说，更重要的是为手术和操作记账——这些和医生的收入密切相关。记账过程中需要识别正确的 ICD-9 代码。我观察到巴布和帕特尔医生进行了很长时间的交谈，讨论了关于他将要进行的手术的代码。他试图解释说，"因为特殊的原因，我们不能按照整个修复手术过程进行记账。我要做一个修复手术，但是该手术的代码不同。我只是要重新固定一下植入性勃起功能障碍治疗设备的储存器。我不知道这个手术还有一个单独的代码，但是管道来源于储存器……这些代码让我很恼火。"巴布问了一个问题，他回答说："是的。这个患者很瘦。起初，我把管子埋在皮下，但该患者皮下没有脂肪。我可能不得不把将管子埋在肌肉下面。"他开始指着自己的身体。最后，帕特尔医生说，"使用那个修复术的代码。"

斯坦医生站在办公桌前与计费人查琳（Charlene）进行了交谈，查琳在这次门诊期间进出诊所大约五次，比其他任何时候都多。斯坦医生对她说："我不想让你认为我在背后做小动作，"并与她分享了一封他发起给另一位计费专家的电子邮件。他说："你确实说是 585.76"，然后他又提到两个代码，"我计算的是583.99，与未列出来的膀胱手术费用类似，或者我们可以将扩展手术记为 385.72。腹腔镜膀胱切除术没有代码。我将把这封电子邮件转发给枫木社区医院网站的计费人员。"当他还在走廊里时，查琳拿来一本带有详细描述的编码书，斯坦医生说："半腹腔镜加半开放手术并没有 CPT 代码。"

大型药企

斯潘格勒医生在考虑是否要给患者开出特定的化疗药物之前，就先考虑该患者的保险是否涵盖了特定的化疗药物。通过这种方式，制药公司和保险公司正在暗中做出医疗决策。法律并不允许医疗保险就药品价格进行谈判（Kantarjian et al，2013）。但我们的社会似乎能够容忍"大型药企"的粗暴行为（Brody, 2011; Gotzsche, 2012; Outterson, 2012; Ross, 2008; Smith, 2005; Spielmans, 2010）。

企业合并

在我实地考察期间，在该地区五个主要的卫生体系中，一家营利性公司购买了一个非营利性卫生机构，两个非营利性卫生机构宣布了合并计划。美国的医疗保健费用并没有降低。自由企业制度和公民享有医疗保健权是无法调和的价值观。现行的医疗制度和形式无法持续发展下去。医生们十分清楚各类医疗机构的特点以及他们的市场位置和政治地位。

有一次，在门诊过程中，斯潘格勒医生穿过制图室与布里奇斯医生进行交谈。她听说接管大学医院的营利性公司瓦尔基里（Valkyrie）公司想要接管康诺特（Connaught）的谣言。她问布里奇斯医生："这是真的吗？"

他说，我给克利夫兰（Cleveland）诊所的埃里克（Eric）发了一封电子邮件。"他和瓦尔基里有联系。瓦尔基里收购了他们周围的几家医院。"

另一位肿瘤学家也加入了谈话。他来到隔间说："周末，我参观了约翰·霍普金斯（JohnsHopkins）大学，看到了那家新医院，它耗资 10 亿美元。

斯潘格勒医生问道，"他们从哪里弄来的钱？"

"谢赫（Sheikh）——他们试图在 12 个名字中选出一个来当作医院的名称。我在医院开业的前一天参观了医院，所以我能够穿过重症监护室及医院的其他各个部门，而没有碰到任何的障碍。"

在我实地考察期间，我几乎没有发现任何证据表明商业需求超越了患者的诊疗原则。然而，随后，我发现美国医学已经达到了一个临界点，以至于肯尼恩·史塔（kenneth stari）的流变问题与临床实践相关。通过操纵利益，保险公司正在操控医疗问题，或者说至少在阻止医生挽救危重患者的生命。这个问题在附录 B 中进行了解释，当时斯潘格勒 医生描述了化疗药物的选择。当我认为患者的生命处于危险之中而保险公司拒绝支持挽救生命的治疗（如胰岛素治疗 1 型糖尿病患者）时，我会在寻求预授权的同时保存我与保险公司的对话录音。然而，这些内容超出了本章讨论的范围。

注释

[1] 胆囊切除术是切除胆囊的手术的名称。

[2] 级别 4 表示此次就诊的报销金额较高——只有当全部病史资料都完整，且包括电子病历记录单时才能达到此要求。

[3] 这个内容得到了一位达特茅斯（Dartmouth）医疗系统医生的确认，该医生找到他们单位用于记录病历资料的软件名称后做了一个标识。其他医生在系统中只使用计算机生成的"评估和计划"部分进行备注，因为它是唯一能够反映医生想法的部分。杰弗里斯医生提到的切换按钮不包含时间和情绪选择，因此对病史和体格检查资料的叙事性有很大的影响。

参考文献

Beck, Melinda. 2013. Study Doubts Value of Robotic Surgery. *Wall Street Journal*, February 20, 2013.

Brody, Howard. 2011. The Inverse Benefit Law: How Drug Marketing Undermines Patient Safety and Public Health. *American Journal of Public Health* 101(3).

Brownlee, Shannon. 2007. *Overtreated: Why Too Much Medicine Is Making Us Sicker and Poorer.* New York: Bloomsbury USA.

Davidoff, F. 1998. Medicine and Commerce. 2: The Gift. *Annals of Internal Medicine* 128(7):572–575.

Fins, J. J. 2007. Commercialism in the Clinic: Finding Balance in Medical Professionalism. *Cambridge Quarterly of Healthcare Ethics* 16(4):425–432; Discussion 439–442.

Gotzsche, G.P.C. 2012. Big Pharma Often Commits Corporate Crime, and This Must Be Stopped. *British Medical Journal* 345(e8462).

Jones-Nosacek, Cynthia. 2015. Treating Patients as Customers – Whom Does It Help? *Wisconsin Medical Journal* 114(6).

Kantarjian, Hagop M., et al. 2013. Cancer Drugs in the United States: *Justum Pretium –* the Just Price. *Journal of Clinical Oncology* 31(28).

Landro, Laura. 2013. The Biggest Mistake Doctors Make. *Wall Street Journal,* November 18, 2013.

Mehta, Shivan J. 2015. Ethics Case: Patient Satisfaction Reporting and Its Implications for Patient Care. *AMA Journal of Ethics* 17(7):616–621.

Outterson, K. 2012. Punishing Health Care Fraud: Is the GSK Settlement Sufficient? *New England Journal of Medicine* 367(12).

Pellegrino, E. D. 1999. The Commodification of Medical and Health Care: The Moral Consequences of a Paradigm Shift From a Professional to a Market Ethic. *Journal of Medicine Philosophy* 24(3):243–266.

Ross, J. S. 2008. Guest Authorship and Ghostwriting in Publications Related to Ofecoxib: A Case Study of Industry Documents From Rofecoxib Litigation. *JAMA* 299(15).

Smith, R. 2005. Medical Journals Are an Extension of the Marketing Arm of Pharmaceutical Companies. *PLoS Medicine* 2(5):e138.

Spielmans, G. I. 2010. From Evidence Based Medicine to Marketing Based Medicine: Evidence From Internal Industry Documents. *Bioethical Inquiry* 7(13).

Starr, Paul. 1982. *The Social Transformation of American Medicine.* New York: Basic Books.

15 过度诊断与过度医疗

对于个体的患者和医生，文化模式是"发现癌症并将之切除"。这似乎是富有同情心的事情；毕竟，癌症是相当可怕的。更可怕的是以下引述奥蒂斯·韦伯·布劳利（Otis Webb Brawley）医生的名言，他现在是美国癌症协会（American Cancer Society）的首席医疗官：

> 我们在埃默里（Emory）（译者注：美国埃默里大学医学院，有完善的医疗网络系统，包括多地紧急护理中心、急诊室等）已经发现，如果我们本周六在北湖购物中心对1000名男性进行肿瘤筛查，可以向医疗保险（Medicare）和保险公司收取490万美元的医疗费用（用于活检、检验、前列腺切除术等）。但真正的费用来自于后面——因为埃默里照护了她的丈夫，她将在未来三年内来这里接受医疗服务。而当患者本人胸痛时，他会到埃默里的急诊室就诊，就是因为几年前我们对他进行了筛查。
>
> ……一旦我成为肿瘤控制部门的负责人，我们就不再在埃默里进行肿瘤筛查了。然而，让我感到困扰的是，公关和财务人员告诉我从肿瘤筛查中能赚多少钱，但没有人能说出我们是否能挽救一个生命。事实上，我们本可以估计有多少男人会因此变得阳痿……但我们没有。这是一个严重的伦理问题。
>
> （Brawley 和 Goldberg, 2011）

使用PSA筛查前列腺癌的传统不会消失。以下评论来自与杰弗里斯医生合作的初级保健医生及流行病学家：

> 在我们发起的研究中，收集了380项关于前列腺癌治疗决策的调查。超过半数的患者选择了手术，其中80%的患者接受了机器人手术。他们确信机器人手术的副作用更少。如果你阅读机器人技术的营销材料，它基本就是这样营销的。它没有说这种方式副作用更少，而是说这是最具创新性和技术先进的，可以最大限度地减少手术带来的副作用。但是，你知道一台机器要多少钱？

我们进行了查看。我们与杰弗里斯医生讨论这个问题，他说，"每天使用这些机器，也需要5年的时间才能还清一台机器的费用。"由此，当掏钱买下机器后，医院会施加压力，希望能尽量使用机器。他们会对你做所有的营销，希望你使用机器。所以想象你在办公室里和患者谈话，这个患者说"我得了癌症，希望把它从我身体里弄出来。"你一定很想说"哦，我们可以为你做到"，而不是，"嗯，你知道这是一种低风险的癌症。我建议再观察一会儿。这并不意味着我们最终不会做手术，或者我们可能不需要这样做。而是……"

过度治疗是医疗危机的一部分，另一部分是过度诊断（Carter等，2015）。医生在国家政治的背景下执业，在许多方面，社会价值观的冲突在医疗中得到了非常典型的体现，第一个也是最具争议的过度诊断的案例：PSA筛查。一些明智的临床医生已经大声疾呼前列腺癌只是冰山一角。肺栓塞目前正在医学文献中作为急诊室过度使用的一个例子进行辩论（Brownlee, 2007; Welch等，2011）。香农·布朗利（Shannon Brownlee）在约翰霍普金斯医院也给出了以下描述：

> 相比之下，肿瘤中心吸引了拥有更好的保险的客户，部分原因是肿瘤在医疗保险（Medicare）的客户中是最为常见的疾病。化疗是任何癌症中心的主要利润来源，因为医院批量购进药物，在获得医疗保险和马里兰州的许可后，将价格提高约16%。放射治疗也是有利可图的。"有人因此建议说我们不要做精神病科，因为那会赔钱"，朗巴姆（Langbaum）说，"所以我们理应拒绝接收精神病患者，接收更多的外科患者。问题是这是一个教学机构，我们不能选择要照护的患者。因此，我们尝试开发确实赚钱的项目，以（确保）不赚钱的项目得以运行。"
>
> 换句话说，约翰霍普金斯医院做了所有医院都必须做的事情：它利用从一些患者身上获得的利润来交叉补贴其他人的医疗。医院赚钱的部门有时被称为"利润庇护所"。
>
> （Brownlee 2007：81–82）

在我的整个医疗生涯中，我一直被提醒要警惕"人口需求"，指的是老龄化的婴儿潮一代，随着他们罹患慢性病的增加并死亡，将消耗越来越多的社会医疗资源。当一名医疗助理告诉她其中一名患者要求提供一张需要医生签名的残障停车贴纸时，斯潘格勒医生想到了人口需求。斯潘格勒医生对我说："这没有用，因为每个人都在变老，所有的残障停车位都会被占用。"

随着年龄的增长，男性的前列腺中出现癌细胞的几率会增加，因此到90岁时，前列腺存在癌细胞的概率为80%～90%。下一部分是关于国家政治内部冲突的资料，这些冲突涉及由谁，如何解读和部署科学医学信息。

> 妻子说："我在报纸上看到前列腺癌是一种生长缓慢的肿瘤。"
>
> 斯潘格勒医生接着说："是的，这在国会山上是件大事。关于不必要的治疗存在很多争议，你像是与两个不同的人交谈，一个人会说'它救了我的命'，而另一个人会说'这简直是疯了'。一些医生认为我们不应该用PSA进行筛查……乳房X线检查也是一团糟，但是我们已经解决了——女性是更好的倡导者。我们还是用PSA做例子吧。"

2009年11月6日，美国预防服务工作队（USPSTF）建议女性与医生讨论进行乳房X线检查。这引起了震惊和愤怒，典型的代表是当时的众议员沃奇曼（Wasserman）在CNN（美国有线电视新闻网）上的露面，最终USPSTF在政治压力下推翻了这个推荐。在更广泛的背景下，乳房X线检查也极具争议性（Meza，2015；Miller et al.2014）。

医疗效果数据和信息集（HEDIS）是衡量照护和服务重要的绩效的指标。HEDIS由国家质量保证委员会（NCQA）建设和维护。其中一项指标是乳腺癌筛查率；假设应该进行乳腺癌筛查，这被认为是衡量医疗质量的指标。同样，对医疗保健系统的财政激励与这些全国的医疗质量指标直接相关。但是，比较USPSTF的建议、斯潘格勒医生的评论，以及来自科克伦（Cochrane）图书馆的以下摘要——循证医疗的唯一最佳来源：

> 参加乳房X线检查进行乳腺癌筛查可能是合理的，但不参加也可能是合理的，因为筛查既有好处也有坏处。
>
> 如果2000名女性在10年内定期接受筛查，其中一人将从筛查中受益，因为她将避免死于乳腺癌。
>
> 与此同时，10名健康女性将因此成为肿瘤患者，并接受不必要的治疗。这些女性被切除部分乳房或整个乳房，通常会接受放射治疗，有时还有化疗。
>
> 此外，大约200名健康女性会被误报。在确认它是否为肿瘤之前，甚至在之后，心理压力可能很严重。
>
> www.cochrane.dk/screening/index-en.htm

更新的版本中指出，乳房 X 线筛查根本没有作用并可能会导致严重的过度诊断。[1]

在我进行实地调查的过程中，USPSTF 建议不要使用直肠指检或 PSA 来筛查前列腺癌。这再次引起了争议。在全国各地专家举行的全国会议上，这个话题被提出并进行讨论。意识到争议后，斯坦医生试图发起讨论，并说："你们大学里的家伙，"那时，观众的参与度非常高，人们站起来举手试图说话。讨论在一片混乱中结束。

杰弗里斯医生强烈反对 USPSTF 的建议，因为"这些建议是为了避免过度治疗。他们的建议就像把头伸进沙子里。工作组只是担心我们过度治疗前列腺癌。"

尽管有建议，但杰弗里斯医生并没有改变他的医疗行为。在与患者交谈时，他说："您今天应该进行前列腺癌检查；您已经抽血进行了检验，我还需要进行直肠检查。谢天谢地，大多数泌尿科医生都会进行温和的直肠检查，这是癌症筛查的一部分。"他还会提醒患者将来何时进行筛查。他的做法符合专业指南：

> 美国泌尿学协会（AUA）认为，如果使用得当，前列腺特异性抗原（PSA）检测可在诊断和治疗前列腺癌方面为临床医生提供有价值的信息。在这方面，目前没有检验或诊断手段可与之比拟。2012 年 5 月，美国预防服务工作队（USPSTF）发布了最终建议：不鼓励使用 PSA 检测。AUA 坚信，USPSTF 在有更好的新诊断之前贬低 PSA 检测的价值，这对美国男性造成了极大的伤害，并且可能弊大于利。[2]

斯潘格勒医生总结得最好："所有的研究都集中在最重要的问题上，那就是，我们不知道什么是惰性肿瘤，什么是侵袭性肿瘤。"

自然，这些有分歧的意见会引发混乱。

当与会者在我前面提到的全国泌尿外科会议上讨论前列腺癌的问题时，菲尔茨医生靠近我，说："前列腺癌的那些东西就是个烂摊子。他们都是各自领域的专家，根本不可能达成一致。"还有一次，史密斯医生告诉我：

> 这就是我讨厌泌尿外科和前列腺癌的原因。这非常令人困惑。我了解对前列腺癌进行手术的风险和收益……失禁和勃起功能障碍，手术并发症。你做了这么多手术来防止一个患者死于前列腺癌，但死于前列腺癌是一种悲惨的经历，最后的两年简直就是彻头彻尾的痛苦。你必须对这么多人这样做，

才能预防一个实际的侵袭性前列腺癌病例。与过去相比，斯坦医生现在进行主动监测的频率要高得多。

这种社会冲突在文化背景中上演。想象一下下面描述的门诊就诊：

患者说："我来找你做手术是因为你被很多人推荐。我在网上做了一些关于前列腺癌的调查，并阅读了很多关于不同类型治疗方案的信息。我的家族有很多癌症患者，我想我需要手术……我想在肿瘤扩散之前切除它。"

斯坦医生随后查看了 2011 年 9 月 1 日完成的活检报告，病理报告显示 Gleason 评分为 6。斯坦医生说："每个活检都有两个分数，每个分数可以是 3、4 或 5，因此 Gleason 分数可以从 3+3 等于 6，一直到 5+5，等于 10。它也可能是 3+4，等于 7，等等。你的前列腺很大，他们只有活检 10 个部位。"然后他画了一个部位的大小的图片，并用手比画了前列腺的大小。他总结说："随着年龄的增长，男性的前列腺会出现两个问题：一是体积变大，二是会产生癌症。10 个活检标本中只有一个显示出癌症，而那个点显示的是 Gleason 评分（判断前列腺癌预后的重要指标之一）6 分。没有迹象表明癌症已经扩散到前列腺之外。"

患者说："我并不关心性功能，但我最担心的是尿失禁。"

斯坦医生随后对机器人手术可能导致的失禁进行了详尽的解释。他说："让我明确地阐述一下。当患者不必使用尿垫，但可能有小滴尿渗漏并且必须在内裤穿一个小吸水垫时，我们称为'好'。那个小垫子只能在你咳嗽或打喷嚏时接住几滴尿液。您还年轻，没有广泛的肿瘤，因此我们建议您进行保留神经的手术。我认为这样做很安全。我想手术应该在活检后至少六周，这样炎症才会消退，让手术在技术上更容易。"

"因为你年轻健康，我推荐以下两个选择：要么是确定可以治愈的手术，要么是主动监测。主动监测也是合理的选择，因为我认为肿瘤细胞的数量非常少，而且侵袭性不是很强。如果您选择主动监测，由于您的前列腺体积较大，我建议您进行重复前列腺活检，可能采集多达 20 或 30 个部位，以获得更好的样本。抽样误差会遗漏一些前列腺癌。"

"另一种选择是机器人手术，我坐在一个隔间里使用杠杆和踏板，有一个助手在手术台旁插入器械。切口会很小，我们将切下来的前列腺和淋巴结放在一个塑料袋，将它们从一个切口中取出，这个切口必须稍大一些，以便将装有组织的塑料袋从您的身体中取出。"

　　斯坦医生随后再次提起主动监测，他说："没有一种治疗是完美的。手术存在风险：性功能没有手术之前那么好，可能有尿失禁。大约95%的患者没有我之前说过的尿失禁问题，但是5%的患者可能会有，这就是选择主动监测的原因。如果它真的发生在你身上，我们可以为你做一些治疗。"

　　这时，妻子插嘴说："他母亲三十多岁诊断了癌症，四十多岁去世，父亲因癌症去世，三个叔叔也是因癌症去世。我和他一起生活，他肯定会脾气暴躁。"

　　斯坦医生回答说："所以等待对于你来说很难。"

　　患者说："是的。"他问他的妻子是否有任何顾虑。她告诉他这由他自己决定，患者回答说："因为可能影响性功能，这个决定也涉及你。"

　　她说："我老了，不在乎。"

　　患者转向斯坦医生："让我们继续安排手术吧。我只想把它解决掉。"

　　尽管斯坦医生提供了"主动监测"作为"切除肿瘤"的替代方案，但患者仍选择了手术。大多数泌尿科医生甚至不会提供主动监测的建议。

　　以下文字记录来自对发表先前评论的临床医生／流行病学家的采访。她对诸如此类的临床情况进行了反思。

　　我们获得了一项美国癌症协会（ACS）资助：关于前列腺癌的治疗决策。研究结果以及在前列腺癌领域普遍发生的事情，使我们相信真正有意思的研究领域是主动监测或观察等待。去年，美国国立卫生研究院（NIH）成立了一个庞大的工作组，讨论是否需要研究主动监测的提出、接受和遵守情况。所以我们进行这些研究的时机真的很好。于是我们开始交流。我们和他见了三四次面，只是再次了解他对主动监测的想法，即一个泌尿外科医生的想法。他们是怎么想的？这样做的动机和障碍是什么？而且他……所以他在住院医师项目中任教，所以必须掌握最新的信息。识别出谁可能是进行主动监测的良好候选人，向住院医师传授知识，然后我们如何进行随诊，以及什么是最好的方案……那里没有固定的方案。那么什么是好的方案呢？这是非常个体化的，这非常好。

　　他认为对某些患者来说，主动监测是正确的做法。这是我得到的印象。我从来没有真正问过他，但我想他是这么说的。你知道为什么——是的，他是一名外科医生，是的，他喜欢做手术。但他也不想在没有任何必要的时候造成伤害，而且他确实没有。他在随诊患者方面做得很好。现在，在我们与他的讨论中，提到的另一件事是我们在文献中看到的，不推荐主动监测的一个原因，是担心患者不会准时随诊。另外，医疗法律方面，如果患者没有遵医嘱在每三、四、六个月或任何您决定的时间监测 PSA 水平，或者在 12、18个月重复前列腺活检，那你要负责任吗？因为医生没有在有机会的时候进行手术切除。他说："是的，这是一个问题。"幸运的是，他们有一个很好的随访系统，而且确实需要对患者进行很好的筛查，以确保他们了解随访的重要性并且他们能够进行随访。你知道，交通困难、保险，所有这些问题。虽然在这个人群通常有医疗保险，所以这对它没有太大的影响。

再说一次，我只有两个患者在这个项目中，他们很高兴自己参与了，他确实在观察。我有一个患者，他的 PSA 上升了一点，你知道，他有点紧张。我的意思是杰弗里斯医生说的，"我们只是检查一下。然后我们将在 3 个月后而不是 6 个月后复查。我们会密切关注的。"他可能只有 53 或 54 岁。任何其他泌尿科医生只会说，"我不会冒险。我不会冒险。"但他是个聪明人，他也做了功课，说："我还没准备好应付并发症，就这样吧。"

你知道有很多关于等待观察（watchful wait）的医学文献，但等待观察确实与主动监测不同。好吧，等待观察 - 主动监测。让我实际试一试说得明白一些——主动监测适合风险低、上升不明显、Gleason 评分低于 6、PSA 低于 10、分期低于 2A。所以它有明确的标准。等待观察从未有过标准。在我看来，等待观察更适合老年人，他们的寿命无论如何都是有限的，所以我们会在你将死于其他疾病的时候等待观察。主动监测相对来说更积极，等待观察绝对是一种被动的方法。它有自己的标准，有方案，应该更加标准化。尽管根据杰弗里斯医生的说法，它在某种程度上必须是个性化的，真的很难标准化，如果你是这个意思的话，我觉得个性化仍然可归结为算法。你知道的，如果你看到倍增时间，如果这是你决定要观察的，那么你会去进行活检，而不是再等 6、12 个月。所以答案是肯定的，我的意思是这一切都可以通过算法来解决。尽管我不是最佳人选，但我认为斯坦医生对此感兴趣。我也很感兴趣。我认为可以邀请杰弗里斯医生参与其中。

以下是 PLCO 试验（前列腺癌、肺癌、大肠癌、卵巢癌筛查试验）的主要研究者之一的摘录，从另一个角度说明了这些临床决策如何被反映在政治背景中。[3]

我成为 PLCO 研究中心的项目负责人。如您所知，这是一项针对包括前列腺癌在内的三种不同癌症筛查的多中心、随机、前瞻性对照试验。用于筛查男性前列腺癌的技术包括前列腺特异性抗原（PSA）。结果显示，对人群进行筛查对死亡率没有益处。正如您可能猜到的那样，我们的结果发表后遭到了大量批评……因为无论是实施或开医嘱要求进行该测试的医生，还是吵着要做该测试的患者，都有一种强烈的信念，因为他们不想有诊断延迟和死亡或有不良并发症。因此，在您有切实可靠的数据可以得出结论和建议时，放弃使用该筛查工具会有点棘手。

就在过去一两周内，美国卫生服务部门发表了一份声明，支持我们这些PLCO调查者通过分析数据得出的结论。使用 PSA 和直肠指检确实不会为选择筛查的男性带来好处，且这种治疗会带来严重的副作用或并发症。我相信我们的研究结果，当有机会展示我的观点时，PLCO 不提倡这种类型的筛查。所以简而言之，这就是我们所做的工作，得到的结果和我的意见。

泌尿科医生告诉我，他们认为 PSA 筛查仍然是照护患者和前列腺健康的正确方法。我们强调的是，它不仅没有改变死亡率，而且有与进一步治疗相关的并发症，而事实上治疗可能根本没有必要，因为你存在——突然找不到词——不是领先时间偏移，而是过度诊断偏移，这就是我想说的。

我认为对许多患者来说，得了癌症，什么都不想做、坐以待毙的想法是不可取的。我不知道这方面的数据，它可能推动了之后的大量决策，因为人们只是不放心他们可以带着癌症生活，而不是死于癌症或受到癌症的严重影响。

好吧，我不知道我们对 PSA 检验收取多少费用。我不知道我们机构收取多少美元，我肯定与任何地方的费用相当。让我估计一下，这是一个 200 美元的测试。如果你把这个数字用于 50 岁以上的男性，并且每年都这样做。我无法在脑海中快速计算，但我们谈论的仅仅是做筛查所需的数百万美元。然后是后续研究，其中可能包括重复 PSA 检验，以确保这里没有实验室错误，并确认它确实升高了。这就增加了额外的费用。然后是医生对所做的任何临床评估的费用。随后往往会进行活检，这就使费用增加了很多。接着是根治性前列腺切除术和 / 或放疗治疗。同样，我不知道做根治性前列腺切除术的费用。我猜测，如果你加上医院、手术室、外科医生的费用、病理医生的费用等，会大大超过 5 万美金。因此，你已经开始花很多钱来做所有这些不同的事情，你已经造成了失禁和性无能这两个与治疗相关的更重要的后续问题，然后患者将在他的余生中处理这些问题。这变成了一个代价巨大的现象。

我们开始在非专业文献中看到了更多关于限制我们在医疗实践中所做的一些事情和询问医生的想法。他为什么要这样做，并希望医生不要有抵触情绪回答这些问题，而是要用数据来支持他所推荐的做法。我们现在的医疗支出占美国国内生产总值的17%，如果我们不改变我们正在做的一些事情，在不久的将来，将上升到20%以上。而广大民众会说："我们负担不起。钱实在是太多了。"而你必须让社会成员相信这是真的，以便改变实践模式。医生不能把这些强加给社会。每个人都应该认可，这是我们需要做的事情。例如，生命末期的护理，往往应该改用类似于临终关怀的方法来护理这些患者，而不是继续咄咄逼人，试图把死亡推开。我们不能这样做。

而且我认为，如果我们作为医疗界和医生不能学会如何约束自己，我们将受到政府对医疗行为施加的限制，这将影响作为从业者的我，也会影响我的患者。因此，我们必须学会用我们的大脑和循证来执业，而不是我们现在所做的。

这位知情者谈到，美国人对癌症的诊断感到不安，不愿意改变我们目前对癌症的文化模式。然而，主动监测可能是一种理想的照护。

这个问题不仅限于前列腺癌。大约三分之一的医疗保险支出发生在生命的最后一年，其中大部分集中在生命的最后一个月，主要用于维持生命。美国人现在将17%的国内生产总值用于医疗保健。疗愈仪式是个人聘请治疗师处理死亡或死亡可能性的过程。然而每个人都终将死去。疗愈仪式取决于准确的诊断，但在生物医学中有一个几乎从未使用过的既定诊断：徒劳。诊断意味着治疗。对徒劳的恰当治疗是停止治疗。医生没有道德义务提供徒劳的医疗服务。然而，这是一个极其困难的诊断，因为说服也是诊断的一个组成部分。疗愈关系中的说服与没有建立疗愈关系的患者的说服完全不同。当患者在疾病和死亡定义社会关系范围的情况下已经信任医生时，"临终过程"的诊断要简单得多。死亡即将到来的威胁可以在疗愈关系中协商——我已经做过了。像所有诊断一样，错误的诊断是一场灾难，但准确的诊断提供了必要的社会功能。也许疗愈关系，即疗愈仪式的结果，是我们医疗系统中必要的但陷入困境的文化组成部分。这个研究项目是对我的人类学家同行的一个邀请，让他们把西方生物医学作为一个没有标记的类别来研究，这个文化表现在大多数情况下是顺利的，而不是那些容易观察到的灾难。尽管医学研究所（IOM）从未解释过持续的疗愈关系究竟是什么，但他们承认其重要性。描述构成持续疗愈关系的社会实践是人类学家的一项任务。

社会机构阐述的疗愈关系

医学研究所（IOM）和美国国立卫生研究院（NIH）都提出了一个基本假设：疗愈关系可以改善护理质量和结果。一些证据表明这是真的（Kelley 等，2014；Institute, 2001；Donaldson 等，1996；Martin 等，2007）。

美国的价值观

生命、自由和追求幸福的核心价值观是美国社会的基础。如果您将这些价值叠加到联邦政府的支出上，那么"生命"由医疗保险和医疗补助（Medicaid）代表；"自由"由国防预算来代表；而"追求幸福"则由社会安全退休来代表。这三个预算项目约占政府支出的 90%。想起那个生殖器受损的患者，在讨论他的医疗补助保险失效时，他哭了起来。我评论说，他的一滴眼泪会唤起疾病叙述中的数百万字。这一滴眼泪可能需要数百万字来表达美国的医疗保健政策辩论。目前，我们在"医疗保健是一项基本权利"还是"应该由市场力量调节的商品"的见解之间存在严重分歧。

注释

［1］http : //nordic.cochrane.org/sites/nordic.cochrane.org/files/public/uploads/mammography_screening_leads_to_substantial_overdiagnosis.pdf_letterhead.pdf（发布日期：2017-02-01）.

［2］www.auanet.org/content/media/USPSTF_information_sheet.pdf（发 布 日 期：2013-01-01）.

［3］PLCO 试验是现有的两项前瞻性随机前列腺筛查试验之一；结果显示用 PSA 筛查前列腺癌没有任何益处。

参考文献

Brawley, O. W., and Goldberg, P. 2011. *How We Do Harm: A Doctor Breaks Ranks About Being Sick in America.* New York: St. Martin's Press.

Brownlee, S. 2007. *Overtreated: Why Too Much Medicine Is Making Us Sicker and Poorer.* New York: Bloomsbury.

Carter, S. M., Rogers, W., Degeling, C., Douse, E. J., and Barratt, A. 2015. The Challenge of Overdiagnosis Begins With Its Definition. *BMJ (Online)*: 350.

Donaldson, M. S., Lohr, K. N., and Vaneslow, N. A. (eds.). 1996. *Primary Care: America's Health in a New Era.* Washington, DC: National Academy Press.

Institute of Medicine. 2001. *Crossing the Quality Chasm: A New Health System for the 21st Century.* Washington, DC: National Academy Press.

Kelly, J. M., G. Kraft-Todd, L. Schapira, and J.K.H. Reiss. 2014. The Influence of the Patient-Clinician Relationship on Healthcare Outcomes: A Systematic Review and Meta-Analysis of Randomized Controlled Trials. *PLoS ONE* 9.

Martin, J. C., R. F. Avant, and M. A. Bowmann. 2007. The Future of Family Medicine: A Collaborative Project of the Family Medicine Community. *Annals of Family Medicine*: S3–32.

Meza, J. P. 2015. Screening Mammography Requires Informed Consent. *Clinical Research in Practice: The Journal of Team Hippocrates* 1.

Miller, A. B., C. Wall, C. J. Baines, S. Ping, and T. To. 2014. Twenty-Five Year Follow-Up for Breast Cancer Incidence and Mortality of the Canadian National Breast Screening Study: Randomised Screening Trial. *BMJ*: 348.

Welch, G., Schwartz, L. M., and Woloshin, S. 2011. *Overdiagnosed: Making People Sick in the Pursuit of Health.* Boston: Beacon Press.

第五部分

叙事治疗研究的再认识

16 叙事治疗的再认识

引言

作为一名学者，我发现解构一个社会过程的价值有限，除非能把这些碎片重新整合成一个更有用的理论建构。在本章节，我提出了关于纠正和挑战治疗相关叙事研究的观点。我发现了那些在自我强化且需要评价的系统性错误。我也挑战了其他的人类学家，在使用他们的观点之前进行了批判性评价。

对于其他曾写过治疗相关叙事研究的作者，我相信我们所持观点的共同之处远远多于不同，而且对此我们都可以共同改进。这件事最重要的方面在于重组和合成不同的著作，得到一个具有共同基础的概念整体。尽管我在本章节指出了我的不同意见，下一章节我将总结叙事治疗的共同基础。

谢里尔·马丁利和琳达·加罗（Linda Garro）进行了大量叙事和人类学的总结，其著作起源于哈佛"星期五早晨（Friday Morning）"的医学人类学讲座，最终形成了疾病和治疗的叙事和文化建构（2000）。那本书的介绍中写道"叙事是一个赋予经历意义的重要的人性化方式"（Mattingly & Garro, 2000：1）。他们引用了罗萨尔多（Rosaldo）的陈述：

> 讲故事能够让叙事者交流他们生活中重要的事物，事物如何影响他们。叙事提供了一个有效的途径来塑造行为，因为叙事要讲"什么赋予生命意义""什么是我们生活中有启发性的"，以及"危险但值得冒险的"事情。
>
> （Mattingly & Garro, 2000：11；Rosaldo, 1986）

他们提到了卡里瑟斯（Carrithers）和他关于情节的讨论，因为情节涉及将来会发生什么的内在观念，以及"景观"的外部感知（Carrithers, 1992；Mattingly & Garrio, 2000：3）。叙事连接了叙事人和观众，是一种有效的社交方法，并且介导了突发现实的建构。

故事也关注的特定演员所经历和熬过的事件。他们允许我们（观众）推断出在故事世界中感觉如何，也就是说，他们让感觉成形。讲故事是一个必然会给观众暗示的"关系行为"。

（Mattingly 和 Garro，2000：11）

我希望民族志激发我们重新认识谁是观众。马丁利和加罗也承认能量方程的另一面，引用奥克斯（Ochs）和卡普斯（Capps）的话，"叙事实践，包括谁有权讲故事和什么时候可以讲，'反映了一个在广泛的家庭和社会中确立的权力关系'"（Mattinglys 和 Garrio，2000：3；Ochs 和 Capps，1996）。我随后将进一步讨论这个话题。马丁利和加罗总结了叙事研究相关的人类学和其他学科著作所呈现的主题。

尽管我同意他们所写的一切，但令我觉得惊人的是"医生"竟被叙事治疗的讨论遗漏了。这是一个明显的遗漏。我希望这篇民族志的边界延伸，可以包括发生在医生和患者之间的叙事治疗。我的数据表明，医生通过讲故事把患者（听众）连接到一种关系行为中，后者创造了突发现实并缓解了痛苦。

在劳伦斯·基梅尔（Lawrence Kirmayer）的关于"破碎叙事"的章节中，他写道：

患者和医生是参与对话的演员；尽管他们需要彼此来讲述和表演他们的故事，同时他们又相互扭打，看谁的故事版本将会存活。这种扭打本身可能会成为故事最终版本的一部分或者它将被压制以建构一个授权的版本。一旦被授权和接受，这个故事就会被重新讲述和保留下来，并影响将来的故事。

（Kirmayer, 2000;156）

基梅尔使用了"扭打"这个词，不同的故事版本中"竞争"成为现实并被重新讲述。他之后说道，"这些冲突能够显示医疗中的结构性问题和观念冲突；同时，他们提供了创造新意义的重要机会"（Kirmayer, 2000;157）。我完全不同意把治疗描述为医生和患者之间的争斗。在争斗中，有胜利者和失败者。本篇民族志是超越那些观念的一种努力。我看到的患者和医生享受真正的亲密关系，创造了"双赢"的局面（Covey, 1989）。我支持以关系为中心的医疗（Beach 和 Inui 2006），它充分解决了叙事治疗著作经常提出的道德弦外音。

在最后的章节"突发叙事"中，马丁利问道：

"这和治疗有什么关系？如果我们发现叙事时，治疗和恢复展示了一个好故事的所有伟大力量，我们能看见关于治疗的什么？它可能把我们和患者的视角拉近。"

（Mattingly, 2000：206）

在这段节选中，患者的视角与治疗相关联。又一次，没有出现医生或治疗者。更重要的是，缺乏治疗的文化背景。她总结如下：

> 想要传播自己观点的渴望，成为改革家而不仅仅是身体技师的需求，驱使某些西方治疗者从事治疗戏剧的创作，以努力协助当事人转化他们的生活。

（Mattingly, 2000：207）

注意"仅仅是技师"隐含的对生物医学的批评和"甚至有一些"隐含的稀有性。我认为马丁利忽视了最大的治疗"戏剧"——即存亡威胁、诊断叙事和疗愈仪式故事。西方生物医学确实是从事治疗——它通过创造一个对患者很重要的故事，反应并报告一种存亡威胁，并将对社会资源的要求合法化。

回到前面的基梅尔的话，他说，"一旦被授权和接受，这个故事就被重新讲述和保留下来，并影响将来的故事"。我认为这是治疗相关叙事研究已经发生的事情。有种"扎堆"现象；很多人认为医生的"去人性化"使患者痛苦。这已成为信条，而且很多叙事作者重复讲述相同的版本而极少修改（Engel et al, 2008）。"如果你重复一句话足够多，人们就会相信那是真的"（语言的仿制品，难以准确判断属性）。

我认为诊断叙事和患病叙事之间的关系被深刻地误解了。他们在定义上不是彼此冲突的，虽然经常被这样暗示。我相信他们是互补的。我尝试在后续章节解释这种互补性。痛苦是存在的，但是医生并未制造它——它是人类的处境。

阿瑟·弗兰克

阿瑟·弗兰克以受伤的故事讲述人的体裁写作，坚实地奠定了医学作为次文化的基础。他描述他的书为理论性的，但也把它建立在他自己的肿瘤治疗的个人经历上，同时补充了其他人的故事。他指出："或早或晚，非常戏剧性的，每个人都是一个受伤的故事讲述人。"（Frank, 1995：XIII）我们所有人必然会在某个时刻面对疾病或死亡。

和之前的理论方面的叙事发展一致，他说："这些具体的故事有两方面，即

个人方面、社会方面。"（Frank 1995：2）

> 故事中病体的表达是一项个人活动，但是患者讲述的故事也是社会性的。故事的这种明显的社会性是由于他们是讲给某些人听的，不管这个人是不是当时在场。
>
> （Frank, 1995：3）

他准确地描述了故事讲述的模式，他说：

> 讲述的形式被所有的修辞性预期模式化，自从他第一次听到有关疾病的描述，或者她第一次看见某种非处方药的电视广告，或者他被指示"告诉医生什么让自己痛苦"和必须想出什么是医生想听到的故事，预期模式就已被故事讲述者内化。
>
> （Frank, 1995：3）

他接着说疾病故事形成了一种故事循环，并叙述他是如何在一天当中对不同的人多次讲述他个人的患病故事。他的故事是在他接受临床治疗的背景下讲述的。他接着说，"在现代世界胜过其他故事的疾病故事是医疗叙事。医生讲述的故事成为判断其他故事对错的标准（Frank, 1995：5）。"当人们接受这种授权的医疗故事，弗兰克将其称为"叙事投降"（Frank, 1995：6）。叙事投降在书中占了很大比例。他继续描述它的最终效应为"医疗殖民"。以这种方式，他描述对身体的控制并将它等同于对故事的控制。阿瑟·弗兰克冗长的、关于他的个人疾病的故事缺乏自身民族志的严谨性，而且他的书缺乏准确的数据。不过，这篇被经常引用的内容有散文的科学地位。我鼓励我的同事根据该民族志中的数据对这些内容进行批判性的评价。

自我可以比较并接受或拒绝一个自我叙事，正如托马塞洛（Tomasello）所说（Tomasello, 1999：52）。弗兰克也引用了托马塞洛的观点："自我是成为与他人关联的人类，自我只能通过为他人生活而继续成为人类（Frank, 1995：15）"。弗兰克承认"故事讲述者"和自我的叙事发展。他的关注点似乎在于谁控制了叙事。

我对于阿瑟·弗兰克的评论是他选择"叙事投降"作为西方生物医学中的临床接触的特征是错误的；他人为地创造了胜利者和失败者，而且他把医生描述为敌对者，而不是与疾病和死亡的斗争中的叙事自我的合作者。纯粹地基于理论冥想，我认为职业者——医生——可以通过仪式给予个体力量（无须削弱他们自己的文化力量），于我而言似乎是一种深植的社会化叙事。我相信这种力量只是医生"借出"的，并且它是可再生的，因为力量的位置在社会文化领域。医生和患者共同将临床接触描绘成一个文化实践，以完成有利于个体和文化的转化。我意识到这有点离题，通过改变讨论的方向为"通过另一个人学习"和叙事转化的观点而减少了对力量的讨论。我分享这些冥想，只是为了在探讨理论家如何对我的研究产生影响时提出问题。

弗兰克在医学人类学中关于身体的讨论中，提到了阿瑟和琼·克兰曼（Joan Kleinman）的著作（Frank，1995：28；Kleinman 和 Kleinman，1994）。他使用了他们的措辞"身体自我"，引用舍珀 - 休斯（Scheper-Hughes）和洛克（Lock）的"独特的身体自我"（Scheper-Hughes 和 Lock，1987）。

> 克兰曼提供了一种对紧密结合的身体、文化、生活的最精密分析，他们倾听身体语言的努力的局限性显示出困窘，即每一次这样的尝试，包括我自己的，都必须与困难斗争。
>
> （Frank，1995：28）

这种身体自我实际上是叙事 - 体现、叙事 - 自我、身体 - 自我的三角化术语的一个方面。和一个相关的词语"自我述事"一起使用，弗兰克整合所有这些词语成为一个词语"身体 - 自我 - 叙事"（Frank，1995：57）。我不确定这样能有多大的帮助，除了指出每个组分转喻的重要性以外。

他宣称患病是对叙事的一种需求，"故事必须修复疾病对患者的感知（她所在和将要去的生命中的位置）造成的损害。故事是一种重新描绘地图和寻找新目的地的途径"（Frank，1995：53）。再一次，我认为对这种术语的合并要谨慎，因为我认为它会造成这个研究领域的费解。我认为不是患病状态，而是疾病，形成了对故事的需求。另外，是自我，而不是这个人，必须自我叙述这个故事。再一次地，我将患病状态 / 人的双重性区分出来（和疾病 / 自我对比），作为一个至关重要的概念，如此才能将治疗仪式理解为社会实践，将治疗关系理解为两个自我认识彼此（如同像另一个自我一样并建立一种可靠的关系）。

弗兰克引用沙费尔（Schafer）的话：

> 在讲述自己的故事给他人听的时候，我们可能，大多数情况下，据说要直截了当地完成叙述过程。我们也那样告诉我们自己，然而，我们在把一个故事圈进另一个故事中。这是一个故事，故事中有个自我对着一个听众讲述

某些事，听众是自己或者某个自我……以这个观点看，自我就是一种叙事。

（Frank, 1995：55-56）

讲述故事的过程再次确定了与他人、与自我的关系。他进一步详细地说：

我们需要向某人讲述一个描述我们经历的故事，因为创作故事的过程也将为我们余下的生命创造包含故事主旨的记忆结构。讲述是重新记忆。记忆不仅保存于患病故事当中；更重要的是，记忆可以被创造。如果这个故事正在被讲述……某些值得去做的事，然后一个未来就被创造出来了，未来具有不同的责任。

（Frank, 1995：61）

当弗兰克重新把自我恢复为叙事者，我同意他的描述。应注意和 D. 安德拉德的词语"叙事图式"以及之前的描述的一致性。考虑到所组织的特定叙事图式，"未来"是预期对象之间的关系。托马塞洛可能将其描述为意向性。

通过这本书的剩余部分，弗兰克概述了 3 个不同的患病叙事图式的轮廓：补偿叙事，杂乱叙事，探索叙事。他把补偿叙事定义为"某人的身体投降于医疗世界……这高科技的医疗世界仍然是一个永恒的维持补偿故事继续进行的希望来源"（Frank, 1995：174）。弗兰克的选择词语"投降"显示出一种审判的视角。"投降于补偿叙事"（放弃更喜欢的那个自我）在某种程度上被理解为无标记的种类，即正常的。而我的研究对这一观点提出了挑战。

尽管阿瑟·弗兰克采用一种启发式的方法对叙事进行分类，安德鲁·斯帕克斯（Andrew Sparkes）和布雷特·史密斯（Brett Smith）在他们的文章《当叙事关于：人、运动、和脊髓损伤》（2006）中提供了民族志的数据。他们使用了弗兰克的患病故事分类法（补偿，杂乱和探索叙事），但是提供了脊髓损伤患者的实例。这些作者使用这个分类法把他们的民族志数据分门别类，加强了弗兰克的启发性（Sparkes 和 Smith, 2006）。他们的工作很有趣，因为他们描述的和谢里尔·马丁利（Cheryl 和 Mattingly）研究的是同一患者群体。我将马丁利的工作，而非阿瑟·弗兰克的工作，作为我的研究的出发点。也许这是我的实用主义，但是弗兰克的启发性不曾给存亡威胁中受苦的患者的处理带来价值。这个过程的危险是我们对于治疗的理解更少了。

拜伦·丁.古德（Byron J. Good）和玛丽-乔·德尔维奇奥·古德（Mary-Jo DelVecchio Good）

Mattingly 关于医生的评论"反叙事演讲"（Mattingly, 1998：12）在拜伦 J·古德和玛丽 – 乔·德尔维奇奥·古德的著作中被拥护（Good 和 Good, 2000）。我相信这种态度妨碍了深入研究治疗关系。如果人类学家一致地期待看到权力的滥用，那么这种分析性镜片创造的观察偏倚将严重损害人类学家看见医患之间临床接触的其他方面，这是一种非注意盲视（Simmons 和 Chabris, 1999）。这对于一门严重依赖于参与观察、且很少引起关注的研究领域的学科（西方生物医学医生临床接触的准确人种学数据）尤其重要。我观察到医生和患者之间存在亲密的、信任的关系，双方都了解对方的个人细节。这种可靠关系从不会出现在疗愈仪式开始的时候——他们只发生于疗愈仪式完成之后。没有可靠关系的力量差异 - 两者都是脆弱的而且均被彼此了解。我相信疗愈关系是一种患者和医生之间交融的形式——一种发生在疗愈仪式完成后的社会关系。因此，我认为人类学家继续"扎堆"和继续把医生描述为普遍地滥用社会权力是不正确的。人类学的作品集是一个拙劣行医类别标记的丰富描述。"坏"医生当然是存在的 - 患者把那些经历讲述成恐怖故事。我完全承认这些经历确实存在，但是他们并不是大多数情况。未标记的类别——当医生减轻痛苦并帮助患者——要常见得多，但却未被很好地被叙事治疗相关的人种学著作记录下来。

拜伦·古德和玛丽-乔·德尔维奇奥·古德讨论了医疗场景的叙事。接下来的陈述重复了西方生物医学的一个常见评论：

> 尽管在医疗场景和有医疗保健从业人员的研究中，故事讲述无处不在，对医疗的一个重要批判形式是基于医生未能认识到患病经历的叙事方面、未能听取患者讲述的故事。医生把"疾病"看作是生理结构和功能的紊乱，设定在抽象的，医疗化的时间内，或者作为"去历史化的对象本身"。因此，虽然在生活叙事中、身体上、不同形式的社会关系和权力结构中，患者经历着"病痛"，医学治疗的对象却被构建成了没有历史背景的、不受时间影响的和非社会性的医学化躯体。
>
> （Good 和 Good, 2000：51）

这种陈述设定了医学人类学成为生物医学的批判者的整体框架。在此，古德重复了阿瑟·克兰曼对于西方医学的批评，证明在叙事和治疗的著作中，这种观点被普遍接受。基于我对于临床接触（作为一种疗愈仪式）的讨论，我认为这种观点不完善。疗愈仪式和自我叙事是密切相关的，是设定在一个生命期限的时间背景中的社会行为，这与古德和德尔维奇奥·古德的陈述相矛盾。为了进一步强调他们的观点，古德和德尔维奇奥·古德接着重复医疗生活世界被殖民的比喻。他们说：

> 像这样的故事（引人反思的故事）补充了病房的正式化的医疗故事，显示出医学的内在生命的方面，并且充当了一种对病房去人性化文化的反抗。然而它们很少能引发改变临床生活结构的认真的努力。更少见的是，它们引发任何对基础结构的认真的质疑，叙事通过此结构进行，疾病被看作医学关注的对象。
>
> （Good 和 Good, 2000：65）

在一个更严厉的批评中，他们把这个二分法标记为一种道德沦丧（Good 和 Good, 2000：62）。我发现这个评论不符合人类学；这种学科民族中心主义和"不合理"是同义的。他们声称一个讲给人类学家的"故事"比实际观察有更高的可靠性。实际上，我认为这恰恰就是大多数叙事治疗学术研究中强调"标记"类别的抽样偏倚的起源。它和我的数据不符合，我尝试纠正人种学大量记录中存在的抽样偏倚错误。观察到非常相似的医学教育遭遇之后，我有一个更人类学的观点，把医学学习者的痛苦看成是一种重要仪式（Meza 和 Provensano 2015）。

谢里尔·马丁利

尽管比起其他作者，我更欣赏谢里尔·马丁利的作品，她也参与了人类学的叙事治疗文学的这种偏倚。她和许多人一样，把医生描绘成反抗者，比如当她总结人类学作品集的时候这样说：

> 患者/医生沟通的叙事研究已经提到了权力，通过审查从属的（患者）声音和与其对抗的强大的医疗声音。分析医生和患者之间的互换经常显示患者叙事被忽视或者通过医生的"医疗化"讨论而重组……"医生演讲"经常呈现为一种反叙事演讲行为，一种"文化修辞"，这种修辞准确地通过一套不着边际的改变获得了言后的力量，压制了个人叙事，例如采用被动语态和

随后的权力消除。

（Mattingly, 1998：12）

在这种描述中，马丁利强调了医生的医疗化观念，医疗化以一种反叙事修辞将患者的声音次要化，暗示权力的滥用。我认为这种描述是一个叙事治疗研究中广泛的评论错误。医生只能拥有权力，因为他们是作为治疗者角色的文化权威。我已经辩论过，西方生物医学遵循的是同样的治疗仪式，就如同穿越时间的全球文化一样。那么，为什么我们作为人类学家认为西方生物医学值得被作为一种压迫形式而单独拿出来批判呢？把患者和医生都看成在参与一个共同文化将会合理得多。在这本书的理论框架部分，我给出了一个社会和自我之间关系的另外的版本；自我和社会的关系重构了这个被经常重复的对医生"医疗化"患者的比喻。如果我们把诊断叙事看成是能够给患者减轻痛苦的治疗仪式故事的一个组成部分，那么个体可通过参与这个社会授权的实践，而得以利用一个全新的患病故事。

再一次，马丁利使人知道人类学家对于生物医学的过度批判，并且几乎立即找到一种新的方式把生物医学的执业者贬低为"坏人"：

> 我们（人类学家）已经记录了患者与医生或者西方医学中的其他治疗者的讨论中存在的沟通不良。我们也批评了生物医学的文化，因其未充分关心个人、家庭、机构和文化因素，这些因素会影响失能状态被患者如何体验和处理。我们对临床实践中如何处理患病经历较少关注，尤其是在那些花费很多时间与患者在一起的低级别的医疗专业人员。一个医院以两个时间维度运行。一个是医生的典型时间模式——快和高效率。医生不能接受在任何一点上停留太长时间。另外一个时间维度是较低水平的医疗专业人员：治疗师，助理，有时是护士；在这个时间维度，事情运行得慢一些。这些专业人员可能会花1个小时或更多的时间与患者在一起，而且很多时候没那么正式。

（Mattingly, 1998：21）

马丁利没有呈现任何关于医生如何与患者互动的数据，只是将他们贬低为"快速时间"，提示没有充分的时间来处理真实的问题。我的数据显示医生经常在办公室中花费一个半小时与患者和家属进行谈话，和很多机构进行多个小时的沟通，然后得以实施手术，手术经常需要 2 ~ 4 小时完成。这不是"快速时间"。马丁利然后建立了错误的二分法，即医生和"较低水平的医疗专业人员"，把他们的时间花费和努力进行了定价。这种二分法显示了系统性偏倚，这种偏倚将妨碍人类学家观察在医生和患者之间真正发生了什么。当我读马丁利的关于"医生时间"的评论的时候，我被这扭曲的、贬损的描述触动了。我个人在一个康复中心做过十多年的医疗会诊。我曾看见专业的治疗师同时治疗三个或更多患者，对每一个患者都单独收费，就像单独进行治疗一样。我确实能很快总结医学的问题（血压、生命体征、血糖、药物等）。在那些会诊过程中，专业的治疗师在收费，获得的补偿比我这个医生多很多。我还记得在一次快速的接触中，我诊断了一个致命疾病——肺栓塞。这是一个存亡威胁，患者可能活不过 24 小时。在康复中心，我花了半天安排诊断性的检查和把患者转移到一个治疗床位以启动治疗。这个专业的治疗师可能在到处闲逛和书写进展记录，"太不稳定——将随访"。当背景发生改变，这位专业治疗师使用的是"快速时间"。当马丁利写"医生时间"的时候她在贬低医患间的互动并暗示专业治疗师更重要。考虑到不同的存亡威胁，医生和治疗师具有不同的治疗角色。随后，那个患者看我的门诊很多年，他总说，"你是挽救了我的生命的医生"。而他永远不会讨论他的专业化治疗。

我建议我们把这看成是一个抽样误差，而不是重复这些说法。马丁利的关于"医生时间"的评论只在住院治疗的环境中符合真实情况。我的民族志反驳了马丁利将其推广到办公室或者所有人都离开医院之后的深夜的临床接触（如回去和你昨天的手术患者度过一个人性时刻）。

我明白，批评一个作品比制作一个作品容易得多。我写这篇民族志以纠正人类学的理论方面的一个缺陷。我看到了一个不同的视角，开启了新的通往叙事治疗和医学人类学研究的路径。现存的理论框架不足以解释我的数据。接下来我把我的工作放在谢里尔·马丁利和阿瑟·克兰曼的工作背景中。我知道，我站在了巨人的肩膀上。

参考文献：

Beach, Mary Catherine, and Thomas Inui. 2006. Relationship-Centered Care – A Constructive Reframing. *Journal of General Internal Medicine* 21:S3–S8.

Carrithers, Michael. 1992. *Why Humans Have Cultures*. Oxford: Oxford University Press.

Covey, Stephen R. 1989. *The 7 Habits of Highly Effective People*. New York: Free Press.

Engel, John D., et al. 2008. *Narrative in Health Care: Healing Patients, Practitioners, Profession, and Community*. Oxford: Radcliffe.

Frank, Arthur W. 1995. *The Wounded Storyteller: Body, Illness, and Ethics*. Chicago:

University of Chicago Press.

Good, Byron J., and Mary-Jo DelVecchio Good. 2000. "Fiction" and "Historicity" in Doctors' Stories: Social and Narrative Dimensions of Learning Medicine. *In Narrative and the Cultural Construction of Illness and Healing.* C. Mattingly and L. C. Garro, eds. Pp. 50–69. Berkeley: University of California Press.

Kirmayer, Laurence. 2000. Broken Narratives: Clinical Encounters and the Poetics of Illness Experience. *In Narrative and the Cultural Construction of Illness and Healing.* C. Mattingly and L. Garro, eds. Berkeley: University of California Press.

Kleinman, Arthur, and Joan Kleinman. 1994. How Bodies Remember: Social Memory and Bodily Experience of Criticism, Resistance, and Delegitimation Following China's Cultural Revolution. *New Literary History* 25:710–711.

Mattingly, Cheryl. 1998. *Healing Dramas and Clinical Plots: The Narrative Structure of Experience.* Cambridge: Cambridge University Press.

———. 2000. Emergent Narratives. *In Narrative and the Cultural Construction of Illness and Healing.* C. Mattingly and L. C. Garro, eds. Pp. 181–211. Berkeley: University of California Press.

Mattingly, Cheryl, and Linda C. Garro, eds. 2000. *Narrative and the Cultural Construction of Illness and Healing.* Berkeley: University of California Press.

Meza, James P., and Anthony Provenzano. 2015. Understanding Pimping as a Rite of Passage: An Enduring Cultural Practice in Medical Education. *MedEdPublish* 4:9.

Ochs, Elinor, and Lisa Capps. 1996. *Narrating the Self. Annual Review of Anthropology* 25:19–43.

Rosaldo, Renato. 1986. Ilongot Hunting as Story and Experience. *In The Anthropology of Experience.* V. M. Turner and E. N. Bruner, eds. Urbana: University of Illinois Press.

Scheper-Hughes, N., and M. M. Lock. 1987. The Mindful Body: A Prolegomenon to Future Work in Medical Anthropology. *Medical Anthropology Quarterly* 1:6–41.

Simmons, Daniel, and Christopher Chabris. 1999. Gorillas in Our Midst: Sustained Inattentional Blindness for Dynamic Events. *Perception* 28:1059–1074.

Sparkes, Andrew C., and Brett M. Smith. 2006. When Narratives Matter: Men, Sport, and Spine Cord Injury. *In The Self in Health and Illness: Patients, Professionals and Narrative Identity.* F. Rapport and P. Wainwright, eds. Pp. 53–68. Oxford: Radcliffe.

Tomasello, Michael. 1999. *The Cultural Origins of Human Cognition.* Cambridge, MA: Harvard University Press.

17 理论综述

民族志促进了理论进步。虽然叙事理论无处不在，但我想关注的是叙事与治疗之间的关系。在与我的数据和人类学准则进行了一番比较之后，我计划展示我的工作中与该领域两位最杰出的作家具有逻辑一致性和共同基础的内容。此外，我想分享一个分析框架，将它们结合成一个一致的整体——一种探究和教育的新模式。

谢里尔·马丁利

在所有在叙事治疗领域写作的人类学家中，我最钦佩谢丽尔·马丁利。我读过她的书《疗愈戏剧和临床情节：经历的叙事结构》（*Healing Pramas and Clinical Plots：The Narratives Structure of Experience*）至少十几遍。我相信她关于叙事和经历的论点是突破性的理论发现，这也正是我在分析中强调它们的原因。如果我没有以她的工作为基础，我将无法写出这本书。她本人将自己的作品视为之前叙事治疗作品基础上的一个新起点。

谢里尔·马丁利的上述作品最接近我自己对治疗实践的理解。她有效地发展了叙事结构、经历和仪式融合产生治愈戏剧的论点。她认识到认知人类学对叙事的贡献，承认叙事存在于经历之前，讨论了叙事中的时间以及仪式时间，并主张将"治疗性安置（therapeutic emplotment）"作为疗愈实践的模型。正如所使用的，治疗性安置是一种使用"新创结构（emergent structure）"的体验治疗课程。我赞同她将叙述和经验作为共同组成部分的转喻使用——两者相生相克。回想一下杰尔姆·布鲁纳（Jerome Bruner）在本书的理论部分描述了同样的概念。马丁利还援引了伊迪丝·特纳（Edith Turner）的话：

> 叙事成为一种媒介，治疗师试图通过这种媒介将一个人的个人经历与理想或偏爱的叙事联系起来，而治疗本身等于是说服患者以某种方式看待她的经历的"修辞"任务（Turner 1992）。仪式活动中的故事可能具有特殊的治疗效果；确实，某些类型的故事作为疗愈仪式的一个组成部分可能有其特殊

的地位。

（Mattingly, 1998：14）

她承认疗愈的变革特性，并挑战了主流假设，即叙事的主要目的是给自我一种连贯感。

马丁利认为，治疗性安置的必要前提是在社会剧中"定位欲望（locating desire）"，这是治疗师为叙事剧创造多种可能的想象结局的工作中产生的。因为马丁利研究过职业治疗师，她错过了诊断叙事在疗愈仪式叙事中的重要性。只有医生才能做出社会认可的诊断。我认为，W.H.R.里弗斯正确地识别了"生存威胁"是如何产生"普遍欲望"的，即与医生或治疗师进行疗愈仪式。我理解马丁利的术语"定位欲望"是由于客户的未来体验受到残疾的生存威胁，治疗师实际上正在提出治疗计划，以应对来自新的有限可能性的"故事"的未来威胁。

批判性地评估了马丁利的治疗剧民族志，我意识到她自己的数据中几乎没有任何病痛叙事。这样一来，她的数据就和我的差不多了。没有人评论它的缺失，但我认为她对病痛叙事缺乏关注的原因与我的数据集里缺乏病痛叙事的原因是一样的；我们都将仪式视为叙事性结构化经历。她和我都专注于医生和患者使用观察方法共同进行的活动。马丁利以一种同时也是为患者的生活经历提供特权视角的方式定义了叙事，不是向人类学家讲述，而是在人类学家见证下的经历。她给出了人类学家所追求的"接近经验"的解释，即主位经验：

> 总而言之，叙事形式的三个特征使其特别适合描述病痛和康复经历。第一，叙事是以事件为中心的。它们涉及行动，更具体地说是人类行为，再进一步具体地说，是人类互动。它们关心社会行为。第二，叙事以体验为中心。它们不但描述了一个人在世界上做了什么，而且描述了世界对这个人的影响。它们使我们能够推断出在那个故事世界中的感觉。叙事还讲述了那些无意发生、无法预料并且演员经常不希望发生的事件，即使这些演员一开始发动了这些事件。可以说，叙事是关于行动的意外后果（Arendt, 1958）。第三，叙事不仅指过去的经历，而且为他们的观众创造经历。叙事的方法就像兴奋剂，要求观众做出与外延散文不同的回应。叙事通过唤起、图像和未言之谜发挥作用，通过引导听众进入它所描绘的世界，在充满悬念的时空展开事件，让人们想知道接下来会发生什么。

（Mattingly, 1998：9）

马丁利对比了她所经历的叙事（有仪式的叙事），并强调了作为"经历"的叙事与作为"外延散文"的叙事（病痛叙事）的区别。

马丁利说：

> "也就是说，治疗师和患者不仅仅是讲故事，有时候他们还会通过互动创造出类似故事的结构。此外，在故事制作上的这种努力，我将其称为治疗性安置，是这种实践治疗力量的组成部分。因此，本书考虑了行动和经验的叙事结构。"
>
> （Mattingly, 1998：2）

而使用我自己的数据，我很可能会写出同样的句子，"医生和患者不仅仅是讲故事，他们还会通过互动创造出类似故事的结构。此外，这个创作故事的活动，我称之为疗愈仪式，是这种实践治疗力量的组成部分。"

尽管她的整个民族志都是基于对叙事理论的探索，但马丁利将疗愈师与患者的互动描绘成一种疗愈仪式。这种将叙事作为仪式的描述是我研究的基础。 马丁利与其他人类学家一起了解仪式和仪式叙事的变革力量：

> 疗愈师可能会利用叙事来鼓励对病痛进行强有力的重构，从而积极改变患者对自己身体和个人经历的感知。在疗愈仪式的研究中，叙事（通常是文化神话）被视为一系列多媒体诗歌形式中的一种，这些形式赋予仪式以言后的力量（Leach，1976；Tambiah，1977）。叙事成为一种媒介，治疗师试图通过这种媒介将一个人的个人经历与理想或首选的叙事联系起来，而治疗本身就等同于说服患者以某种方式看到自己的经历的修辞任务（Turner，1992）。位于仪式行为中的故事可能具有特殊的治疗能力；确实，某些类型的故事作为疗愈仪式的一个组成部分可能有其特殊的地位。
>
> （Mattingly, 1998：14）

我应用这个文本来构建我研究的整个论点。

马丁利认识到并描述了这样一种叙事知情的仪式，以及应用叙事说服形成偏好的叙事方式从而达到治疗转化的过程。这就是为什么我说马丁利最接近我的治疗模式。她将仪式、说服力融入偏好的叙事中，并重新构建或转变自我故事。她的数据和解释并未以任何实质性的方式强调病痛叙事。由于我们都关注治疗仪式方面的内容，历史性的病痛叙事不是创造治疗叙事的经历；这是治疗体验（仪式）

的叙事结构，我和马丁利都将重点放在分析上。

虽然马丁利加入了批评生物医学的行列，但她的实际数据和理论框架与我的工作是一致的。由于她使用的同源基本概念与我的数据主张相同，我得出结论，我们实际上描述了相同的社交过程。我们只有一个例外：马丁利专注于潜在未来存在的威胁，而我专注于当前疾病存在的威胁。这种仪式治疗的常见结构既适用于马丁利的数据，也适用于我自己的数据。我想强调这种共性，并提出一个关于治疗的总结性观点。接下来我将探索治疗仪式的另一部分，我认为这是更大的理论视角的一部分。

阿瑟·克兰曼

阿瑟·克兰曼和我都同意这样一个基本前提，即在医疗实践中加强康复将改善医疗保健系统和患者的治疗效果。这与丽塔·卡伦（Rita Charon）（2006）提出的论点相同。我完全同意阿瑟·克兰曼对医生角色的描述（Kleinman, 2014）。我最近有幸在哈佛医学院听过他的演讲，他的智慧、社会分析和洞察力令人印象深刻[1]。克兰曼的开创性著作《病痛叙事：苦难、治愈和人类状况》（*Illness Narratives: Suffering, Healing, and the Human Condition*）创造了一个范式。奇怪的是，这本书引发了人类学家治疗研究的"叙事转向"。至今仍然有人类学文献和医学教育参考了其1988年编写的这本书。而病痛叙事本身与他在该书中的定义几乎没有变化。

由于我想展示共同的理论基础，所以我将采用该著作的内容来阐述我的工作与他的工作的关系。我们使用了截然不同的方法，并从完全不同的分析层次来探讨这个话题。我相信方法论和分析水平的差异解释了为什么我们的发现和结论存在分歧。比较方法学有助于理解病痛叙事和诊断叙事如何在不同的地区和社会环境中同时存在。克兰曼研究了医学、精神病学和文化之间的关系。在《文化背景下的患者和治疗师：人类学、医学与精神病学之间的边界探索》（*Patients and Healers in the Context of Conture: An Exploration of the Borderland between Anthropology Medicine, and Psychiatry*）中，克兰曼写道：

> 读者会发现本书包含两个相互关联的方向之间的辩证张力：它既是对临床照护基本组成部分的跨文化（主要是人类学）视角，也是对医学和精神病学人类学进行研究的临床视角。这种辩证对立体现在我自己的学术训练和职业生涯中，所以这本书是我个人观点的陈述。

（Kleinman, 1980：IX）

　　这项工作几乎完全依赖于中国台湾收集的跨文化人种学数据，并结合了多种不同的民族医学观点。在仔细考察了自己的民族志数据后，他研究了在精神病诊所就诊的有精神压力的患者。他（成功地）争辩说病痛经历和更广泛的文化是相关的。正是在这本书中，他展示了他的大部分主要民族志数据。在他的《病痛叙事》（Illness Narratives）（Kleinman, 1988）中，他为更广泛的受众重复了这一论点，利用他在美国的临床实践并提出了一个案例系列来使这个论证成立。

　　作为一名全科医生，我在同一诊室中看到精神病患者和生物医学疾病患者。我发现迫切的是要区分患者最需要的是什么：要么共同关注病痛叙事，以反映过去的经历造成的未解决的社会心理困扰，要么共同关注当前疾病的生物医学相关的诊断叙事。当然，它不是全或者无的关系。克兰曼正确地指出，强迫将生物医学诊断作为未解决的社会心理困扰的解释是行不通的。但是，这部关于治疗的人类学经典忽略了互补的不匹配问题——某些最不满意的患者是由于生物医学诊断遗漏或不正确造成的。

　　克兰曼愿意合并人类学、医学和精神病学领域，这意味着我们在各自方法论中拥有不同的观点。例如，在《病痛叙事》中，克兰曼说：

> 　　从精神病学的角度来看，艾丽斯·奥尔科特（Alice Alcott）对她的慢性病深感痛苦和沮丧，但尽管她很绝望，她的状态并不足以临床诊断为重度抑郁症或任何其他严重的精神疾病……在心理治疗的早期，我们的疗程集中在她多次不幸的悲痛上。
>
> 　　但随着她精神逐渐恢复，她又回到了她一贯的否认态度。我们最后几次见面，她会讨论她孩子的问题，她父母的问题，只避开了她自己的问题。
>
> （Kleinman, 1988：38）

　　克兰曼展示了他的案例系列，并在每个案例后面加上一个标有"解释"的部分。正是在他的精神病学解释中，他试图提供文化背景和"意义"。他是作为人类学家还是精神病学家呈现这些解释尚不清楚——两者都使用象征性思维。他试图提出他们是互为组成部分的观点，因此，这对他来说可能并不重要。我理解他为什么以及如何试图提出他的论点，但我也认识到，他采用这种方法会使自己面临对其分析有效性的威胁。当你同时也是治疗医生时，进行民族志研究所需的客观性和反思性是不可能的——读者永远不知道你是以医生还是人类学家的身份发言。克兰曼很清楚，也愿意接受这种不足，当时他说"这种辩证对立体现在了我自己的学术训练和职业生涯中，所以这本书是我个人观点的陈述"。我发现具有讽刺意味的是，关于病痛叙事的影响深远的著作显示，克兰曼使用精神病医生的角色，通过呈现数据使患者的"声音"服从于他。他选择这种方式是为了在病痛叙事和文化之间的联系上提出更重要的观点。精神病学回顾患者过去的经历，为当前行为提供线索。我相信关注病痛叙事是一种获取患者过去经历的方法，并可以通过共同关注将其转化为患者和医生当前的共同经历。

因为我主张一种综合的理论观点，我相信当存在威胁发生在患者过去的经历中并且没有得到充分解决时，"病痛叙事"相当于一种诊断叙事。我认为，过去发生并于当前行为中持续存在的威胁是病痛叙事获得仪式权力的必要条件。存在的威胁是对治疗者的呼唤。如果这种威胁是过去发生的，医生那时候不在现场，无法分享经验。参与患者病痛叙事的医生启动疗愈仪式，因为这是一种在当下创造共享体验的方式。我对克兰曼的批评是，他的主张过了度。他说，为了改善"治愈"，医生一定要将患者的病痛叙事融入生物医学实践的每一次遭遇中。然而，存在威胁的时间决定了最合适的仪式表演类型。克兰曼对人类学的叙事治疗研究产生了巨大影响，而对医学教育和医学实践几乎没有影响。我觉得这很遗憾。医生是有可能对患者过去发生的体验（痛苦）进行移情见证的。由于他对所有生物医学的过度主张，他在医学教育和临床实践中与体制力量发生了冲突（Bourdieu和 Passeron, 1990［1970］）。

克兰曼承认疗愈仪式是西医的一部分，但认为它们存在缺陷，因为缺乏对病痛叙事的关注。考虑他的体系如下：

> 从人类学的角度来看，病历记录是常规仪式的一个例子：它以标准化的形式正式将社会现实复制到人们疾病的核心问题上。像宗教仪式一样，这一常规仪式表达和使用着一些关键信息，后者将所分享的价值观和信仰与行医动作联系起来。在这种情况下，观察并将病例的情况写入病历，使我们能够更清楚地看到专业价值观（以及专业人士的个人偏好）在慢性病照护中的影响。为了达到这个目的，我将首先提供一份医患访谈的笔录，然后描述医生在患者病历中正式写下的措辞。我不认为以下示例具有代表性；事实上，我认为它所描绘的内容具有突出的职业麻木性。但我确实认为，令人遗憾的是，医生对疾病（disease）的压倒性兴趣和对病痛（illness）的漠视是司空见惯的。
>
> （Kleinman, 1988: 131）

疗愈仪式中对病痛叙事缺乏关注，这让克兰曼感到"遗憾"。这再一次强调了我认为是不公平的隐含批评。他总结说，如果生物医学要成为一种治愈性的社会行为，就必须更多地关注病痛的叙事。克兰曼说："这种'生物医学实践'的替代方法起源于对医疗照护的概念重建，即对苦难的存在体验的共情见证"（Kleinman, 1988：226）。请注意，克兰曼的这些引用承认了慢性病的"仪式感"和"存在性"这两个特征。这个共同的基础让我相信我们在治疗实践上达成一致。当医生试图将当前疾病的表现诊断为生物医学问题时，问题就出现了，而事实上，存在的威胁发生在过去，而当前症状指向患者过去的经历。如果我们仔细区分存在威胁的时间轨迹，那么正确的治疗将由克兰曼、我自己或马丁利描述的仪式结构构成。我们三个人都声称，治愈是通过一种具有仪式结构的社交过程发生的，这种过程允许治疗者和患者之间共享体验。

回顾克兰曼的每一个案例——艾丽丝·斯科特（Alice Scott）、霍华德·哈里斯（Howard Harris）、鲁道夫·克里斯蒂娃（Rudolph Kristiva）、安提戈内·佩吉（Antigone Paget）、威廉·斯蒂尔（William Steele）、帕特里克·埃斯波西托（Patrick Esposito）、保罗·森萨博（Paul Sensabaugh）等——我发现克兰曼选择的是诊断上"叙事失败"的而不是生物医学的成功故事。在《文化背景下的患者和治疗师》（*Patients and Healers in the Context of Culture*）（1980）和《病痛叙事》（*The Illness Narratives*）（1988）中，克兰曼使用了精神病诊所或会诊的案例。我认为仅研究这一人群存在固有的选择偏差。从每一个案例中，他都记录了一个病痛叙事，并根据他的精神病学解释，提出了一个"治疗叙事"。他解释说：

> 因此，我将医学心理治疗视为一种协作关系，在这种关系中，探索病痛意义的技术鼓励宣泄、说服、解决实际问题以及其他心理治疗改变的机制……当支持任务、对情感需求的关注、真实关系的谈判以关怀的方式完成时，如何进行心理治疗的问题消失了。这就是心理治疗。
>
> （Kleinman, 1988：246）

克兰曼的错误是将诊断叙事的叙事失败归纳到所有临床遭遇。我试图强调正如拉波夫回忆中一个人所说的过去经历的病痛叙事与诊断叙述的区别，后者是对当前经历的未分化状态的回应。两者都发生疗愈关系，就像一个自我所经历的那样，自我是通过与文化的互动而完成的自我，文化则是医学遭遇的文化。

在《病痛叙事》的介绍中，阿瑟·克兰曼（1988）复述了主要的观点：

> 对于西方社会的成员来说，身体是一个离散的实体，一个事物，一个"它"，像机器一样客观，与思想和情感是分开的。对于许多非西方社会的成员来说，

　　身体是一个将社会关系与自我联系起来的开放系统，是全宇宙中相互关联的元素之间的重要平衡。情感和认知被整合到身体过程中。强调身体－自我不是个人世俗化的私人领域，而是神圣的、以社会为中心的世界的有机组成部分，是一个涉及与他人（包括神）交流的沟通系统。

（Kleinman, 1988：11）

　　他没有使用"个体自我"（individual self）一词，而是使用了"个体的人"（individual person）一词，从而将理论叙述者与人的文化建构合并起来。然而，当我重读这段话时，我发现如果西方医学被视为一种文化认可的仪式，克兰曼的观点实际上是正确的，这正是我的主张。人格是人类学探究的有魅力而正当的追求，不是我的研究项目的部分。

　　克兰曼与其他人类学家一致指出，西方文明比非西方社会更强调个人，但他随后批评生物医学没有使同一个人的独特病痛经历合法化。这本质上是矛盾的，我强调的是疗愈仪式的普遍性。

　　克兰曼主张的一个方面将胜过所有其他方面。"真实的关系"是疗愈关系的标志。正如克兰曼、我自己和马丁利所描述的那样，患者和医生达成"真实关系"的方法是不同的，即两个有意识的自我之间的分享，每个人都有精神生活。然而，我们都同意，正是社会背景和实践构建了这些真实的关系。然而，我们都同意，正是社会背景和实践构成了这些真实的关系。正如我所说，我们一致的多于不一致的。同样，我更加重视疗愈关系，这可能被认为是真实关系的代名词。克兰曼和我在这个定义上是一致的。

　　到目前为止，我对克兰曼的断言提出了质疑，即医生必须探索病痛叙事，以实现在内科－外科临床接触中的疗愈关系。我认为，医生、他的助手和患者都必须进行疗愈仪式，这样做的自然结果就是医生和患者获得信任和亲密感，这是疏远的解药。克兰曼描述了"患者解释模型"：

　　这种替代方法起源于医疗护理的概念重新进行了重点补充：①同理心见证痛苦的存在体验，以及②实际应对构成这种体验的威胁性长期性的主要心理社会危机。行医者的工作包括敏感地征集患者和家人的疾病故事，收集慢性病不断变化的背景的小型民族志，与其他非专业护理观点进行知情协商，以及对多个患者进行简短的医疗心理治疗，持续的威胁和损失使慢性病具有如此深刻的破坏性。

（Kleinman, 1988：10）

我认为不需要对医疗照护进行概念重建：疗愈仪式经受住了时间的考验，满足了患者的需求。现在我想考虑克兰曼的患者解释模型的其他部分。探索病痛（步骤1）可以等同于在不同的时间背景下探索诊断。克兰曼给出了以下大纲：

> 步骤2：解释模型技术的第二步是展示从业者的解释模型。没有医生被教会如何向患者解释生物医学报告。然而，这是医生工作中的一项基本任务……
>
> 步骤3：他必须鼓励患者和家属对他的模型做出回应……
>
> 步骤4：临床医生需要对自己模型背后的兴趣、偏见和情绪进行自我反思的解释。
>
> （Kleinman, 1988：240-243）

步骤2和步骤3与诊断叙事密切相关，均关注诊断性叙事，是我描述的疗愈仪式的两个要素。事实上，与疗愈仪式的相似之处是惊人的。

总结

与克兰曼的广义的方法不同，我研究了泌尿科实践中西方生物医学临床场景的非常狭隘的概念。我在寻找"叙事者"，以及故事是如何构建的。在那里，我发现了一个被忽视的"叙事"，即诊断叙事。疗愈仪式涉及诊断叙事的构建以及患者对诊断正确性的"说服"。这种说法并不像通常所说的那样是一种侵略，因为生物医学模型是患者和医生共同的文化实践。在当前存在威胁的仪式中使用的"说服"，通过帮助患者认识到他们已经同意生物医学科学的关于自己的一些东西。克兰曼所使用的说服方法允许医生在治疗师和患者共享的象征性文化领域内帮助患者认识到一些关于自己的事情。基于我的理论回顾，我描述了治疗仪式期间共享经验的叙事结构，扩展了马丁利对经验叙事结构的观察。这种共享体验是托马塞洛描述的"棘轮效应"的一种形式。我进一步认为，分享经验可以创造治愈关系。我认为疗愈是由疗愈仪式的共享经验所创造的关系的产物。然而，我们都同意，医疗实践中更多的康复是一个理想的目标。我提出了一个综合的观点，其中，马丁利、克兰曼和我都描述了这些治疗关系是如何从仪式治疗中产生的，通过存在威胁的时间位置来区分。H.R. 菲尔茨描述了一个宗教、医学和法理学在社会上没有差别的时代。在这个过去的世界里，疗愈本应被称为归属的圣礼——疏离的解药。

注释：

[1] 社会科学和人文学科医师学者全国会议，波士顿哈佛医学院，2017 年 4 月 29 日至 30 日。

参考文献

Arendt, Hannah. 1958. *The Human Condition.* Chicago: University of Chicago Press.

Bourdieu, Pierre, and Jean-Claude Passeron. 1990 [1970]. *Reproduction in Education, Society and Culture.* R. Nice, transl. London: Thousand Oaks.

Kleinman, Arthur. 1980. *Patients and Healers in the Context of Culture: An Exploration of the Borderland Between Anthropology, Medicine, and Psychiatry.* Berkeley: University of California Press.

———. 1988. *The Illness Narratives – Suffering, Healing, and the Human Condition.* New York: Basic Books.

———. 2014. The Art of Medicine: How We Endure. *Lancet* 383:119–121.

Leach, Edmund. 1976. *Culture and Communication: The Logic by Which Symbols Are Connected.* Cambridge: Cambridge University Press.

Mattingly, Cheryl. 1998. *Healing Dramas and Clinical Plots: The Narrative Structure of Experience.* Cambridge: Cambridge University Press.

Tambiah, Stanley. 1977. The Cosmological and Performative Significance of a Thai Cult of Healing through Mediation. *Culture, Medicine, and Psychiatry* 1:97–132.

Turner, Edith. 1992. *Experiencing Ritual: A New Interpretation of African Healing.* Philadelphia: University of Pennsylvania Press.

18 疗愈师的反思

在不同的科学写作体裁中，本章节是讨论部分。这是研究报告的一部分，作者在报告中阐述他或她认为数据、结果和分析的重要性及其意义，以及其如何有助于我们理解世界。在方法一节中，我提到我将详细说明我何时作为人类学家或医生的发言时机。从人类学家的角度看，研究问题的答案是出人意料的。这个项目也帮助我成为一名更好的医生。

当收集数据和进行分析时，我严格要求自己作为一名人类学家进行操作。当医生人类学家在学术工作中使用自己的患者时，我发现这在伦理上令人不安。作为一名医生，你的主要义务是对患者负责——否则，利益冲突太大了。研究需要知情同意。医生和人类学家事后无法获得知情同意。因此，我要告诉我的读者，这一部分与之前的讨论部分有所不同，我正在反思研究项目，利用我的数据和我与自己患者的经验来传达我认为我的研究结果的实际意义。

我是一名医学人类学家，同时我也是一名人类学医生。物理学家会告诉你，物质同时是粒子和波形。同样，我同时也是一名医学人类学家和人类学医生。为了有效起见，我努力将他们分开而论。为了便于讨论，我将同时讨论这两个问题。

在之前的章节中，我回顾了阿瑟·克兰曼和谢里尔·马丁利的工作，并试图指出其共同的理论基础。在本节中，我希望解释我们三个人如何从三个不同的角度描述相同的社会实践。我将其比喻为"故事的开头、中间和结尾"。

我相信克兰曼、马丁利和我都描述了疗愈仪式。区别在于生存威胁发生在过去、现在还是将来。生物医学模式只适用于当前存在的那些生存威胁。大多数医生意识不到，针对现在的治疗方式不适用于疗愈那些存在于过去或未来的生存威胁，这也遭到了医学人类学家的批评。这个批评是好的，我认为这应该引起医学教育范式的转变。同时，我看不上那些无法做出精准生物医学诊断的医生。

做这项研究的经历改变了作为人类学家和医生的我。几年前，我写了理论部分的初稿。当时，我认为，一个故事可以在特定行为显现前就已经潜在了，而源于过去的这些行为被说成了故事。最近在我努力回答研究问题时，克兰曼、马丁利和我的数据有机地整合了。在我的理论框架里，我理解的疗愈是潜在的，但现实中我可以把这个故事作为一种反思——对过去的一种深思熟虑。直到我从一个人类学家的角度审视时，我才辨识到我作为医生的行为。我承认，多年来，克兰曼的一些言论曾激怒过我；而现在，我将他的工作去粗取精，有些也体现在我自己作为医生的工作中。如果我没有做这类民族志的工作，这种转变将永远不会发生。

克兰曼操作

我在教学医院看门诊和住院患者。当患者拒绝按预期的生物医学"仪式"行事时，医学生和住院医师偶尔会有失落和武断。当我走进患者的房间，我倾听并评估存在威胁的暂时性。在走廊里，我问他们："诊断结果是什么？"无一例外，他们都提供了一个难以置信的生物医学诊断，如此难以置信，患者无法将其与自身的经历相关联。当诊断错误的时候，疗愈模式就是失败的。我告诉住院医师和医学生们，真正的诊断是"他很痛苦（一个痛苦的灵魂）"。生存威胁发生在过去或想象中的未来，使现在他很痛苦。不是 CT 检查，也不是处方更多的药物，取而代之的是，我要求他们进行"20 分钟的倾听"。我的规矩是在此期间"医生不允许插话"。"倾听"适用于与患者过去或未来未解决的生存威胁相关痛苦的诊断实验。医疗团队通常将此任务分配给医学生去做，并期望在第二天该小组早查房时汇报。第二天，我总是追问："患者说了什么？"当我已经确诊患者很痛苦（一个痛苦的灵魂）时，无一例外地，医学生带着史诗般的病痛叙事回来了，或者，他们说了一个无法忍受的假象的未来故事。我可以看到并感受到小组中态度的变化和同理心的增加。随之而来的是富有同情心的关怀，冲突减少。

在我的临床实践中，"痛苦的灵魂"的诊断率不到 5%。当某些人正面临生离死别时，进行病痛叙事是不恰当的。当诊断不正确时，继续推进生物医学治疗模式也是不对的。

很多开创了新型外科术式的外科医生用自己的名字命名该术式，我也在第 11 章中举了个例子。外科医生需要知道何时使用这一术式以及何时是禁忌。这一选择通常需要根据患者的解剖而定。我希望医学院应该教学生们，何时适合对患者进行"克兰曼操作"。迈克尔·巴林特（Michael Balint）写了如何做出那种诊断，约翰·萨林斯基（John Salinsky）也在他的著作《最后的预约：全科的心理治疗》（*The Last Appointment: Psychotherapy in General Pratice*）（1993）中描述了这一方法。

对于其他疑难患者，我诊断为"社会性死亡"。这些患者面对的情况是，周围没有社会关系令其觉得活着有意义。这种预后将非常糟糕。这些患者需要"马丁利操作"。医学学习者通常持怀疑态度，但我可以轻易地区分开这些不同患者的表现。我再次感叹医学教育限制了临床技能的获得；如果马丁利和克兰曼的工作能得到合理的理解和应用，患者护理就会有长足的进步。

回到第 13 章中那个一直固执己见的患者，"我了解我的身体。"在那次诊间交谈里，杰弗里斯医生不断提出生物医学诊断，而患者一直拒绝接受。医患关系沟通不良。因为那次诊间交谈时间太长了，我记得我站得脚痛。如果那个患者在我的诊室，我会说他是一个陷入困境（痛苦／痛苦的灵魂）的人，并会做一次克兰曼操作。在开始操作前，我得确保自己是坐着的。请记住：这个住院病例是数百次生物医学模式治疗有效的一个例外。人类学家也正是从常见和例外中学习的。

生物医学疗愈仪式

我在医学院主要负责教授循证医学和临床流行病学。我惊讶于医生们经常做出错误的诊断。根据我的研究，这不仅会导致治疗花费昂贵，而且会造成可怕的患者误诊死亡。回想一下苏珊·格林哈尔希（Susan Greenhalgh）的经历；《华尔街日报》（*The Wall Street Journal*）在误诊上贴了一美元的标签；这便是社会成本。

当我说我成为一名更好的医生时，我也变得更加在意患者有多需要具体的诊断。多年来，我会教导住院医生和医学生们，当他们看到一个头痛患者时，他们必须告诉患者他们没有患脑瘤。我通过反复验证学到了这一点，但这是一个很好的例子，为我的研究提供了有效性印证。仅仅告诉他们患有紧张性头痛，这对患者帮助不大。还必须告诉他们，他们没患脑瘤——这几乎是患者面诊时一直隐而未述的生存威胁。当我告诉患者这一点时，他们通常会松一口气，心理压力也会随之减轻。我认为人们可以应付头痛，但当他们害怕（无论出于何种原因）头痛可能是由其他原因引起时，他们就会去看医生。患者反复透露他们有多害怕，只有在他们知道自己没有脑瘤后才知道自己的健康没有风险，这是多么令人欣慰。

我通常会给患者一个医学版本的诊断和一个对他们更为有用的、通俗的解释。我还就他们的糖尿病或心脏问题的统计评估来"诊断"慢性病。这对斯潘格勒医生来说就是日常，因为她正在将前列腺癌作为一种慢性疾病来处理。我现在这样做是因为我意识到，诊断有助于患者理解为什么治疗建议很重要。美国人的习惯是遇到问题后再"解决问题"，大多数患者在改变其行为之前可能是需要一个明确的诊断结果。

在临床中进行"马丁利操作"

我说过我有多钦佩谢里尔·马丁利在发展人类学理论方面所作出的贡献。她的工作也可能对医学临床实践产生重大的影响。我发现马丁利描述与动机访谈非常相似。互动的重点是在严重受限的情境下，找到一种文化上可接受的生活方式。

每当医生和患者一起经历一种疗愈仪式时，医患关系就会加强。最终，它变成了一种疗愈关系。我照顾了一位因心力衰竭而多次住院的女性。有一天，在诊室里，我对她说："您知道每个人到时都得去世。告诉我您希望的那一天的样子。"我们坐下来聊了很久。我允许这位患者对她未来的生活有个想象——"预设"。九个月后，我在医院再次见到了她，她告诉我，"您还记得不久前我们在办公室里的那次谈话吗？那一天已经来了。"我告诉她打电话给她的女儿，这样她们就可以陪着她，同时患者也不用请看护了。第二天查房时，我看出来空气中弥漫着紧张的气氛。她的女儿们很不高兴。显然，患者和她的家人们没有彼此分享她与我分享的内容。在与患者交流时，我说："您还记得我们的谈话。"我简单地在她女儿们面前再次重复了与患者的对话。然后我说："所以您告诉我的是，您不再想做积极的治疗，您认为现在是安宁疗护的时候了。"对此，患者大声确认了。当我已经去看其他患者的时候，她的一个女儿跑过来对我哭着说："太感谢您了。如果我没有听到妈妈自己说这句话，我可能就没法活下去了。"几个月后，我收到了一张纸条，我知道患者已经去世了，她感谢我让她的最后几个月度过了如此美好的家庭时光。而我所做的只是那天在诊室里做了"马丁利操作"。

再次，让我们再看看那个去斯坦医生处就诊的患者。他此前已经去过三家医疗机构，斯坦医生和他说了别的医生已经告诉他的那些话。那个男人为他失能的身体而悲伤。他像脊髓损伤一样，出现了阳痿、尿不尽和尿失禁的症状。他需要有人能见证他的悲伤、恐惧、内疚和愤怒（被称为"四兄弟"）。我发现这四种情绪是语义上的情绪认知簇，悲伤后（克兰曼操作），医生应该为那个特定的患者启动"马丁利操作"。"您说自己是个年轻人。这意味着您还有很多年要活。我们都没有自己想要的生活，但我们都必须找到自己生活的方式。您想象一年后，五年后，或者您离世之前，都想做些什么？"

疗愈师的工作

在方法学部分，我打出了"我是临床医学大师"这句话，我觉得这听起来像是吹牛，所以我删了它。盯着那张空白页，我最终又重新输入了那些字。

在之前的章节中，我讲述了一个充血性心力衰竭患者的故事。按谢里尔·马丁利那样描述，我用它作为我临床疗愈实践的一个例子。此外，我多次给他诊治了相关的病情。"今天的检查提示您的充血性心力衰竭更糟了。我知道您会失望，但我建议您去医院住几天"。在多次发作的这种类型的治疗模式之后，一种疗愈关系发展起来了，这也是我能够轻易诊断出生命即将终结的唯一原因，启动"马丁利操作"，用有限的选择为未来画像。也是在这种关系下，一个人回顾他们过往的生活很正常。我也与该患者一起做了多个克兰曼操作。"告诉我您小时候的事儿吧。""那您是怎么应对那个挑战的呢？""您认为那件事影响您的生活了吗？""您认为那会影响您今天的生活吗？""您认为有哪些是您的女儿需要知道的，而您还没有告诉她的？"

我认为阿瑟·克兰曼、谢里尔·马丁利和我所描述的"疗愈/治疗"是三种版本的，其形式略有不同，这取决于生存威胁所处的时间不同。一个真正的疗愈师可以无缝衔接，即使在临床中也是这样。这就是我做的事儿。

不幸的是，医学教育往往只强调生物医学模式。公平地说，其需要大量的专业知识才能做出准确的诊断。医生不应该只是通过毕生的经验学习如何成为疗愈师；他们应该在职业生涯的早期接受指导。一个连贯的、全面的人类学的疗愈概念，对医生和患者都很有应用价值。

什么是疗愈？

一个值得研究的问题是"什么是疗愈？"当我开始我的研究时，主流人类学答案是将一个生活故事叙事成一个连贯的"自我"。我发现了一个完全不同的答案——它与构建自我无关，我试图展示的东西是潜在的，出生时就存在的原动力。进一步说，疗愈是自我与社会之间的关系。为了定义疗愈，我在疗愈仪式的故事里寻找"故事线"。这个故事始于一个人面临疾病和死亡的生存威胁，这是一种即将到来的毁灭形式。无论这个人与社会是什么关系，那个人马上就要不存在了。

按照仪式分类法，人被迫进入"反结构"的领域，这是一种与他们以前的生活疏离的形式，但患者仍然是一个功能完全的社会成员。因此，反结构是对自我和社会的威胁。可怕和痛苦在反结构期产生，通常是由"部落长老"强加的。然而，伤害不是目的，改变才是。医生作为指导者和导师，学习一种可以控制的新生活方式，以一个新的社会人，重新融入我们的文化。这种成年礼被称为生命。因此，对我的研究问题的一句话回答是：

疗愈是一个仪式样的过程。在这个过程中，"自我"面临着疾病的威胁，它在限定社会空间（liminal social space）中获得新生，并通过与社会授权的疗愈师——医生一起，用新的角色建立疗愈关系。

附　录

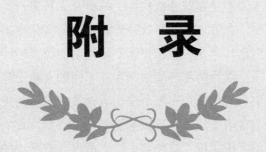

附录 A　患者个人的叙事

　　本部分记录了三名患者的个人叙述。我通过民族志的采访获得了相关数据。由于患者是在私下（而不是在医疗机构中）与研究人员进行的交谈，因此可能内容和风格都有所改变。在许多方面，这种方法学上的变化突出了疾病叙事如何在门诊就诊的文化实践之外存在。我预想诊室环境中的语言使用与私下交流时重述内容相比会有所不同，因为两种环境之间存在不同的文化交流规则。这些采访都是以数字模式进行记录的独白——每个受访者在没有提示的情况下进行了反思和广泛的交谈。这时的言语交流没有死板对话的结构或面试式的结构。我考虑转录他们的语言时尽可能采用接近"自然言语"，所以会有些小的空档、冗余、跳跃和逻辑失误。这样做的目的是要在没有过滤的情况下听到"个人声音"。通过这种方式，这些数据可成为对参与者观察的补充。

　　患者访谈是病痛叙事的一种形式——这里包括在临床接触或临床接触的社会空间无法发现的主题。在这里，他们描述了患者的生活经历。然而，请注意，患者已经将疗愈仪式的各个方面融入了他们的故事中。

保罗（Paul）的故事

　　对我来说，开始是看到体格检查的结果，其中 PSA 检测值略高于正常水平。我不记得是谁建议我要抽血检查 PSA 了。我也不认为我曾经要求做这个检查。虽然我记得曾有过一次讨论。好吧，我没有要求——但就查出来了。所以我认为这是某些医生——戈塞特（Gossett）家庭医生要我做的。他说，"现在我 50 岁了，这是我们应该筛查的东西。"

　　所以，我现在 51 岁了，所以这是我应该做的，我们应该得筛查。我记得我有点不安，回想到前一年，医生只是给我开具了血液检查，但我最后并没有做。所以结果发生了，因为我到了神奇的 50 岁，我有点退缩了。我想是因为我已经 50 岁了，他们做了第一次检测，结果为阳性。所以，难道我们不应该尽早进行筛查，确保我们能及时发现，以便证明我们做得很及时吗？

　　虽然 PSA 结果不是很高，但它确实升高了，也提出需要随诊……这是我当地医生的意见。这有点令我担心。这件事发生在某年的圣诞节前。我想我在邮件中收到了一封信——正是 PSA 的报告，他们也发送了所有血液检查的结果，但这个是有标记的，并附有"请给我打电话""我们会进行随诊"的建议。那是第一次，"好吧，这里发生了一些事情"。这时候，只是 PSA 有点升高，所以对此我还不太担心，而且我也没有基准来和这个结果进行比较，所以我也不知道它是在慢慢升高还是在峰值上。因此，我尽量不太过于担心。在我们交谈之后，他把我介绍给了另一位专家。

我记得我和他见过一次面，然后我们回来进行探查性活检，这很有趣。这一切操作都是无害的，也容易操作。"我们只是要把这个小东西插入这里，看看周边，如果我看到什么我觉得不太好的东西，那么我可能会稍微咬一点儿下来"。嗯，这是第一次咬取，实实在在地咬取我的前列腺，这个操作稍微有一点儿疼。

嗯，你总是在想——我应该是挺好的。所以，你可以反反复复。是的，也许你认为我是挺好的。但是，我的整个生活都在改变。所以你反反复复，我也需要在期间反反复复。好吧，我要拒绝这种情况正在发生，或者接受它并把所有的东西都摆出来，这将太难处理了。所以我要回到这里，有人说你知道统计数据，但我相信统计数据不是我的。因此，我们只能继续。我想不起它持续了多长时间，不记得这段时间有多长了，我想是在几天之内……

我觉得他就是在门诊进行随诊的。我进去后，他做了活检，然后当我回来时，我想我接到了一个电话，进来坐下来看到了检查结果。结果是阳性的。我认为七个样本中有四个是癌症阳性的，被认为是一种具有侵入性的表现。从他们所描述的，它还是被限制在前列腺内。事后我和外科医生进行了讨论……好吧，在肿瘤还需要多长时间超出前列腺，因为它都包含在前列腺内，这是在前列腺内，预后及各种情况还算良好。"好吧，好吧，有多长时间了？""肯定有六个月了。也可能一年"。但这是一种具有侵入性的癌症生长形式。但他对于肿瘤的描述是，"这是 Gleason 7……我认为是 7 级，这是在侵入性等级评价的最高级，它还不是最具侵入性的。但它正在接近那个点，这意味着它在以相当快速的速度增长，不是那种你坐在那里什么都不需要做的东西。因为它，会先于其他疾病造成你的死亡。由于我的年龄，我得到的信息是，我还有很长的生存期，肿瘤相当具有侵害性，二者不相容。因此，需要对此采取一些措施。

当专家说，是的，你确实得了肿瘤时。你会说，"嗯"。这是一个敲响了的警钟。我当时还很年轻，当然，我没有症状。没有。什么都没有，没有出血，没有前列腺增大，上厕所没有问题。因此，发现任何东西，有任何不对劲儿的情况，似乎都是出乎意料的。因此，这是一个小小的困扰，或者至少是一个令人担忧的问题。

　　好吧，我对正在发生的事情有足够的了解，知道前列腺手术包括尿失禁和性问题等等，所以你想象，我将在我的余生中带着尿布跑来跑去，我的性生活已经完全消失了，从现在开始，我将变得完全无法做到这一点。我的意思是，那就意味着，你跳到了你所听到过和知道的极端状态。

　　所以我记得当我再次和他们见面时，一位医生与我讨论治疗方案之类的事情，基本的共识是针对我这个年龄的人（当时是 50 岁或 51 岁），我应该考虑手术作为首选，而不是放射或其他一些被动的观察性治疗。我不记得他的确切说法，但它是基于我是一个相对年轻的男人的背景下，我 51 岁，在我这个年龄，他会推荐手术作为最好的治疗手段，因为我的生存期还很长，而其他一些事情则不是，不能直接放弃这些。如果辐射不能完全做到这一点，可能会导致更多的事情，或者辐射会导致并发症。手术当然也有并发症，潜在的并发症，但减少并发症恰恰是手术的目标。"将前列腺修复，摆脱肿瘤。而摆脱它的方法就是手术。所有的一切都还在那里，我们正在进行治疗，我们当时已经正在处理肿瘤，但它仍然在那里。对于你这个年纪的人来说，我倾向于去除它。"

　　我妻子一位同事的丈夫经历过类似的事情，比我处理的方式更加积极，病情也更严重。他在大学医院里有非常积极的治疗经历，并把我介绍到那里。我当时想去找蒙蒂（Monty）医生的原因是，他至少已经让我意识到了问题的严重性，而且其中一些参考资料也是迫使我最终去那儿的原因。其他来源，我不记得了。他研发了一些外科手术技术，这些技术切掉并取走所有的东西。他的专长是尽可能多地保留神经，并且非常精确地完成这项工作，他已经为此建立了声誉，并取得了非常好的成绩。他治疗思路的全部重点是我们之所以要这样做，是为了让你从现在开始过上正常生活。因此，这一方面我也是比较看重的，要知道，我希望它是一次成功的手术，但我的使命是我希望它成功。当全部做完后，我希望保持身体全部功能。所以，这就是我强调的重点，也是去看蒙蒂医生的全部原因……我会说声誉，但这是他众多研究的重点，而且他在践行以尽可能小的伤害实施手术。

　　我不记得我们是什么时候从这位朋友那里听到的，可能是在我们知道我们有前列腺问题的时候，但肯定是在我们决定要做什么以及我们决定如何做之前。所以我知道有一些问题，好吧，你做了多少这样的案例？是一年大概有 20 或 25 人。然后我们将其与蒙蒂医生进行比较，他每周做 30 次或类似的情况，人们做的这些事情的次数截然不同。因此，这也是讨论我们将在哪里完成这件事儿，以及我们将如何去做的一部分。

　　所以我在那儿联系了为另外一个患者做过手术的蒙蒂医生，至少我可以寻求另外一个建议，也可能由他来做手术。是的，他很忙，我平时也很难见到他。我认为他是那边肿瘤科的负责人，所以去找蒙蒂医生应该相当困难。第一次接触时，他说"嗯，你也是知道的，你会认可让他的一个学生或是他的一个同事来做吗？"我说，"我真的很想让蒙蒂医生来做"，后来我被接纳为蒙蒂医生的患者，至少和他见过一次面进行讨论，然后最终安排了手术。

此事我告诉过公司的负责人，公司的当地负责人、办公室里的人都知道。就在第二天我就要离开的时候，我在底特律的老板来看望我。我让教堂里的人都知道了这件事儿。是的，很难告诉人们我得了肿瘤。这可能是最困难的，在手术之前，最困难的事情是告诉其他人我得了肿瘤，我必须战胜它。在朋友中，这似乎比在工作中更难。我必须加倍工作，因为我将要因治疗而离开，我必须为此提前做计划。我也知道什么时候会发生这样的情况。因此，我有义务让他们知道，我们必须在工作中为此做好计划。"朋友们，我只是必须告诉你这个信息，所以……"

我现在想想，整个事情最痛苦的部分之一就是告诉人们我得了肿瘤，我要去做手术。我会迂回地讲，有点像绕着我们的好朋友转了一圈。你知道，我认为在谈话过程中，我们会以某种方式把这个内容融入谈话中。好吧，这其实是不应该在谈话中出现的内容。所以我们会去别人家，可能在那里待一整晚，但我们没有说过，我什么也没说。（Meg, 他的妻子）试图帮我一点，我很感激地等待她好起来，保罗要对你说什么。或者说点什么好听的，毕竟，我得了前列腺癌。我把这看作是一件非常困难的事情——告诉人们我得了肿瘤，我也不太清楚为什么。可能我觉得这是我的一个缺陷或别的什么。我不知道。是的，我不想用我的问题给他们带来负担。我不确定我是否真的理解了这一点。我的意思是，我记得我们曾经，我曾经告诉过牧师。我们曾经去和他坐在一起，让他知道，然后在手术前的星期天，我出现在祈祷链上，呃……在祷告名单上。我打算做手术，我记得你知道的，我必须跑过来告诉唱诗班的人，"好吧，我要在祈祷名单上，因为我得了癌症，周一我做了手术。"我推迟了那么多，所以我是，我觉得我需要告诉人们的东西，但真的很难直接对别人说，"我得了癌症。"

手术进行得很顺利，这是整个经历的第二个有趣的时间。第一个是活检，是揭除贴在切口上的手术纱布和胶带的时刻。我要出院的那一天，我想应该是手术后的第二天。我在那里应该待了一整天了。那是一个星期一。到了星期二下午，我要出院了。也许是星期三，我也记不太清了。但不会超过这个时间。无论如何，他的一位住院医师或助手进来说："好吧，一切看起来都不错。你已经准备好了，可以回家了。我只需把这个小绷带取下来。"于是他开始剥开这个绷带。他从两边进行操作，说到"哦，对不起。哦，我很抱歉。"我在想，在现代医学的手段中，一定有更好的方法来做这个工作，但是他还是把胶布弄掉了。在刚刚手术后的敏感区域加压会非常疼痛。那个家伙对此表非常抱歉，另一个家伙进来，他说你只需要把这个盖上，然后他从旁边拉了一下。然后，他也说，我很抱歉。然后，他向一边拉了一点。哦，对不起。然后又从侧面再拉一点儿。我认为一定有更好的方法来做这件事，而不是对一个完全开放的伤口，再从这里到那里用物品遮盖上。即使你在它之间放了一点纱布。但我认为在伤口的路径上，充满了硬实的纱布或一种坚实的黏合剂。我想他确实做到了，我仍然只有一点点瘢痕组织，当他把这个东西拉出来时，其中一个钉书钉或者其他东西也有点被拉了出来。这让我很惊讶，所有这些复杂的东西，被包裹在开放的伤口上，在一天后再把它撕下来。

然后我在那里躺了一会儿，慢慢恢复过来，随后回到家中。我休息了三个星期。我在医院住了几天。我想三周后，可以回去做些非全职工作。在那里待的几天，一直到我要回家的那个中午都还好。所以我想休息两个星期，然后下个星期我做点非全职工作，最后我恢复了正常的工作。我的意思是，前五六天我都有导管，我第一步想到的就是要它拿取下来。噢，我当时不知道，可能前几个月我都得穿着纸尿裤，直到我逐渐恢复控制排尿的能力。所以，我说，至少需要六个月才能完成整个过程。

但是蒙蒂医生后来对前列腺的观察，他们认为没有任何肿瘤细胞穿透它的外壁。这和临床是符合的，至少，对于我来说确定的是，两周后的现在，我的 PSA 已经小于 0.1 或低于检测限值，并一直保持着这个水平。我现在每年都会检查一次 PSA，作为我常规体检的一部分。蒙蒂医生，他给我随诊大约五年，基本上没有必要继续随诊了。所以，当我做常规血液检查时，我们仍然会给蒙蒂医生发送一份副本，但不再进一步地随访。

好吧，大多数时候我不再想它了。很多时候，我觉得我真的……真的很好，以至于我的生活几乎完全正常。从那以后，我真的有这样的想法，我真的知道人们会谈论肿瘤幸存者。而我对肿瘤幸存者的印象是那些经历过地狱的人和回来后仍然有疼痛，或者有某些甚至毁灭性的事情发生，他们需要定期处理。而我没有任何这些情况。所以我不觉得自己是一个肿瘤幸存者。至少我并不孤单。我的情况是，是的，只是照护。而且，拥有肿瘤，接受手术这一切并不是特别愉快事情。我不会选择再经历一次这样的事情，但如果我需要做，我就会做得很好，并且继续这样做，就像我说我想过着相当正常的生活一样。

总体结果非常好。我的 PSA 至今已经低于 0.1 超过 10 年了。我几乎没有任何副作用。总的来说，我当然对由此产生的结果非常满意。我甚至把他推荐给了我的以为好友，根据我的建议，他和蒙蒂医生走了同样的路线。

现在说起来容易得多了，因为所有的一切都是身后事了，一切都做得很好。

我可以回顾一下，我再次觉得你——这是一个未知，这是对未知的恐惧，我不知道会发生什么，我不知道这事儿会如何发展。事后，当它的结果非常好时，说什么都容易，可以说，"你知道，我有一个非常积极的事后的经验。"这有一定的好处，但你也知道，有几个人欢迎我加入患有前列腺癌患者俱乐部，教堂里有几个人。"好吧，欢迎来到俱乐部"。我从一个朋友还有牧师那里得到了一个小泰迪熊或其他东西。现在有一只泰迪熊，然后还有另一个小毛绒玩具，这是一件好运的事情。所以我把它传给了他人，它实际上已经向下传了好几次了。我把它传给了汤姆，他也和蒙蒂医生一起做了手术，然后又传给了他的另一个朋友，就这样不断地传下去，我不知道现在在哪里。但这只是我们可以做的事情，"好吧，我有一个朋友要经历这件事"，所以我要给他，这只是一件好运气的事情。就是这样，有点意思吧。

托尼（Tony）的故事

我有一个伟大的内科医生。嗯……我喜欢我的家庭医生。而我们……我每年都有一次体检，并进行了一系列检验……其中之一就是所谓的 PSA 测试，它化验了一次。"好吧，那太好了。"然后大约 18 个月后，我做了同样的化验，同样的化验，PSA 在五点钟出了结果。她说，"OK，有点儿不正常"。我们笑了笑。她说进来，再做一次 PSA 检测。我说那又怎样，我们要三局两胜吗？（笑）她说，是的，有时就得这样。所以我第二次去了，它从……当时是 6.3。所以她说，"好吧，现在这挺严重的"，并因此给了我一大堆抗生素，"别是你感染了。药吃 21 天，然后再做一次检查"。我一直到劳动节前再次做了检查，结果是 6.4。这时，她打电话给我说你知道吗，我只是在内科医生，我做了我能做的，我不是专科医生。现在是时候让你开始去看其他专家了。

她把我介绍给斯坦医生并预约了，这是我到那里。

在预约之前，我上网查了查。哦，你知道的，感谢上帝发明的新技术。呃，哈，你可以在上面待上几个小时，查查 PSA 是什么，它意味着什么，如何解读报告，然后你可以开始阅读有关前列腺癌和其他内容。然后你说，"好吧。是这个，这个可能挺严重的。

好吧，我知道 PSA 检验是什么……这就像，它有点像某种能够说明你是否患有前列腺癌的东西。这是一个"触发器"，是的，你怎么称呼它，我不知道。它没有任何意义，没有任何意义，但如果 A 等于 B，那么 B 有可能等于 C。

我不知道在今天的看诊中会发生什么。我预约了，医生办公室昨天打电话给我确认……两次我都问我需要带什么？……不需要带什么……好吧，我该如何准备？我需要注意什么吗？我需要禁食或什么吗？……没有什么，都不需要。好吧，现在，实话实说，这个预约……是我日历上五个预约之一。很大的可能性，我每周的周一和周二在多伦多上班。嗯，我对你说过……周末，我有一个来自东京的朋友。他正在出差，他的家人还在东京，所以我周末需要花很多时间和他在一起。我们谈论了疾病，嗯，因为我给他发了一封电子邮件，我们虽然只谈了一点点，但谈到了疾病的严重程度，包括整个情况的严重性。即使是在周末，它仍未对我产生太大影响。就好像我会去看看这个医生要说什么，然后我们从那里开始。

老实说，直到我离开办公室，我已经坐电梯下楼了，在大楼的大厅里……我不愿意说出来，我有一点点扛不住了。所有在的重力……一种……好像洪水猛兽扑面而来就在此时，它击垮了我。终于在进入大厅时，我终于有了小小的崩溃。是的……在那之前，你知道，我是一个……汽车工程师。

我是利用数据工作的。没有数据，你知道我们在工程界有一种说法，没有数据，你只是一个有想法的白痴。我今天走进办公室时，我没有数据。所以，似乎这儿没有什么可担心的，我们来这里收集数据，我来处理数据，我处理了数据，就像我今天说这是日历上的五个会议中的一个，我以与解决其他四个会议相同的方式处理它。这不是一个，我在寻找的什么词语……，它不是一个释放机制，一个掩盖机制，你知道它不像是我试图……我在找的什么词语？……我不知道，所以我对此感到非常害怕，以至于我像对待工程任务一样去对待。我并不想试图这样做。我刚刚做到了。你知道我发起攻击的方式，找机会发起攻击。

所以在今天的预约之后……我现在在哪里？我是……你知道的，我得到了更多的数据，但是没有，好吧，让我们采取下一步行动。他（斯坦医生）并没有什么时候说你想采取下一步行动了。只是想象中我要采取下一步行动。你知道当他说……"我们来做活检吧。"他说，"你想要吗？"我完全没弄明白。当然，我想采取下一步行动。我们将进一步探索——我们必须获得数据，我们必须这样做……如果他会说我们明天就开始，我会说那就是让我开始吧。我想，继续前进，让我们继续前进。我想，让我们继续前进。

我没有，没那么多……无论在什么时刻，无论现在在哪里，九点钟我没有，我已经过了崩溃的阶段，开始继续前进，我们需要把整件事勾勒出来。咱们上路吧。我必须等待活检，然后等待报告，（苦笑）10天到两周后。你知道，这可不像是我坐着，在桌子上敲着手指。我的生活似乎还好吧。现在它不会像再像让我们去跳伞、让我们去爬山那样，不不不，当它已经被列入日程了，我们做起来吧。

访谈在活检后的随访当天继续进行。

好吧，结果是阴性。在一天结束的时候起，这事儿有点儿小题大做——在这儿，我开启了我的座驾，（笑）终于启航了。你知道，做了活检，他们告诉我结果将在一周内出来。他说了医生常说的话，你想让我们做点什么？您希望我们安排后续预约吗？我说，天哪，不，我只希望你在这些结果到达邮箱后立即打电话。他们这样做了，他们给我打了电话，我在星期三得到做了活检，他们在星期一为我打的电话。

是的，实际上斯坦医生给我打的电话。是的，他给我留了一个语音。内容是，你知道，"你好托尼，这是斯坦医生打来的电话，你说你想尽快知道结果。我只是打电话让你知道结果是阴性的。下一步可以密切观察，一年后回来复查，我们再看看会发生什么。"全部通过语音信箱完成。是的。（笑）我确实打电话给办公室，让玛莎把我的结果发给我的内科医生；她也的确这样做了。

上周我见到了我的内科医生。周一我得到了结果，恰巧，我在周四与我的内科医生预约了。她对结果都很满意，"恭喜你，没有癌症。"医生简单向我解释了更多的细节，"你没有这个，也没有这个，这都是好消息，这些是癌症的前兆，目前没有发现这些证据。所以这是个好消息。"然后医生说了基本上同样的要求，"好吧，从现在开始，我们将密切关注这一点。密切关注它……它不会打扰我，它既不会让我快乐，也不会让我难过。它就是它。"我的心脏病医生，当我去找他时，他说，"欢迎来到新俱乐部。我说："这是什么俱乐部？"药物生活俱乐部"。（笑声）形形色色的，心脏病专家，终身药物治疗，结肠镜检查，癌症活检，前列腺恐慌，所有这些都有点像，"是的，好吧，你知道吗，你不再是 21 岁了。"你知道吗？这个过程很有趣，但不好笑，但我和我的朋友们谈论这些事情，这些人是从高中开始就和他们成为朋友，是的，这并不像他们的眼睛睁得大大的，喊道："哇，不是你！他们笑着说，"噢，是的，我也有结肠镜检查。但是，哎呀，我猜当你 50 岁的时候，聊天的主题会改变的。"

老实说，当他告诉我有大约，嗯……他告诉我结果的概率大约是 50 对 50。当我走进去做活检时，我说，"好吧，医生，我敢肯定，自从两周前我从这个房间走出去以后，你一开始没有想过这个问题，但这是我一直考虑的唯一问题。现在，你又见到我了，你看过病历了，你已经有了第一个机会，"我说，"你的直觉怎么有？""50 对 50。"我说，"噢，太好了。"因为在第一次咨询和活检期间，我做了点儿研究。这可不怎么妙。就像，我并不想要这个结果。这两周过得很艰难，因为就像我说的，我做了更多的调查，如果结果出现阳性该怎么办，那会让我非常沮丧。当然，在这两周，活检和结果出来之间。"你现在开始穿刺啦。"

活检……有意思，因为我的内科医生是女性。显然，我不知道，我甚至不知道她们是否有前列腺，我不知道。她对我说，"有趣的是，她今天有一个患者，一个患同样疾病的患者。他说，这是他一生中感受到的最大痛苦的。"她好像说，"真的那么糟糕吗？"我也好像说，"不，这不是我一生中感受到的最痛苦的。这并不令人愉快，但这不是最痛苦的。"医生会告诉你，他将在腺体上打麻醉。类似于牙医在对你的牙齿进行麻醉，你需要把局部麻醉用在他需要的地方。好吧，但这并不能帮助器械插入你的屁股，你知道的。这又一次，你知道吗，不愉快，但不可怕，对吧。这是麻醉消失的时候，因为它在那里，你不能，你不能——你知道吗，什么都做不了，你不能触摸它，你不能挤压它，你不能——哦，所以我的医生说，"那是什么感觉？"我说，"我有最好的答案。"我说，"拿一个啤酒瓶，那种长颈的"Bud Light（啤酒品牌）"啤酒瓶。"嗯，好。""打开瓶盖。""好的。""把它插到你的屁股上，再把它扭来扭去。就是这感觉。"

"啊，这是我这辈子从来没有这样做过。操作做完了，十分钟时间，还不算长。你有麻醉，就像牙医一样，牙医会让你的牙齿麻木，然后在上面工作十分钟，然后你从椅子上跳起来说，好吧，以后再见。这就有点像我所做的。然后它就消失了。我开车去了一家药店，但此时已经是晚上九点了。我说，"我刚刚做了前列腺活检。"药剂师说，"好吧，你的处方在哪儿。""他没有给我。"她说，"哎呀。"

我记得啤酒瓶，我记得它很疼，我记得当我发现它阴性时，我松了一口气。我很高兴我没有肿瘤。（笑）尽管我研究了很多，可以用丑陋或其他的一切来表述，但你知道吗，你不想穿过那扇门。你都不用想，哦，我可能真的得了肿瘤——在你得到消息之前，你就是不能接受它。再说一遍，尽管你研究它及其他一切，这就像不会发生在我身上。这很糟糕，我不希望它发生在我身上。这以后不会发生。你会尽力躲避它。而当它真的来了，就是来了。

阿尔弗雷德（Alfred）的故事

好吧，我——常做血液检查。我得过结肠癌，他们切除了我 1 英尺长的结肠。我经历了 14 个月的化疗。所以我一直定期进行血液检查，其中也包括 PSA。PSA 一致都很低，但突然之间，数值开始升高。当他达到一定水平时，我的家庭医生说他认为我应该去看泌尿科医生。我去了，泌尿科医生说，"好吧，根据你的数值，我建议你做一个活检。"所以我说，"好吧，做吧。"于是他们进行了活检，并发现前列腺中有一些区域存在恶性肿瘤。所以医生，他的名字叫琼斯（Jones）——一名泌尿科医生，好吧，以后就由我来处理它吧。我说不，我还是想去贝尔蒙特（Belmont）。我是贝尔蒙特协会的成员，多年来，我和我的整个家庭都为贝尔蒙特做出了巨大贡献。我去到那里和他们肿瘤科的人进行了交谈，我感觉极其不满意，或者说对我在那里接受治疗的方式以及他们在那里的肿瘤学家和外科医生的态度感到不满意。一位外科医生马上说我们要把它剪掉。我说，"不，你不能。"我想听听整个故事，因为他们只给了我一张纸、一份文件，上面说了几种处理前列腺癌的方法：冷冻疗法、放射治疗、手术、草药，等等。我通读了一遍，我说，"我想自己找找我自己的方法。"

后来我发现，我在贝尔蒙特与之交谈的人和医生正计划离开贝尔蒙特，他们没有履行对在那个特定时间进入贝尔蒙特肿瘤科的患者的义务。真对不起，我没这样做，没能去贝尔蒙特。因为，正如我所说，我的家人离贝尔蒙特很近。你走进绿橡树办公室的主楼，我们的名字发旧的字母还挂在墙上，因为我们做出了贡献。你猜得很对，你肯定会去你给他们钱的地方，这儿更可信。但后来有人通过基金会向我解释，这些人要离开了，他们走了。它重建了我对他们的信心，但我很满意。我不后悔我去了康诺特（Connaught），我的家人会考虑未来作为礼物，给他们提供经济帮助。

我想有九到十个医生离开了。所有人都是自行离开的。贝尔蒙特政府确实给大家发了信，我也收到了信件，我也了解到发生了什么，还有一些人的抱怨。其实，本可以处理得更好一些。只是，你知道，我必须打电话给他们。我的预约时间是什么时候？好吧，我该怎么办？他们不会回电话的。只是，我有一种感觉，他们是杂乱无章的。好吧，我不会把我的身体放在一群杂乱无章的人的手中。这很不幸，并向贝尔蒙特的管理人员解释，他们说，"噢，我的上帝。"他们解释说，这些人正在离开，他们要自己干了。但你不应该以这种方式对待患者。我现在不会为任何费用的理由去找他们。

所以，根据我居住公寓楼里的人建议，我和另外一个患有前列腺癌的朋友都去过康诺特诊所。嗯，那个医生非常好。好吧，我是一名外科医生，我们可以把它切除，等等。我想，我说我想听听更多的建议。想到有几个类似情况的老人切除了，他们不得不长期穿尿裤。因此，当我与里弗斯医生交流时，我可以接受他的办法，但我也想尝试更多不同手段。我希望只是把它弄出来，最终穿上尿裤。

我在康诺特，也许哦，我不知道我第一次约诊花了几个小时。我不记得我接触的第一名医生的名字。他是一名外科医生，然后他们说："好吧，里弗斯医生也会来和你谈。"我对他表述了我的想法。最后我说，"这就是我想走的路。我想尝试放射治疗。"

我去康诺特肿瘤中心去看里弗斯医生。事实上，我在那里遇到了几位医生，我根据以前的经验说服了自己——我患有鼻基底细胞癌，他们在放疗方面做得很好——我以为我会做放射治疗，就像在康诺特肿瘤中心向我解释的那样。医生，肿瘤科医生向我解释了他们的想法的副作用。我最关心的是最终是否需要尿裤。我在这里见过太多和我这个年龄的男人，他们要么不得不穿尿裤，要么正在尿失禁，要么一个接一个地出现问题。我只非常关心这一点。里弗斯医生说，好吧，你的性生活怎么样。我说，都 77 岁了，我没有性生活了。我来说这几乎不是一件重要的事情。最重要的是生活质量，不要穿尿裤。于是，我在那里做放射治疗。我不记得是 29 天还是 32 天（放疗周期），每天需要进行放射。天哪，他们非常专业，非常友善。你在那里感到非常舒适，这也让我非常放松。我做完了全部治疗，迄今为止，我没有任何副作用。这就是我的情况。我的生活很舒适，就是这样。我是一个鳏夫，那些事情与我无关了。我的健康状况似乎很好。简单地说，这就是我的故事。

对了，还有，我也得了鼻基底细胞癌，这本身就是一种经历。这是在佛罗里达州做的，我去看了这位皮肤科医生。她说，"好吧，我们必须切除，清除所有癌症。"我说，"好吧，你要切掉多少？"她说，"我不知道。"好吧，继续切除，直到我们知道已经切除了所有肿瘤组织。我的一位女士朋友在密歇根州（Michigan）也遇到了同样的问题，她最终得到了第三个鼻孔，因为他们切了又切，切了又切。我说不，我要去佛罗里达州坦帕市 (Tampa, Florida) 的莫菲特（Moffitt）肿瘤中心。这让皮肤科医生有点儿不高兴。我还是说不，你不应该在我身上进行雕刻。我想得到另外的意见。她说好吧，并给了我一张卡片，就是这位放射肿瘤学家，他在离我住在坦帕湾（Tampa Bay）不太远的一条街上。我去看他们，他看看我，说了几句对皮肤科医生不利的话。他们通常都是在切完后才会把患者给我们。但他说我这个情况他完全能够能处理，而且这对你来说应该非常好。我说我会是什么样子？他说好吧，有那么一会儿，你看起来也许你喝得太多了。你的鼻子会变红。但在那之后，你甚至永远不会知道你在那里发生过什么问题。那是六年前的事了，你能想到我有过放射治疗吗？

我对此非常满意，我想好了，放疗并没有那么糟糕。你知道，这几年，他们在各种医学上尝试这个方法。当我搬回密歇根州时，我去看了一位老肿瘤学家，当我患结肠癌时，他给了我用了各种化疗。他看完我后，他说，"小伙子，你已经走过来了，这真是太好了，一切都很好。"我们交谈着，他说，"哦，我们给你用的这些手段，不用再做了。"这是野蛮的。我们现在已经走过了这条路。你不会再脱发，不会到处呕吐。这将是一个完全不同的世界。现在他们可以实现了。医学发展的二十年里，已经达到了这是令人难以置信的地步。放疗已经走了很长一段路程。我做放疗时感觉很舒适。这对我的启示是，这是我一生中遇到的人和事，以及他们的经历，比如当我说我的这位女朋友时，他们会把她的鼻子刻上了可怕的东西，即使在今天她看起来还是很糟糕。当皮肤科医生说要开始在你的鼻子上雕刻时，我并不打算走那条路。我说，"哦，不，你不可以。我要看看我还有没有其他选择。"我们每隔一个星期二在 Cabblestone Ridge 吃早餐，在这个桌子上，有时有三十个人，其中三分之一是像我这样的老人。我会说他们中有 80% 患有前列腺癌或前列腺问题，而那些切除前列腺癌的人都有麻烦。他们要么在漏尿，要么穿着尿裤。我想，等一下，我不会这样，直到我找出替代方案是什么。里弗斯医生曾经对我说的就是，"不，你不必穿尿布。"嗯，这说服了我。

　　我在早餐时疯狂地问问题，他们则大声说着。是的，完全没有问题。一个家伙有一种叫作"绿色"的东西。那是什么？"绿色化疗"，我想是这样称呼的。这是一个完全的失败治疗，他仍然患有肿瘤，他仍然正在经历各种各样无用之功。其中一些人尝试着饮食和其他各种方式。好吧，这些都是行不通的。你必须听专业人士的意见，并决定你要接受哪一个。当他说，放疗和不用尿裤——这个就适合我。我和里弗斯医生在一起感觉很舒畅。他向我保证不会有后遗效果。而且，我确实没有任何后遗症。当然，这是某种意义上是一种赌博。你是在接受一个对其没有任何了解的男人的建议，但去过康诺特的人都给了他最高的赞美。我最好的朋友患有前列腺癌也去了那里，他接受了放疗，一种永久植入性的放射。

　　这对我来说，当然是一次很好的经历。

附录 B　医生谈工作

对医生的访谈在我完成参与者观察后大约六到九个月后进行的。当我倾听他们讲述时，比较有趣的是他们的所为从另外一个侧面证实了我的观察。此前，我将文化主体、个体主体和政治主体之间的"三角关系"描述为有效性的衡量标准。这些访谈为此提供了佐证。虽然我没有具体评论这些叙述，以保留读者对参与者所说的话形成自己印象的机会，但我找到了"生存威胁"作为诊断叙述的证据，也为形成治疗的共同认知、疗愈关系，以及培训和能力的各个方面提供了佐证。

虽然医学人类学家记录了许多患者的访谈，但这些访谈也捕捉到了医生的"生活经历"。我感觉很有意思，也很高兴地发现医生的访谈数据与参与者观察的数据之间相当的一致。

同样，这些访谈是被录音和转记的，形成了以下的文字表述。没有访谈结构。我用一个"天马行空"的问题开始。在我决定人种学访谈已足够之后，我会问一个问题，这个问题会在记录单中清楚地标记出来。

斯坦（Stein）医生的观点

我的工作……就是，起始部分是收集数据，这是一个模式化程序，就是我们用来采集病史和体格检查、影像分析、实验室结果分析的过程。当你更有经验后，你可以快速做完这些，你也可以快速地将数据在你的头脑中进行整合。第二部分是给出印象并做出计划，或者给你的建议和意见，所有这些都是一回事。这可以归结为风险/收益分析。您必须将风险/收益分析传达给患者，以方便他们做出决定。如果风险/收益分析在我心目中已非常明确，那么我就会与患者进行更有力的对话。如果风险/收益的讨论让你处于一个难以抉择的灰色地带，那么我推动患者的力度要小得多，并且要意识到我们对患者的影响力也要小得多。

假设患者被转诊是因为他刚刚被诊断出患有前列腺癌。我想找出给予诊断的依据，实验室指标显示了什么，活检结果显示了什么。然后我想了解他的泌尿系统症状和他的性功能症状。我想了解他的一般病史，因为我需要考虑他的整体健康状况，因为前列腺癌随着男性年龄的增长而发生，并且有很多复杂的因素发挥作用。所以你必须了解他们的心脏和肺部的情况。你必须了解他们的家庭，你必须知道他们的性生活。你知道，当你了解心脏和肺部情况时，你需要知道他们的胆固醇是否升高，他们有糖尿病吗？他们有心脏病发作吗？因为这一切都在你的脑海中，关于他们有多健康，这可能会对你的建议产生重大影响。你通过与患者交谈，通过查看计算机来获得数据。你经常不得不去打电话，告诉你的护士联系另一家医院，希望他们传真一些资料，它需要放在光盘上，也许他们需要下周回来。当我们有更多信息，更多的数据时，有时收集数据很容易，有时则不然。有时患者口齿伶俐，有时不是。有时他们告诉你一些你不想听的事情，他们无休止地说，只是因为他们想谈论他们出于某种心理原因或诉求。有时你需要的东西可以很快得到，有时不能。但最终，你会在某个时间点确定你是否有了足够的数据来表达观点。

因此，对于新诊断的前列腺癌患者，你需要想象的一个问题应该是肿瘤是否已经转移？如果是，那么将需要您完全改变治疗计划。为此，您非常依赖放射科医生所说的话，但您必须自己查看图像。放射科医生不会真正与患者交谈，他们不会与患者面对面交流，他们真的是技术人员。在我看来，他们甚至不需要去医学院学习而成为放射科医生。当然，人们会嘲笑我这么说，并说我这完全是偏见。我理解这一点。但是他们基本上只是坐在一个房间里看图像，在大多数情况下，他们实际上甚至不与人交谈。我承认，我这只是一种印象和个人见解。然后，对肿瘤实践的描述的另一方面成为肿瘤本身发生了什么，而不是身体的其他部分发生了什么。作为外科医生，我们非常关注解剖学。我们知道当图像看起来具有某些特征时，我们知道当我们进入病灶那里并触摸它，在周围移动它并围绕它切开时，它会是什么样子的。再一次，放射科医生对此却一无所知。因此，当您查看病例手术方面的问题时，放射科医生所说的并不是很重要。你必须决定——手术是容易还是困难？它是否会导致很多的副作用？是否会累及更多的器官？因此，我们确实需要既关注肿瘤本身的生理特性，也要关注其周围的组织。

前列腺癌的患者都在变老。有些人是四十多岁，但也有些人是五十多岁、六十多岁、七十多岁。一般来说，你年纪越大，患前列腺癌的可能性就越大。但你年纪越大，你也就越有可能死于其他情况。因此，我们的工作是努力确保患者死于心脏病发作、糖尿病或脑卒中。因此，如果他们患有惰性的前列腺癌，并且年龄较大，那么您可能会非常清楚他们有可能会死于心脏病发作，糖尿病或脑卒中。对于这个患者，你会做一个基于风险/效益的决定，你不会更加积极地告诉他们该如何处理他们的前列腺癌，你会告诉他们不要那么积极。一个年轻的患者患罹患前列腺癌，具有侵袭性的分子和细胞特征，他的其他医疗问题较少，如心脏病或糖尿病,那么在你甚至与患者交谈之前,你就需要在自己的脑海中做出决定,这个患者比前面的患者更容易死于患前列腺癌。当你在自己的脑海中得出这个结论时,你与那个患者的对话是完全不同的。你会说,"我真的认为你应该做这个,或者你应该做那个。"而在第一个患者中,你会说,"好吧,你可以推迟,它可能是——我们可以做这个,或者我们可以做那个,但我认为你不需要担心它,事实上会把它从你的脑海中抹去了。

例如,在你正在考虑做根治性前列腺切除术的前列腺癌患者中,我们将其称为"三连胜"的完美治疗方法,它可以治愈肿瘤,是有效的,也是国际上有共识的。有时,如果他们长了一个大肿瘤,你就不能做三连胜,因为如果你一定要做三连胜,你必须保留在前列腺两侧的神经和血管。你必须把前列腺取出来,完全保留那些神经,这需要非常精细的手术。如果肿瘤非常之大,那么重要的是切除整个肿瘤,而不是掏出来。如果你把肿瘤切开,可能会导致肿瘤细胞存留,几年后会变成一个新的肿瘤。因此,您可对有巨大前列腺肿瘤的患者的 MRI 影像进行研究,想办法利用 MRI 来确定前列腺的表面是否光滑或是否凸起。如果它们是光滑的,那么你可以做一个更好的神经保留手术。如果它是膨大的,你需要说服你自己去做一个范围更大的手术,这可能会牺牲一些生活质量,但可以保证肿瘤切除。

如果计算机就在附近,可以算是调取图像,患者不必走得很远。我认为患者可以理解,那么我会使用这些图像来帮助患者了解我将要做什么,理解我的目标,并理解为什么有些生活质量方面可能会被牺牲。

我经常做同一件事儿,那就是在检查室用在白纸上画画,用简图来表达同样的观点,而不是 CT 片子。

主动监测是一种被广泛接受的治疗策略,我接受,且提倡。当患者被诊断出患有某些类型的前列腺癌时,我经常发现我是房间里唯一一个告诉患者和他的妻子及家人冷静下来的人,你不需要做任何马上就做的事情。不要让其他医生说服你做手术。你完全可以安全地推迟几年,同时享受你的性生活。因此,我完全赞成在适当的患者中进行主动监测,我的看法是,患者不会因延迟治疗几年而失去任何生存机会。当我与患者进行咨询时,我经常是房间里唯一的人——不是将自己与其他医生进行比较,而是将自己与患者、他的妻子、姐妹、兄弟、家人及朋友进行比较,他们都告诉患者明天要做手术。

因此,对于我们专业的同事来说,人们对主动监控有一系列的接受度。如果你把同样的场景给几个不同的人,有些人会比其他人更强烈地建议主动监控,即使在我自己的科室也是如此。关于何时推动主动监控,有不同的哲学观和不同的分界线。也许如果在诊室的门外偷听医生和患者的对话,你绝对可以通过我们使用的用词，我们的手势和我们的眼神接触来了解我们要表达的含义，我们是否相信我们所说的话，以及我们有多强烈地促进一件事或另一件事。

回顾职业生涯，你是如何走到这一步的？

我决定去医学院，因为我擅长科学和数学。我不知道我还能做什么，我大学里的所有朋友都想去医学院。所以我说，这是什么情况，我也要去医学院。与许多其他人不同，我不知道我想成为什么样的医生。当我进入医学三年级，并开始轮换时，我喜欢他们中每一位医生。后来，我决定我喜欢手术，我喜欢肾脏，我喜欢盆腔手术，所以我决定进入泌尿外科。我没有父亲、叔伯、兄弟，没有人干扰，所以我选择了它。因为第一，我喜欢手术，第二，我好像喜欢他们正在做的事情。但我也会非常高兴做任何其他类型的手术。除了放射科医生，我可能也会很高兴成为任何其他类型的医生。

我在机器人手术之前的时代就接受过培训，并成为一名非常优秀的做开放手术的外科医生。然后机器人手术出现了，我认为它可能非常有价值，所以我有意识地努力学习如何做。

我花了一段时间才熟悉它。那时我在可以接受新东西的年龄。我真希望我还在那个年龄——五十四岁。如果我是六十五或七十岁，也许我就没有能力做到这一点了。相反，年轻的医生进来，他们正在学习机器人手术，但他们不擅长开放手术。但是我恰好在合适的时间，我在两个时期的重叠时间，所以二者我都可以做。

好吧，当你看的大部分做的都是肿瘤时，你通常会继续长时间去随诊这些患者。而不是你做良性手术，你会在手术后看到患者几次，然后说你不需要再回来了。但是，如果有人患有肿瘤，肿瘤总是有可能复发，所以在大多数情况下，这些患者往往会留在你的诊所里。因此，您通常比手术前更了解它们，因为现在您每隔一段时间就会看到他们。当你临床很忙的时候，在你给某人做手术之前，很难直接面对他们。你早上七点到达手术室，你必须再熟悉一下患者，因为你每天都在做手术。但是，当你开始在术后阶段再看他们时，他们每六个月或每三个月或者有什么事情回来一次，那么你就开始更好地了解患者。很多时候，我在术后比术前和他们的关系更密切，这主要是因为你对患者的了解时间更长，他们告诉你他们所有的个人情况，你试图帮助他们的也更多。

杰弗里斯医生的观点

当我有一个新的前列腺癌患者时，他们会带着数据来找我，在我进去之前必须审查这些数据，这样我就有一种心态，我不想使用"模板"这个词，但肯定是一个咨询框架。当我坐在患者面前讨论他们的疾病过程时，如果适合，我会使用这个框架。所以我想第一步是复习他们的材料，对危险进行分层，并对他们的病历资料，客观指标数据，将他们置于前列腺癌的整个分层指标中，然后开始制定模式化的治疗方案。然后，我把这些关注点或框架加入进来，我会把这些关注点或框架带入我在临床环境中与他们的互动中。

所以我第一步——如果他们是其他医院推荐来的，我会想与他们讨论哪些的内容，他们是否完全清楚为什么推荐给我的原因，或者他们能向我解释为什么他们向我寻求意见。也许他们从以前的医生那里听到了某些他们不喜欢的东西，他们想找另外一个医生看看，或者他们只是因为那里的医生告诉他们必须来看我，而现实中常常是这样的。因此，一旦我确定了他们知道自己在哪里，并且他们对临床指南确定的方向认同，关于他们为什么在那里以及看病的目标是什么，那么我将继续确定目标，即访谈、检查，通常还有关于治疗方案的深度讨论。

我不知道我的其他同事做了什么。但当然，就我们谈论的事情和我们在治疗方面的方向而言，我非常非常重视患者对治疗的目标和期望。

我认为对我来说，要成为有效的倡导者，我的倡导需要为患者着想。在进入病房之前，要与患者进行交流，尽可能多地了解患者。因此，如果他们向我提供数据——我认为我们一次次进出病房，我这样，我那样，我是某某，我将与您谈论一下前列腺癌，您是否还记得您的PSA是什么，这是对患者的一种伤害。你知道，我的意思是你可以这样做，但是当我进入病房时，就应该知道这些情况。从一开始就真正介入到他们关心的内容中去。所以，是的，数据问诊、影像、实验室检查、活检结果或病理学，所有这些都是关键。

我试着将患者和他们的基础疾病做一个分类框架，使我能够将有潜在致命疾病的人、带有重大健康后果疾病的人从那些具有非致命或亚临床疾病的人中筛选出来。显然，要给那些结果更好，或可能有致命危险的患者寻求更加积极的治疗策略。因此，当我冒险进行分层时，我脑海中就有了这样的想法。一个有1厘米边界不清的肾肿块的人，可能不需要将他们的肾脏切掉。但是，他们将患者转来看我的原因是为了帮他们弄清该如何处理这个肾肿块，你知道我的意思吗？所以我需要知道影像数据，我需要开始研究临床"格式塔"，这样我就可以再次有效地引导他们，并确保它们被引导到正确的临床方向上来。

我只能想象他们和他们的初级保健医生进行了讨论，他们说某某先生或夫人，我有一些坏消息。我们有一个 CAT 扫描，报告上说你的肾脏上有一个肿块，我担心它可能是肾脏肿瘤。因此，我只能想象一个带有临床变量的焦虑感被传递给一个患者，而这个焦虑感是带有癌症的内涵，或者只是带有肿块的内涵，而这种讨论是一种改变生活事件的对话。因此，作为专科医生，我的工作是为患者提供所有这些背景。因此，再次，找到他们合适的定位，为他们提供临床指南，使他们能够对医疗服务做出有效的选择。

当我查看 CT 和 MRI 时，我正在寻找问题。我的"沃尔多（Waldo）（一位具有探险精神的虚拟人物）在哪里？"，我正在寻找沃尔多，然后我也会不停地寻找出路——此时，我看着我能从影像资料中获得的全部的有力数据，这些数据会帮助我为患者提供建议。疝气，你知道，一些有问题的情况可能会使确定治疗计划，而不是那么的线性化。所以，我的意思是这就是我脑海中的想法。所以，首先要找出问题，然后弄清楚，你现在，我的终结者——你已经看到了阿诺德·施瓦辛格（Arnold Schwarzenegger），那里有敲门声，你知道，应对方法的清单已经在他头上的视显示器上了。所以我发现了问题所在，我的抬头显示器已经显示了我可以处理它的所有不同方式，然后我在这些图像中寻找其他数据，这些数据可能会使一种方法比另一种方法更有利。

我想引导他们实现我的决策过程，包括为什么我提出这样的建议，以及我的理由。再说一遍，我认为传递这些信息对他们来说是减轻压力。这对我很有帮助，因为我正在教授他们应对他们自己的问题以及如何应对。我鼓励他们能够再次为自己做出有效的决定。

显然，不管风险分层如何，对高风险患者我通常会梳理一下他们的疾病。然后，我会讨论他们的风险分层。如果他们是高危人群，无论是肿瘤或其他原因使他们成为高风险，或者疾病的过程会使他们处于高危，理论上只要他们能够选择，我都会说服他们，我的治疗建议常常是寻求症状缓解或潜在的治愈——再说一遍，是依据疾病的进程——开展治疗。因此，例如，一个非癌症诊断的潴留症的患者，尿潴留，使自己置于肾功能衰竭、反复潴留发作和尿脓毒症等高风险状态之中。他显然没有明显地危及生命的状况，但显然它影响了生活质量，显然它影响了其他器官系统的生存能力或最佳工作，在这种情况下是肾脏就是关键因素。所以，对这个人我可以告诉你，嘿，你可以把尿漏在纸尿裤里，这就是一种选择。如果你只是想着失禁的事儿。老实说，这并不是最好的选择，我认为你应该想办法解决其他症状。如果你是对手术恐惧，可以尝试自助性间歇性导尿，或者我们应该考虑手术来永久缓解梗阻，让你再次开始排尿。所以，我的意思是这是一个奇怪的例子，但是在泌尿科，我们总是考虑前列腺癌、肾癌、膀胱癌，我的意思是在决策也可以是线性的，你需要手术，你需要治疗，你需要放射治疗。然而，你知道，观察策略已经刚刚开始站稳脚跟，但仅适用于局限性的癌症，即小体积或低容量的前列腺癌和低容量的肾脏或小肾脏病变。

我认为泌尿科医生都是"怪鸟"，因为我们相当随和，我认为这是一种文化，一种专业文化。但我们都在某种程度上是 A 型，因为我们喜欢一些操作或干预可以带来的即时满足感，而手术就是这种干预。所以每个人都喜欢操作。很快，在手术日，如果你来看我——我想如果我戴上测量生物节律的监护仪，我可能会在手术日会有更高的生物节律，因为我的意思是，你知道，这是竞争，这很令人兴奋，它在很多方面都很有趣。这是为什么我选择泌尿科的原因，让我的手——或者我的手的替代品，我的电镜和仪器——在一个人的身体里，操纵它们来对这个人产生积极变化。所以这是有趣的日子。泌尿科的独特之处还在于，它有一种线性照护元素，或者说与患者一起进行的长期照护。

因此，我们手术的患者通常有需要随访的疾病，不像外科医生——我的意思是普外医——他们可能会在某人身上做手术，并在术后前 90 天内观察他们，只要确保其恢复良好，去除他们的吻合钉，然后说，"嘿，"再拍拍背，"去找你的肿瘤科医生进行结肠癌的随访吧，或者去看你的初级保健医生，因为你的疝气手术已经做好了。"如果我们泌尿科医生对某人进行手术，通常那个患者将来会继续选择我们。我们选择了他们进行长期照护，因为我们自己做肿瘤随访。在许多情况下，我们自己做术后辅助治疗，如果有必要，前列腺癌我们给予激素和类似的东西。我认为手术是令人兴奋的，手术为我提供了机会，这有点像邀请我终身参与患者照护。我知道，我会观察他们，三个月以上。我可能要观察他们很多年。

除了膀胱癌，我们手术治疗的大多数人都是"非致命的"——我不想使用这个词。我们的大多数患者的手术都做得很好。我们处理的一小部分前列腺癌患者，我们是泌尿科医生，会出现播散并导致死亡。我们做的大部分肾癌患者都有局部 T1 病变，其治愈率极高，超过 90%。膀胱癌，没有那么多病例。其次是肾结石，第三位是膀胱出口梗阻，大多数患者表现良好。因此，我们的线性护理通常做得很好，我们的术后护理对患者和提供者的压力要比其他干预学科（如医学肿瘤学科）小得多。你被诊断出肿瘤的时间越长，你经历的化疗次数就越多，显然你的生存几率开始下降。我想至少在我的心态上，如果我坐在一个患者对面，我知道这个患者的长期生存机会可能只有 50%，这种情况令人非常沮丧。我在泌尿科中没有这种担心。我想这可能就是为什么我们是非常轻松的人，因为我们的临床工作特点就是患者通常情况会很好。

　　我的意思是这挺有意思的，对吧？老实说，我认为如果患者有更多的信息，他们会做得更好。如果你能根据临床指南来指导他们，患者会做得更好。我一直在使用这个词，但我老实说，这与你真正了解的人打一架是有区别的。那种情况下，你知道他们总是出他们的右脚，这样你就可以提前准备——我的意思是谁准备得好，谁的压力就小。但在这里医生准备得也很好，患者准备得也很好。理论上，大家应该压力不大。所以，当他们处于临床环境中时，似乎就不会那么可怕。所以在某些方面，它应该是有趣的，我猜。是的。这不应该是一个问题——但充满了未知。

　　总有患者你无法搞定，你知道我的意思吗？显然，他们可能有认知缺陷，或者也许他们沉浸在开始对他们影响力巨大的场景中，我得了肿瘤。你在和他们交谈，也许你讲得很流畅。作为讲者你认为是废话有效的，但作为接受者，他们只当耳旁风，他们没有听进去。这时的谈话是有点压力的。一点都不好玩。但是你需要花尽可能多的时间。让他们能够听进去，也许可以把他们带回来。

　　我认为对于适当选择的男性来说，主动监测可能是我们在过去五年到十年中拥有的影响力最大的治疗工具。它可能是在过去五年中才被实施。我认为它的设计非常出色。请记住，主动监测不是有肿瘤不去治疗，而是需要观察等待。主动监测是观察肿瘤的情况，寻找适当的时间，寻找一个可以治愈和适合的窗口期。在这个过程中，我们避免了许多不必要的手术，以及给患者带来了很多不必要的并发症。这些并发症不是无关紧要的，我认为我们最担心的是性功能和尿失禁。如果你没有手术，显然你不会有这些副作用。我的意思是说，我们的谈话中还没有想到的其他问题还包括麻醉意外，出血和其他器官结构损伤或瘘管形成。我的意思是这些情况可能会发生，虽然它们发生的几率要低得多。但如果你最大程度减少患者接受这些手术，就可避免的事件发生。你知道，当它绝对需要时，我认为你必须为他们提供服务。因此，我确实主张对适当选择的人进行主动监视。

　　我认为主动监测已经这样做了。主动监测对前列腺癌治疗中正在进行的前列腺切除术的数量产生了重大影响。我们通常用手术机器人系统的制造商已经完全将他们的重点从泌尿科转移到妇科和其他外科学科，以获得或保持市场份额，并销售更多产品。我认为泌尿科，由于手术的性质，从开始就适合机器人手术。我认为，从机器人的手术经验中衍生出来的许多数据，以及推广前列腺癌的手术治疗，都推广到那些可能回想起来的男性身上——这并不意味着发明这些东西的人是坏人，只是考虑到这些信息，现在我们对这种疾病的自然史有了更好的了解——但很多数据都是在可能患有非致命疾病的男性身上产生的。

因此，你知道，回想起来，我们让男性接受过度治疗，我认为考虑到与治疗相关的发病率，这可能是不可接受的。我认为我们作为一个社区，我们是泌尿科，包括我们的当地社区，已经承认，我们给太多的男人做过手术了。

所以我第一次打交道，就像许多进入泌尿科的男男女女一样，我第一次与泌尿外科医生打交道是一次非常积极的经历，因为良好的个性，漂亮的手术，进行得非常顺利。它吸引了我。所以，你知道，你会继续前行，你的好奇心被激起，你越来越想寻找这样的经历。我发现泌尿科很好地融合了我的即时满足需求，以及我对长期照护和与患者打交道的能力。然后，我进入泌尿外科做住院医师是这种思路的延伸。我在泌尿外学上开展了学术事业，这也是我经常喜欢提及的。我的家人，我的母亲是一名小学教师，所以我也有一些她的印记在我身上。我好为人师。因此，可以说，这似乎是我职业生涯的一个很好的演变。这是我的命运。

回顾的职业生涯，你是怎么来到这个地方的？

我认为泌尿科医生总体上都有相同的顿悟。我们都有经验，而且我经常和医学生进行这样的对话，他们都对泌尿学感兴趣，因为我们遇到了一位我们喜欢的泌尿科医生。在我的印象中，他是弗吉尼亚州水星公园楼梯间的三年级泌尿学实习生。我清楚地记得我当时是——作为一名三年级的医学院学生，你的外科轮换又回来了，哦，天哪，这将回到 80 年代末，80 年代中期，那是很辛苦的工作，对吧？他们叫我们小猴子，你还记得吗？（笑）所以你经历了所有这些，就像努力工作，很少的回报，服务，服务，还有服务。我在午饭后或楼梯间里散步，我永远不会忘记这一点，这家伙真的跳了起来——他从一层楼跳到另一层楼的速度太快了，他甚至没有踩到台阶，而是从顶部平台跳下来，抓住栏杆，跳到下一个平台。然后他在楼梯口转弯，做同样的事情。所以我听到这个跳跃，轰隆，脚步，跳跃，轰鸣，脚步。是他。他会说："嘿，你在轮流做手术吗？"我说，"是的。"他说，"你现在在做什么？"我说："没什么。"他说："跟我来，我们要去做手术。"我们真的和一个叫乔治·霍兰德的人一起做了手术，我想他已经退休了。他曾在锡拉丘兹担任过一段时间的主席。我们做了一次肾切除手术，效果很好，房间里的气氛很轻松，没有压力，因为很明显，参与手术的人知道他们在做什么——以我天真的观点来看——知道他们在干什么，他们显然有一个很好的计划，手术进行得很顺利，手术完成了。他们看着我说，嘿，下次我们有案子的时候，欢迎你来处理。所以，我的第一次邂逅，就像许多进入泌尿外科的男女一样，我与泌尿科医生的第一次相遇是一次非常积极的经历，因为良好的个性，良好的手术，非常直接。它吸引了我。所以，你知道，你继续前进，你的好奇心被激发，你越来越多地寻找那些经历。我发现泌尿科是我即时满足需求的完美结合，同时也受到我对纵向护理和患者体验的亲和力的影响。然后，我进入泌尿外科住院部，这是一种延伸。然后，我进入了泌尿外科以外的学术生涯，这是我喜欢谈话的延伸。我的家人，我的母亲是一名小学老师，所以我可能会被她欺负。我喜欢教书和传授知识。所以，可以说，这是我职业生涯的一次很好的演变。这是我的命运。

斯潘格勒医生的观点

嗯，即使在这以前，我想，我做的第一件事就是，我总是试着为这些来访的人做好准备，这样我就不会盲目行事。没有什么比盲目行事更令人不安的了，因为这时他们希望你已经记住了他们的一些东西，了解他们的情况，除非是一个新患者，例如，你想采用不同的治疗计划或随访计划或其他什么。嗯，通常我已经知道可能的结果是什么，因为我喜欢自己阅片。如你所知。我喜欢自己看实验室检查结果并绘制图表。无论他们和我配合得多长时间，我可以知道他们在过去六个月，一年中的变化如何。我有一些患者已经和我在一起八九年了。我不必回去再去看他们以前的资料，因为在我的脑海里，我都已经知道了。但是，与患者一次一次地见面，也是很有帮助的。但我通常在我不坐诊时这样做，因为如果我坐诊，我就需要考虑治疗计划是什么。我想事先做沟通后，我在坐诊时就可以对这个计划就心中有数了。我认为这越来越难做到，你有越多的患者，你越忙，行政和研究责任就越多，所以找时间休息也越难。有些晚上，我不得不独自一人去做这些，只是为了了解其走向，因为我不喜欢盲目地走进任何临床处理。因为我觉得此时我还没有为患者完成功课，像无知少女那样愚蠢地行事，而这事关他们治疗计划涉及的药物，我还是想事先做到心中有数。很抱歉，因为我不喜欢提供它，然后就走，哦，对不起，你的蓝十字网络不涵盖这些，你必须支付5000元或者什么。

因此，为了做到这一点，就像我今天所做的那样，我和我的团队一起行动，做到有备无患。那些形形色色的事情可能包含保险清关，有时会耽误你的一天。我用的很多药价格很高，所以它们需要某种预授权，这需要花更多的时间。所以通常要48小时。第二件事就是我要记住这个患者的肿瘤在哪里治疗？他们是否积极接受了治疗？

他们是治疗开始，治疗中，还是治疗结束？他们是否正在随诊？这都会改变了我对其随访的方法。你知道，如果这只是信息收集，以及我正在讨论的是为了一个治疗计划，而不是安宁疗护或临终谈话，我是需要不同的思维方式的。此外，你现在刚刚完成了积极的治疗，与你和我一起随诊了五年，我们讨论的内容也有所不同。正因如此，我所进行的每一次与患者的访视内容都会仔细规划，这样我就不会在当天盲目行事了。我已经了解，你知道，我要去看的二三十个患者，这些内容是我必须谈论的事情。然后，当我实际上到那里时，我学会了，你知道，在你说"你好"之后，刚刚礼貌地问了一两个问题，但是他们中大多数人已经有了东西要向我诉说了。所以有时候，如果我让他们告诉我他们想谈论什么或有什么问题，其实是很容易的，然后进入我的主题。然后我们结束了访视。通常就是这样。

这就像创建路线图一样。我认为这就是患者获得信心的地方，即你对自己在做什么有一个清晰的线索。所以我总是喜欢反复进行，好吧，这就是为什么我认为这就是治疗是一个计划。这是你从血液检查中研究的结果，这是你的扫描显示的，这就是你的领地。例如，前列腺癌，不幸的是，所有这些结果都显示肿瘤已经出现转移，这与我们认为所有都局限于前列腺的看法完全不同，这些是治疗方案，以及为什么治疗方案是这样的。稍微深入一下癌症的生物学，以及为什么治疗是关闭雄激素途径。然后，一旦我弄明白了这样的思路，它就更加清晰了。然后当我设定期望时，例如，哦，我需要用一些激素来进行治疗，但我不会让激素存留在那里，因为人们不知道这意味着什么。所以我必须解释，我是让你进入了男性更年期。然后突然之间，"叮"一声响，灯亮了，他们说，"哦，哦！"然后咯咯地笑起来，这些笑声来自妻子或其他人，然后我们讨论一会儿，了解这对那个患者意味着什么，然后他们需要其他的治疗，然后这是一个完整的"另一个"讨论。所以每一件事都需要在老百姓层面进行一些讨论，这样他们就会觉得自己跟上了我的步伐。

我会说他们大部分时间都跟着走。在某些情况下，我这样做，然后他们会说，哦，是的，我完全不会这样做。例如，我想保留我的性功能，只是为了让我的 PSA 更低或活得更长，这是不值得的。有时，我明白了这一点，所以我们必须好好谈谈，这些是可能的事情。这并不是说我不再治疗了，而是我们有不同的目标设定。然后我们说，好吧，这是你的权利。我可以告诉你，这不是我推荐的事情，但我不会对他们置之不理，因为他们没有按照我的建议去做。我只能说，我这个才是我们想要处理它的方式。我们将最大限度地提高您的生活质量，同时我们将处理你的症状。我会期待他们回心转意。

所以我认为这是双方的期望值问题。有些人来了，说："好吧，我不想要你讲的任何东西，但我会接受完全自然的治疗。"我告诉他们，我没有这方面的数据。但我还能成为他们的医生吗？我的答案总是肯定的，除非这在伦理上完全不支持方法。但通常让我们说这是一个要 100% 自然疗法的人，我会告诉他们这条路走不通，但我不希望你用了一大堆东西后，然后你的肝脏被损害了，你还不知道发生了什么。所以我会对他们随诊。很可能在几个月后，他们又回到了原点，好吧，你告诉我该怎么做，因为他们意识到那些不起作用。因此，不可避免地，如果我对他们妥协一些，让他们知道自己的期望，也让他们知道我的期望，他们知道我认为的标准，而不是标准，那么我认为，在双方，这会形成更富有成效的关系。因为这样我们就确切地知道彼此的期望了。

你知道，我认为这很难。你知道我的诊所主要是 GU（泌尿生殖系统）恶性肿瘤，而我这儿来了一个十八岁的孩子，真正的孩子，他们几乎是儿科的，患有睾丸癌。这些人对我来说可能是最困难的。我不选择孩子的很多原因之一是在很大程度上是我对他们太有同理心了，我感受得到他们的痛苦——就像我自己的痛苦一样。我只是想象，如果那是我的孩子，你知道，我作为父母的感受。所以知道这对我来说是一个挑战，我必须克服它。保持一张更明亮的脸，在他们随诊时试着和他们交谈并建立联系。因为这是一个为期五年的随诊。他们有很大的责任去这样做。在很多时候，我知道我必须稍微改变一下，然后说，好吧，你知道，这次见面必须更像是一次和孩子的互动。它不可以是吓人的。这不可能像见我七十岁的患者那样。这必须是一个完全不同的过程。当我这样做的时候，你知道，我没有在随诊过程中失去他们。我想这些年来，差不多十一年，我只有一个人完全脱落。但那是因为他吸毒成瘾，连他妈妈也联系不到他。所以那一个我失访的患者。但其他人通常知道什么时候随诊，他们按照我告诉他们的时间回来，也会按照我要求他们那样去做。所以这一点是可以看见的，可以认知的，我知道我自己，我们必须做好准备，甚至要组成一个团队，以一种稍有不同的方式对付那些家伙。我想说的是，对于大多数年轻人来说，就是这样的，包括肾上腺癌。我们曾有一位年轻的女性患者，这真是一个难题。她们常常家里会有一个蹒跚学步的孩子，而且与她们打交道的需要一个完全不同的水准。我认为在大多数情况下，当他们成年或年龄稍大后，当我与他们打交道时，我的第一件事就是说我真的很抱歉他们有这样一个问题。我对每一个人这样说。因为我认为他们已经习惯了从一个医生到另一个医生，或者被互联网搜索所淹没，以至于你忘记了人文主义的一面，我只是很抱歉你现在和我在一起（笑）。

这看起来很平常，但也是一个令人难以置信的事情。我说了这些情况后，有的人哭了。因为我不认为大家已经认识到这不仅仅是信息的收集，而是伴有一种感觉，你知道，天哪，我被给予了一个毁灭性的诊断。这改变了我的一生。今天就有一个例子，一个年轻人患了前列腺癌，而且是弥漫性的。这家伙四十多岁，家里也有蹒跚学步的孩子，他的妻子能做的就是把所有的记下来。我只是说我很抱歉这种情况不断地发生，等等。而她只是崩溃了。我的意思是，你可以看到一些笔记本上的东西，一张又一张的纸，她去看了一个又一个医生。我只是想知道他们是如何应对的，因为我只能想象如果那是我，我会如何应对。这很难。因此，对于这个患者来说，这将是一个漫长的旅程。我希望很长一段时间，因为我希望去感受他们。但我认为有时这对我来说是难以克服的。特别是如果我设身处地地想这件事，就像"伙计，如果这种情况发生在我或我的配偶身上，我会如何处理？"我会被吓坏的。所以我试着只说我想听我的医生说的话。然后，你知道，我会告诉他们这是一段旅程。我的意思是，如果你要坚持和我在一起，这是一段旅程。有些日子要比其他日子长。我只是尽力给他们一切可能的保证。但他们知道 - 我最喜欢的类比通常是马拉松。这意味着没有短短的冲刺。你只需要一直和我在一起。当我们能让彼此健康地生活时，这将是一件好事。这就是我们的目标。

有的时候健康保险不负担医疗费用，（笑）这也是最悲哀的事情。确实如此。我收到过太多发给我们管理员的电子邮件，因为——不是我生气——我对这种情况担心。不仅患者真的对《平价医疗法案》没有概念，家庭医生也不知道。因为我们知道它的医学部分，但我们并不真正了解它的商业和保险部分。不幸的是，我开的药，特别是前列腺癌和肾脏肿瘤的药物，以每月需要花费数千元。所以有时一瓶可以达八九千元。一粒药，一瓶药，不包括他们的测血压、查胆固醇等，他们必须检查或获得的所有内容，当我们完成我们设计的完善的治疗计划时，他们大多已经破产了。因此，准备工作的另一部分是，我们必须提前检查几乎所有内容。即使是一次注射，例如醋酸亮丙瑞林注射用混悬剂（Lupron）或（Fermagon），这都是高价药品，要明确您的保险是否承保。你以为保险覆盖了，但情形发生变化了。去年我从来不用担心的事情，今年我开始担心了。其次，每个人的"甜甜圈洞（指美国医疗保险 D 部分计划下处方药的保险范围的差距）"和免赔额都不同。这是一个严重的问题，因为大多数癌症患者在头一两个月内就达到了免赔额。好吧，很多人都休假了，他们没有那么多现金可以花。那么你是如何处理这事儿呢？你会延迟治疗，直到他们有钱吗？不，这很愚蠢。但是，如果机构得不到报酬，这就不傻。所以，就是这样一句话给予或接受，我不得不根据所涵盖的内容改变某些事情。但这和血压药被覆盖是不一样的。也是这样的，它们有点相似，它们都是血管紧张素转换酶抑制剂。但并不一样的，就像前列腺药片有点相似——不，我们不必像这样再重复了。

所以它们不是可以互换的，你需要随时添加修改。这是一个挑战。这是一大的问题，全国范围内的大问题。我希望我们能解决这个问题，但我不认为这种情况会很快消失。

我拥抱了很多我的门诊患者，因为我非常了解他们，你可以渗透到他们的生活等等中去。当你是住院患者时，你是捏击球手。你是一个医生，管理着所有这些显然病得很重的人，他们住在医院里。开始时，我曾想都采用相同的风格。但我觉得住院患者有时感觉有些尴尬，因为他们不认识我。我能感觉到谁需要拥抱或接触，我只对他们这样做。许多患者同样与我没有任何关系，可悲的是，我是一个给他们传递坏消息的人。这是一个很糟糕的模式。我没有看出这种情况在改善，因为现在我们已经改变了我们的模型，我不确定你是否知道这一点。但现在这是一个完全不同的系统，我们没有了住院医师，取而代之的是住院医士（Hospitalist）这是更大的挑战性。所以他们——这个工作正在推进，我们得参与进去，这是一个正在进行的工作。是的。

我也没有看到这种改善，因为现在我们切换了我们的模型，我不确定你是否知道这一点。但现在这是一个完全不同的系统，我们没有居民，这使得它更具挑战性，我们现在有住院医生。所以他们——这是正在进行的工作，让我们把它放在那里，这是一个正在进行的工作。是的。

在职业生涯中，你是怎么走到这一步的？

我想说我是因为经其他人很多介绍才来到这里的。我不认为有一天我醒来后说，哇，我要成为我现在这样的医生。我认为我比我曾经想象的要好得多。我认为一开始，虽然我总是有点乐观、快乐和热情，但我不认为这就意味着你是一个好医生。我认为随着成熟，我知道我在倾听抱怨时会更有耐心，不必觉得我必须解决所有问题，只要知道本身这就是一种关系，而且不是一次性的。好吧，这是你的问题，我要解决它，然后我们继续。我认为知道这一点让我更放松，只是敞开心扉说，这就是我现在的想法。它可能会改变。我对此更适应。我认为在你年轻的时候，你想解决所有问题。你希望成为一切的修复者。我意识到，随着年龄的增长，有了自己的孩子，这不会一直发生，这没关系。没关系。您不必每次都做到100%。所以没有那种压力，我想，你知道，有点像，"看，我们都是人"。我在尽我所能帮助你。也许有一天我会做得更好，也许有一天我做得更糟，但我在那一刻我总会尽我最大的努力。我认为是某种认知驱使我这样做。我认为也是你见过的某人成为你的榜样。他不一定是比你更高级的人，可能只是与你合作的人。你要么知道，噢，我不喜欢那个人这么说的方式，要么，噢，我真的很喜欢，我要摘下那颗珍珠，把它融入某种东西中。

　　这是部分原因，例如，在（黄金人文主义）社会中，它是如此美好，即使从今天的学生那里，你也可以学习他们耐心地互动或讲故事的方式。你会觉得，哦，很不错，我没有想到这一点。因为这完全取决于他们如何感受他人。所以，我们只能设想这是一个非常大的问题的简短答案。我认为，随着我们前进，最大的挑战之一就是在数字时代保持与患者之间的人际互动关系，以及我们面对的这个全新世界。社交媒体计算机化也是一个问题。我感兴趣的一件事是如何与患者沟通。你是否会简单地说，我们正在使用管理软件。同样，我的睾丸疾病患者会经常给我发短信。他们不说话，但他们可以发 2000 段短信，说明他们的感受。您如何将其合并到笔记中？他们不会打电话给你，他们不会——这就是他们彼此沟通的方式。因此，我不认为如果我们随着技术的发展，我们已经融入这种方式，并认识到我们必须维护彼此间的关系。未来，我们必须维系患者安全和患者机密性，否则医学就不会以正确的方式发展。我们必须注意到这一点。

附录 C　代码本和主题

首先显示的是代码名称。数据集中使用该代码的项数在代码名称之后。接下来的一段是来自完整数据集的该代码的示例。示例可能出现在文本中，也可能不出现在文本中。

叙事模式（$N=97$）——故事组件的来源；来自谁或来自何处。还有故事的结构，包括用于为自我、文化或社会"体"创建叙事的前身文化类别。

斯潘格勒医生边看之前的笔记边陈述着。她一边读着笔记，一边将相关部分录入计算机。她主要利用这一点来获取正确的历史记录。然后她翻到记录在纸上的生命体征表，这个表是在随访期间生成的。再然后翻看实验室记录，并开始读取计算机中的实验室数据。这些实验室数据显示某一特定日期返回到她办公室的回访记录中的数据。

诊断（$N=175$）——对痛苦的症状解释获得双方同意的签字；解释性分类。

妻子和大女儿都有便笺簿，正在做笔记。在整个访谈过程中，患者在最开始谈话时就提供了日期以及诊断和扫描结果等详细信息。他实际上在封面上写着"康诺特（Connaught）"的文件夹里打印了一份同样的记录。在整个访谈过程中，他都能够提供日期，检测结果和特定治疗等信息。

不确定性（$N=65$）——未知，不可量化。

我不想让他不得不，不得不坐在这里给我讲各种笑话。不，这就是我想要从你身上得到的，我只是希望你坐下来，非常非常合乎逻辑地解释一切。不合逻辑；非常非常容易地，所以，我理解你正使用的这些词句。因为如果你使用了我不懂的话——我记得我儿子为了一次考试学习的时候，我问他问题，但我不知道我在问他什么。你知道的，这就是我要说的。我希望有人告诉我，此时我知道我在说什么。

社会实践（$N=186$）——文化身体；描述观察到的行为是谁、什么、在哪里、何时以及为什么。

大多数医务人员都有名牌，表明他们的专业、附属医院、附属医学院等，整个人员的名牌系统相当复杂。

如果患者在门诊进行活检，卡门和杰弗里斯医生可以默默地完成整个活检程序。他俩都能预测到对方的动作，完美地协调各种不同的程序。卡门和杰弗里斯医生悄无声息地工作，甚至没有同时看向同一个方向，却能各自完成对方正在做的事情。杰弗里斯医生会指着超声波屏幕，卡门会移动滚球，标记前列腺大小的精确测量值。在穿刺活检期间[1]，组织标本被有效地收集和标记。两者都在不同时间向患者发出指示，没有任何多余的动作。

疗愈（$N = 80$）——一个假设代码；一个探索性代码，用于识别与感兴趣主题相关的社会实践。

患者非常高兴。里弗斯医生给了他一个非常好的预后，并告诉他，根据前十个月的随访，他认为不会再有任何问题。他觉得会很好。他们以非常坚定的握手和弥漫整个房间的微笑结束了这次随访。患者离开了。

我在我的速记本史密斯医生名字旁边写道："温柔的床边关怀方式"。我给他看了我写的东西，他回答说："如果你认真多听 30 秒到一分钟，会有很大不同。有时它有效，有时它不起作用。你可以这样告诉患者。就像对小肠梗阻的患者，有时我下午闲暇时会去那里，花五分钟只是聊聊天，而不是为了他的医疗情况。我认为这有助于患者与医生沟通目前正在发生的事情以外的情况。否则，你将对他一无所知，对患者的病情一无所知。我认为这样做会更好。"

破坏（$N = 91$）——在任何层次或任何类型上偏离文化生命轨迹，导致痛苦。我从对社会叙事的人类学探索中得出了这个代码，这些叙述被包括在数据收集中。我用仪式的意义性来组织手稿，这可以解释为什么所有的数据都与仪式有关。从这个角度来看，我选择"中断"作为数据呈现中存在威胁的代理。

我最关心的是最终使用纸尿裤。在大厦里我看到太多和我同龄的男人，他们要么不得不穿纸尿裤，要么尿失禁，要么这些问题相继出现。我非常关心这些情况。里弗斯医生说："好吧，你的性生活怎么样？"我说："77 岁了，我没有性生活。这对我来说几乎不是一件重要的事情。重要的是不用为了保证生活质量而穿纸尿裤。所以我在那里经历了这个过程，我不记得是做了 29 天还是做了 32 天的放疗。

杰弗里斯医生在向住院医师展示受伤程度时将会阴部称为"狗肉"。外科医生甚至无法识别解剖结构。在身体破坏的这段时间里，"修复"需要强调解决生存威胁，这需要一个替代的泌尿系统，即是用耻骨弓上导管和尿袋创建代替尿道和膀胱。

情感（$N = 106$）——一种社会参与的认知，按照基思·麦克尼尔描述的方式来使用。

我确实告诉斯坦医生，我不再怕他了。玛莎说，是的，当你第一次见到斯坦医生，他可能会非常令人害怕。然后他说了些什么，Masha 转过身来，看着我说："这是等级制度在起作用。"

杰弗里斯医生确实回来了，并就日程安排进行了更多的讨论。杰弗里斯医生提出了日程安排的问题，并说："不要急于做手术。你不会比现在遇到更多的困难。实际上会更少，因为有两周多的愈合时间。"接着又出现了付费问题，杰弗里斯医生也再次向他保证。此时，患者动情地哭了起来。

空间（$N = 66$）——对世界的认知理解；康德（Kantian）对现实的论证。这与托马塞洛的说法一致，"所有哺乳动物都生活在基本上相同的感觉——运动世界中。这个世界的具象空间里排列着永恒的物。"（1999：16）

在控制室的计算机上，可以看到一扇通往放射室的窗户。还有一个对讲机和双视频屏幕，您可以从两个不同的角度观看患者并与患者交谈。在控制室里，正如我所描述的那样，左上角是双视频，所以你可以随时观看里面发生的事情。然后有五个平板计算机屏幕排成一排。最左边的那个显示了三个视窗。中间的那个在注射时会滴答作响。下一个显示着外围计划的概要。

斯坦医生对患者说，"我们看了 CT 扫描。肾脏这么大，"他用手显示大小来表示。"我们可以（在计算机屏幕上）给你看看"，但接下来他开始画，并说，"这是你肾脏的形状，下面有一个固体团块。通常这是肾脏细胞，治疗是手术切除。如果没有扩散，你可以认为这治愈了。"

说服（$N = 59$）——修辞力量，由马丁利定义（1988：5）。

在那次探访中，杰弗里斯医生特别说："事情是这样的。我们和急诊科核实了一下，他们从袋子里取出了样本。"他指的是附在这个耻骨上的袋子[2]。他说，"那总是会被污染的。不妨用它擦洗地板，然后把它送去培养。"他把食指放进嘴里，把食指拖到地板表面上，做了一个将它放入容器并送出的动作。他说："如果任何医生或初级保健医生想要抱怨，那么就给他们我的名字，告诉他们应该联系我。"患者的女儿说，谢谢。

然后斯坦医生让患者从检查室出来，把他们带到计算机上，指着 CT 扫描上的肾结石，对患者说："这是肾结石所在的地方，就在膀胱和前列腺之间。"

临床凝视——根据福柯的定义（1973；1994）。

菲尔茨医生接着说，他有过在霍普维尔医院使用低质量 CT 扫描的经历。他说，当时，他们使用的是 4 排 CT 扫描仪，当然现在他们使用 64 排 CT 扫描仪来处理大多数事情，有时是 128 排。他们一致认为，如果有问题，只需用更高的分辨率的 CT 重复扫描即可。

然后，斯坦医生士通过查看 CT 图像，又开始了工作。他对医学生强调："CT 对我来说是最容易的，因为我熟悉。"他确实看着肾脏上的囊肿说："这看起来是良性的[3-4]，左边这个有点儿怪[5]。"当他使用鼠标上的滚球变换 CT 图像时，他在屏幕上指指点点，说："那是肾脏。有一块石头……这还有一块石头。"

计算机（$N=163$）——医护人员使用的基本工具。

扫描到计算机上的是来自中国的放射肿瘤学记录，全部用中文写成。没有人知道如何阅读中文。杰弗里斯医生说，他们能够分辨出哪儿是哪儿，这是他们唯一需要的信息。当我回头看时，里弗斯医生正坐在一旁看着平板计算机屏幕，他的头朝向屏幕，他的头部重心在他身体的重心前面，他的手在鼠标上。这是任何玩儿游戏的青少年的典型姿态，我在考察现场多次看到过。然后他继续发电子邮件，他对键盘非常熟练，他们通过往来电子邮件，询问下一步的放射治疗计划，等等。

另一次，我走进诊所，立即发现卡门和杰弗里斯医生在临床数据方面遇到了困难。杰弗里斯医生问卡门："我们有没有问过他们是否可以打印并传真，因为在我拿到之前，我们什么也做不了？"管理员同时与市中心的管理人员沟通，认识到访问信息的困难会扰乱整个诊所的日程安排并引起患者的不满。

层次结构（$N=164$）——功能所必需的；有滥用权力的可能性。

杰弗里斯医生曾说过，这就是为什么他如此聪明。他了解所有的统计数据。斯坦医生也指出，这项特殊的试验是 A 药物对 B 药物，并且没有安慰剂组，因此如果有效果，其效应尺度会更大。

他说，总的来说，我们相信这项研究。杰弗里斯医生评价说他很聪明，"这就是为什么他会在（外国），在（外国）的（总理）面前讲话的原因。"

当我们走出房间，回到走廊后，菲尔茨医生对 Pinder 医生说："这是我整个住院医师阶段第一次迟到。已经 14 个月了，这是第一次。你比我早两分钟。"Pinder 医生说，"我什么时候出现并不重要。"菲尔茨医生回答说，我希望你不会在查房时怪罪我。

位置性（$N=101$）——承认人类学家 - 医生的二元性及其对数据收集的影响。

我问他们看到了什么类型的患者，玛莎说"尿失禁，肿瘤，膀胱，肾脏，勃起功能障碍，BPH。"然后，她给了我一份诊断列表，并在账单上突出显示了诊断结果。观察家的反思：我要求患者的类型——可能是小老太太，孩子或有前列腺问题的男人，但她给了我一份诊断列表。这现在是一个经常出现的现象：医疗助理认为患者是诊断，患者学会了语言并使用诊断语言，医生正在使用医疗诊断。

我告诉杰弗里斯医生，"我不应该这样做，但即使没有看到患者，只听你说话，我也差不多可以使用 DSM-Ⅳ-R（精神病学手册）给她做出诊断。从医生到另一个医生，你需要设定界限，限制患者的时间，如果她被冒犯了，她会去别的地方，只把你当成一个混蛋。她可能有一个轴Ⅱ诊断[6]"，他同意了。在这段短暂的插曲之后，我说，"我现在必须尝试回去成为一名科学家"，这表明我正在回到观察模式。

手稿（$N = 53$）——现场调查期间，当事件很重要，需要将它作为重要结果包含在论文手稿中的时候。

患者直接对里弗斯医生说："我会来找你的……你知道的。"然后她转过身，看着我说："我是在为他的利益代言。"她指的是我……有一些关于我们不同角色的讨论，等等，之后里弗斯医生离开了。她问我为什么要采访她，我说，"这是因为你对他的评论，"指出她会为里弗斯医生做任何事情是多么重要。我说这就是我感兴趣的。然后她说："他让我放松。我今天早上就没有放松，但现在我放松了。"观察者的反思：我将其再次称为"拥抱等价物"，因为这种亲密感发生在所有的放疗计划之后，咨询之后，治疗之后，以及简单的后续检查之后。他们俩之间有明显的相互影响，拥抱的等价物是因为我和杰弗里斯医生一起听到了，我和斯潘格勒医生也一起听到了。

然后斯坦医生让患者从检查室出来，把他们带到计算机上，指着 CT 扫描上的肾结石，对患者说："这是你肾结石所在的地方，就在膀胱和前列腺之间。"

注释

[1] 穿刺活组织检查是使用一根空心针，将其插入器官中，形成组织核心，然后再取出（组织）进行显微镜检查。
[2] 耻骨上导尿管的简写，一种穿过耻骨上方皮肤并直接插入膀胱以排出尿液的导管。
[3] 囊肿是充满液体而不是固体的肿块；重要的是，囊肿很少是恶性的。
[4] 良性意味着不是恶性，而癌症是一种恶性肿瘤。
[5] 这个词的意思是肿块从肾脏的轮廓向外部方向生长。
[6] 轴Ⅱ是正式的精神病学诊断的一种用语。它不是一种情绪障碍，也不是一种思维障碍，而是一种人格障碍。

索 引